W0383925

Du même auteur, aux éditions Quotidien Malin

L'homéopathie, c'est malin, 2014.
Ma bible de l'homéopathie, 2013.
Homéopathie, guide pratique, 2010.
Maigrir avec l'homéopathie, 2007.

Retrouvez plus d'infos et d'actualités sur l'homéopathie sur le blog ***Homeomalin.com****, animé par les auteurs de cet ouvrage.*

REJOIGNEZ LA COMMUNAUTÉ DES LECTEURS MALINS !

Inscrivez-vous à notre newsletter et recevez chaque mois :
- des conseils inédits pour vous sentir bien ;
- des interviews et des vidéos exclusives ;
- des avant-premières, des bonus et des jeux !

Rendez-vous sur la page : **http://leduc.force.com/lecteur** ou scannez ce code :

Découvrez aussi notre catalogue complet en ligne sur notre site : **www.editionsleduc.com**

Enfin, retrouvez toujours plus d'astuces et de bons conseils malins
sur notre blog : **www.quotidienmalin.com**
sur notre page Facebook : **www.facebook.com/QuotidienMalin**

Maquette : Sébastienne Ocampo
Illustrations : Marjorie Champarou (p. 36 à 68) et Fotolia

© 2014 Quotidien Malin, une marque des éditions Leduc.s
17, rue du Regard
75006 Paris – France
ISBN : 979-10-285-0002-3

ALBERT-CLAUDE QUEMOUN
AVEC LA COLLABORATION DE SOPHIE PENSA

SOIGNER SES ENFANTS AVEC L'HOMÉOPATHIE

Inclus : un supplément à télécharger. Rendez-vous p. 368 !

QUOTIDIEN MALIN
ÉDITIONS

SOMMAIRE

PRÉFACE DU DOCTEUR ALAIN JOSEPH

Dans ce recueil dédié aux enfants, le docteur Albert-Claude Quemoun nous donne un complément d'informations à *Ma bible de l'homéopathie*, son dernier livre.

Grâce à lui, vous allez facilement comprendre qui est votre enfant, sa constitution, l'origine diathésique des maladies dont il peut être atteint et les premiers soins à lui prodiguer en attendant le médecin, dont la venue sera peut-être évitée en appliquant ces premiers conseils.

Ce sont des conseils précieux : suivez-les.

Docteur Alain Joseph,
Homéopathe, acupuncteur, ostéopathe,
Enseignant l'homéopathie dans différentes universités françaises,
Membre de la Société française d'homéopathie (SFH),
Vice-président de l'Institut homéopathique scientifique (IHS).

INTRODUCTION

Un sondage réalisé en 2010* montre que l'homéopathie est de plus en plus utilisée dans notre pays. Ainsi, 53 % des Français disent y avoir recours, contre 35 % en 2004. Cette enquête a également établi que 45 % des enfants suivent ou ont déjà suivi un traitement homéopathique. Nous ne pouvons que nous réjouir de cette progression, qui va dans le sens du développement d'une médecine moins toxique, plus écologique et à l'écoute du patient. L'étude EPI3 actuellement menée par l'Inserm corrobore ce fait : les médecins qui prescrivent de l'homéopathie délivrent par ailleurs moins de médicaments psychotropes et anti-inflammatoires, souvent peu efficaces, alors qu'ils ont toujours des effets secondaires parfois graves !

Pourtant, ce même sondage de 2010 a aussi dévoilé que les Français s'estiment encore trop mal informés sur l'homéopathie. Ainsi, six sondés sur dix affirment mal ou très mal connaître cette alternative thérapeutique. C'est pour vous aider à mieux comprendre les bases de cette médecine et à pratiquer une automédication raisonnée que nous avions publié *Ma Bible de l'homéopathie* en 2013. Suite à la sortie de ce livre, vous avez été nombreux à demander un guide portant spécifiquement sur les pathologies infantiles. C'est désormais chose faite. Nous espérons que ce livre vous aidera à soigner les différents maux de vos enfants, qu'il s'agisse de nourrissons, d'enfants plus grands ou d'adolescents.

---

* Ipsos/Boiron.

CHAPITRE 1

L'HOMÉOPATHIE, UNE MÉDECINE DOUCE POUR VOTRE ENFANT

Que vous soyez novice ou déjà familiarisé avec cette médecine, vous êtes certain d'une chose : avec l'homéopathie, vous disposez d'un traitement à la fois sûr, efficace et sans risque pour soigner la plupart des maladies infantiles. Les enfants sont de très bonnes « cibles » pour cette médecine. En effet, leur organisme jeune et vigoureux, encore peu ou pas du tout pollué par les médicaments classiques, réagit généralement très vite à la stimulation homéopathique, pour un rétablissement d'autant plus rapide.

UNE MÉDECINE SANS RISQUE NI EFFET SECONDAIRE

Ces dernières années, les scandales sanitaires se sont multipliés. Cela a au moins le mérite de nous rappeler que les médicaments allopathiques doivent être utilisés le moins souvent possible et avec la plus grande prudence, uniquement lorsqu'ils sont absolument nécessaires. A fortiori lorsqu'il s'agit d'enfants. Leur organisme et leur cerveau sont en pleine construction, d'où une plus grande vulnérabilité aux effets potentiellement toxiques des médicaments. C'est pourquoi de plus en plus de généralistes et de pédiatres se forment à l'homéopathie pour proposer une alternative efficace et sans danger à leurs petits patients. C'est pour cela aussi que vous êtes de plus en plus de parents à vouloir vous documenter sur cette médecine dans le but de soigner les pathologies courantes de vos enfants.

UNE MÉDECINE GLOBALE

L'homéopathie accompagne l'enfant dans son développement physique, psychologique, émotionnel et même intellectuel de la naissance à la puberté. Elle a réponse à ses petits et grands soucis de santé (poussées dentaires, infections ORL, douleurs de croissance, fatigue, problèmes de sommeil, acné...). Elle l'équilibre d'un point de vue psychoaffectif et comportemental (colères, peurs, cauchemars, timidité, agressivité, agitation se tempèrent par l'homéo...). Elle l'accompagne dans ses progrès intellectuels (socialisation, scolarité...) mais également dans son évolution hormonale. Cette dimension globale de la prise en charge est l'essence même de l'homéopathie. Aucune autre médecine ne fait aussi bien le lien entre le corps et l'esprit, entre le physique et l'émotionnel. Cela s'explique par les différents niveaux d'action de cette science, efficace aussi bien sur les troubles aigus que sur les maux chroniques, anciens ou psychiques.

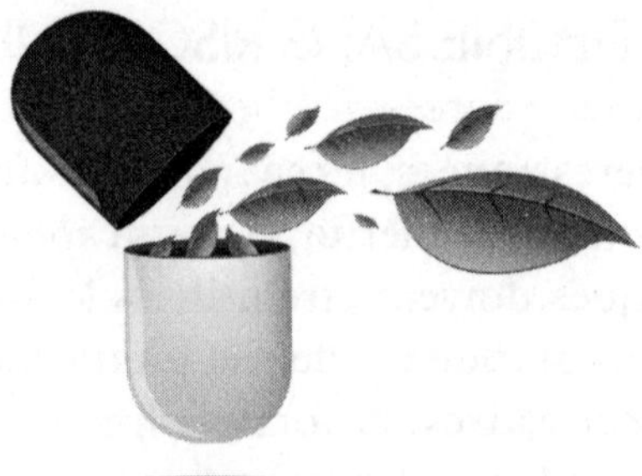

Qu'est-ce qu'une médecine de terrain ?

Comme toute médecine, l'homéopathie a pour but premier la guérison de la maladie. Mais elle ne s'arrête pas là. Son objectif à plus long terme est de rétablir l'équilibre de l'organisme afin que le patient ne retombe plus malade. Pour cela, l'homéopathie agit au niveau du terrain pour le modifier dans le sens d'une meilleure santé. Le terrain prend en compte :

- *le mode réactionnel du patient,* c'est-à-dire la façon dont il réagit en cas de maladie : est-il plutôt abattu, excité, angoissé ? Fait-il de grosses poussées de fièvre ? Est-il amélioré au repos ou au contraire en bougeant…
- *sa constitution :* plutôt grand, mince, gros, trapu…
- *son profil :* défini en fonction du comportement du patient, de sa personnalité et ses antécédents médicaux et familiaux.

L'analyse de ces trois données permet au médecin homéopathe de prescrire un traitement *de fond,* dit *de terrain.* Celui-ci est à prendre sur plusieurs semaines, contrairement au traitement *aigu* que l'on arrête dès que les symptômes disparaissent. Comme son nom l'indique, le traitement de fond agit dans la globalité et dans la profondeur.

UNE MÉDECINE NATURELLE ET ÉCOLOGIQUE

Les quelque 3 000 remèdes existants sont tous issus de l'un des trois règnes de la nature : *le règne végétal* (dilutions de bourgeons, fleurs, racines, écorces, feuilles, champignons…), *le règne animal* (dilutions de venin d'animaux, encre de seiche, insecte…) et *le règne minéral* (dilution d'or, d'argent, de sel de mer, de mercure…) et *organique* (dilutions de microbes, de sérum, de vaccins, de venins…). À lui seul, le règne végétal fournit plus de 60 % des remèdes homéopathiques.

Comment sont préparés les médicaments homéo ?

Prenons l'exemple d'un remède très célèbre : **Arnica montana**. Il est issu d'une fleur, l'arnica des montagnes, cueillie à l'état sauvage à environ 1 000 mètres d'altitude lors de sa floraison début juillet. La plante entière fraîche (fleur, tige, racine et feuille) est ensuite broyée au laboratoire puis mise à macérer dans un mélange d'eau et d'alcool. Au bout d'une quinzaine de jours, la plante y a libéré ses principes actifs. La solution est filtrée et la plante imbibée est mise sous presse, puis le liquide résultant de cette compression est lui-même filtré et mélangé au premier filtrat. On a alors obtenu la teinture-mère (TM).

Cette teinture-mère est très concentrée et parfois toxique. Elle va être diluée soit au centième, soit au dixième, selon la méthode définie par Hahnemann lui-même. **La 1re dilution au centième** (1 CH) s'obtient en diluant 1 goutte de TM dans 99 gouttes de solvant. Cette solution est agitée au moins 100 fois (dynamisation). La 2e dilution au centième (2 CH) s'obtient en prenant 1 goutte de la 1 CH et en la diluant dans 99 gouttes de solvant puis en la dynamisant. On continue ainsi jusqu'à obtenir les 5 CH, 7 CH, 9 CH, 15 CH ou 30 CH communément employées en homéopathie en France (dans certains pays les dilutions peuvent être beaucoup plus hautes). La dilution est ensuite pulvérisée sur les granules, petites boules de sucre.

La dilution au dixième (DH) suit le même schéma de préparation, à la différence près que la goutte de TM est diluée dans 9 gouttes de solvant et également agitée vigoureusement au moins 100 fois.

Il existe une deuxième méthode de dilution dite korsakovienne (K), à flacon unique dans laquelle l'accent est mis sur la dynamisation plus que sur la dilution. Les « korsakoviennes » relèvent plus de la prescription que de l'automédication. Le flacon est vidé, puis rempli du solvant (eau + alcool), agité de la même façon que la préparation hahnemannienne, vidé à nouveau, puis rempli à nouveau, agité à nouveau, etc. La dilution est réalisée par les particules qui adhèrent aux parois du flacon.

S'ajoutent à cela des médicaments plus spécifiques appelés hétéro-isothérapiques. Il s'agit de dilutions préparées sur mesure pour soigner un malade en particulier. Par exemple une dilution des poils du chat qui rendent la personne allergique, ou de la poussière de sa propre maison, ou encore une dilution du médicament ou du vaccin dont elle supporte mal les effets secondaires ou auxquels elles sont accoutumées et qui deviennent une véritable drogue.

Les hétéro-isothérapiques permettent de pratiquer une homéopathie très individualisée et sur mesure. Ils s'obtiennent généralement sur prescription.

Jusqu'en 1999, on pouvait également utiliser des auto-isothérapiques, médicaments fabriqués à partir des sécrétions du malade lui-même (urine, sang, pus, larmes, sécrétions bronchiques, etc.).

Qu'est-ce qu'un Isothérapique ?

Il s'agit de la dilution homéopathique d'une substance (vaccin, médicament, allergène…) ayant provoqué le trouble de la personne ou une accoutumance. Son nom exact est l'hétéro-isothérapique.

LES 3 GRANDS PRINCIPES DE L'HOMÉOPATHIE

L'homéopathie a été inventée à la fin du XVIIIe siècle par le médecin allemand Samuel Hahnemann (1755-1843). Elle repose essentiellement sur ses observations et sur ses expérimentations. Trois grandes lois la régissent.

La similitude : soigner par les semblables

« Les semblables soignent les semblables », avait énoncé Hippocrate, le grand médecin grec de l'Antiquité. Hahnemann redécouvre ce principe et l'expérimente sur lui-même et sur son entourage. Pour guérir un malade, il donne une substance qui provoque chez un individu sain exactement les mêmes symptômes que ceux dont se plaint la personne souffrante. Ainsi, pour guérir une otite avec un tympan rouge, chaud, gonflé et soulagé par des compresses fraîches, Hahnemann préconise **Apis mellifica**, médicament issu de l'abeille. En effet, quand un individu sain est piqué par une abeille, la zone devient rouge, chaude et il se forme un œdème soulagé par l'application de compresses froides.

L'infinitésimalité : soigner par l'infiniment petit

Hahnemann se rend cependant vite compte que de nombreuses substances sont trop toxiques pour être administrées telles quelles à un malade. Il a alors l'idée de les diluer et de les dynamiser plusieurs fois avant de les prescrire. Il obtient des doses infimes de produit qui captent l'énergie et la fréquence du remède tout en étant totalement dénuées de toxicité. Contrairement à l'allopathie et la phytothérapie, l'homéopathie n'est pas une médecine pondérale (« que l'on peut peser ») mais une science de l'infiniment petit. Les dilutions successives expliquent que, dans certains cas (quand la dilution est très haute, à partir de la 12 CH), l'on ne trouve plus trace du produit initial dans les granules.

La globalité : soigner par la personnalisation

Plutôt que de se focaliser uniquement sur les symptômes de la maladie, l'homéopathie s'intéresse surtout à la façon dont ils s'expriment chez le malade. Elle ne soigne pas un rhume, mais un enfant enrhumé dans sa globalité. Elle ne soigne pas une otite, mais l'otite de Maxence, différente de celle de Mélanie. Et pour cela, cette médecine très précise prend en compte les symptômes de Maxence mais aussi la façon dont le petit garçon réagit face à son otite : fait-il une poussée de fièvre ? Est-il soulagé par la chaleur ? Se réveille-t-il la nuit, angoissé ? Cela explique la variété des médicaments indiqués pour une même affection, qui permet de personnaliser le traitement. Et cela explique aussi l'interrogatoire médical très approfondi du médecin homéopathe afin de choisir avec soin le ou les médicaments qui « colleront » parfaitement au malade et à la façon dont il exprime ses symptômes.

Bien comprendre le principe de similitude : l'exemple d'Arsenicum album

Des trois lois homéopathiques, le principe de similitude est probablement le plus déconcertant et donc le plus difficile à bien cerner. Avec un exemple, tout devient plus clair. Prenons celui d'un médicament très utilisé en homéo : **Arsenicum album**. Il s'agit d'une dilution d'arsenic oxydé. Prise à dose pondérale*, cette substance provoque une intoxication qui se manifeste par des symptômes très variés.

- *Digestifs* : nausées, vomissements, douleurs abdominales améliorées par la chaleur locale.
- *Cutanés* : eczéma sec et brûlant amélioré par la chaleur locale.
- *Respiratoire* : asthme amélioré à l'air frais.
- *Psychiques* : agitation, anxiété, peur de la mort.

À noter : tous ces troubles sont aggravés entre 1 heure et 3 heures du matin.

Selon le principe de similitude, l'homéopathie va utiliser à doses infinitésimales une dilution d'arsenic (**Arsenicum album**) pour soigner ces divers troubles. Cette loi explique la diversité d'indications pour un même remède qui peut surprendre au début.

* *Que l'on peut peser, par opposition à infinitésimale.*

CHAPITRE 2

LES CLÉS POUR BIEN SOIGNER SON ENFANT AVEC L'HOMÉOPATHIE

Voici les questions qui reviennent le plus souvent lorsque l'on souhaite soigner ses enfants par la médecine des granules.

À PARTIR DE QUEL ÂGE PEUT-ON DONNER DE L'HOMÉOPATHIE ?

Dès la naissance, si l'état de santé de l'enfant l'impose. On peut même en prendre pendant la grossesse, pour protéger le fœtus contre certaines pathologies.

À QUELLE FRÉQUENCE DONNER LES GRANULES ?

Sauf lorsque cela est mentionné autrement, la plupart des médicaments que nous recommandons se prennent à raison de 2 granules 3 fois par jour. Cela étant, vous pouvez adapter ce schéma thérapeutique selon l'état de votre enfant, sachant qu'en homéopathie ce n'est pas tant la dose qui importe que le rythme des prises. Plus la maladie est aiguë, plus il faudra prendre le remède rapidement et répéter les prises de façon rapprochée (toutes les 10 minutes, toutes les ½ heures ou toutes les heures par exemple) afin de faire réagir l'organisme. Les prises sont ensuite espacées peu à peu en fonction de l'amélioration de l'état de santé. Puis totalement interrompues à guérison.

En cas de problème chronique, la fréquence des prises varie selon l'ancienneté des troubles. Par exemple, en cas de troubles ORL à répétition, si l'enfant est légèrement immunodéprimé, on pourra conseiller **Aviaire 9 CH** à raison d'une dose par mois, associé aux médicaments aigus s'il y a lieu.

COMBIEN DE GRANULES ADMINISTRER ?

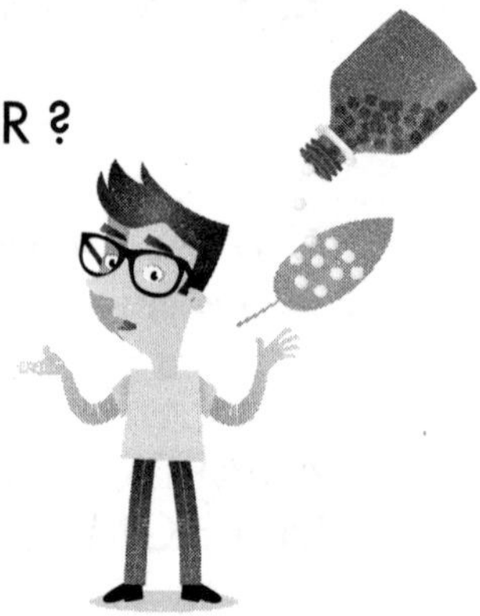

Au risque de nous répéter : en homéopathie, la dose compte moins que la répétition des prises. Vous pouvez donc donner 2 granules à chaque fois, cela ne sera pas moins efficace que d'en donner 5, voire 10 (tout en étant bien plus économique !). Ne soyez pas non plus étonné de retrouver dans ce guide des posologies pour enfant ou même pour bébé qui pourraient être identiques à celles recommandées pour un adulte. En homéopathie, on ne raisonne pas en termes d'âge ou de poids mais plutôt en fonction de l'expression des symptômes et du comportement du malade face à son trouble (a-t-il soif ? est-il anxieux ? est-il amélioré par la chaleur ? par le frais ? en mangeant ? en bougeant ? au repos ?). Ces symptômes et ces modalités comportementales peuvent être identiques chez le nouveau-né et le senior. Le traitement sera alors le même.

OÙ SE PROCURER LES MÉDICAMENTS HOMÉOPATHIQUES ?

La plupart des médicaments cités dans cet ouvrage sont fabriqués par les laboratoires pharmaceutiques autorisés. Ils sont vendus en pharmacie, sur prescription ou en automédication. Cependant certains médicaments spécifiques n'ayant pas fait l'objet d'enregistrement homéopathique ne sont plus toujours disponibles par ce biais. Ils peuvent néanmoins être faits sur mesure en préparation magistrale par certains pharmaciens spécifiquement formés disposant d'un préparatoire. Car, contrairement à ce que l'on pourrait croire, la fabrication de l'homéopathie ne relève pas exclusivement du monde industriel. Un certain nombre de pharmaciens continuent d'imprégner globules et granules dans leurs officines, pérennisant en cela la démarche originelle de cette pratique. Vous trouverez leurs adresses sur le site du Syndicat national de la pharmacie homéopathique : www.snphpharma.fr

AU BOUT DE COMBIEN DE TEMPS LE TRAITEMENT FERA-T-IL EFFET ?

Contrairement à ce que l'on pense souvent, l'homéopathie n'est pas une médecine « lente ». Elle agit très rapidement sur les symptômes aigus. Dès lors que le remède est bien choisi, l'effet peut même être spectaculaire. Certains enfants vont se révéler plus sensibles au traitement que d'autres et réagir dès les premières prises. D'autres auront besoin d'un peu plus de temps.

En cas de trouble chronique, l'homéopathie agit plus lentement, mais en profondeur pour aider peu à peu l'organisme de l'enfant à retrouver son potentiel d'autoguérison. Le traitement peut s'étendre alors sur plusieurs semaines.

Granules, globules, gouttes ou comprimés, lesquels choisir ?

Le médicament homéopathique existe sous plusieurs formes.

- *Les granules :* ces petites boules de sucre se prennent à raison de 2 à 5 granules plusieurs fois par jour de façon à répéter le message à intervalles réguliers jusqu'à provoquer une amélioration progressive et durable de l'organisme. Vous pouvez les donner dès l'âge de 2 ans, sans risque de fausse route. Chez le bébé plus jeune, diluez-les dans un petit biberon d'eau.
- *Les globules :* dix fois plus petits que les granules, les globules sont prescrits en dose unique pour lever un barrage psychologique ou physique, ou à intervalles réguliers (toutes les semaines, tous les mois, etc.) dans les traitements de fond et de terrain. Ils peuvent être donnés dès l'âge de 2 ans sans risque de fausse route. Chez le bébé plus jeune, diluez-les dans un petit biberon d'eau.
- *Les gouttes :* il s'agit d'un mélange d'eau et d'alcool dans lequel on retrouve la dilution de plusieurs substances homéopathiques sous forme de complexes. Chez l'enfant, on préfère une solution aqueuse sans alcool. Pour garantir hygiène et conservation, elles sont souvent présentées sous forme d'unidoses stériles.
- *Les comprimés :* il s'agit de spécialités pharmaceutiques incluant plusieurs médicaments homéopathiques pour soulager un trouble spécifique (mal des transports, maux de gorge...). Avant 6 ans, les comprimés sont à dissoudre dans de l'eau pour éviter les risques de fausse route.

Bon à savoir : vous trouvez également des médicaments homéopathiques sous forme de pommades ou de sirops.

PENDANT COMBIEN DE TEMPS TRAITER SON ENFANT ?

Donnez les granules jusqu'à disparition des symptômes pour éviter toute éventualité de rechute. La fréquence des prises, très rapprochées au début, s'espace au fur et à mesure de l'amélioration de l'état général pour laisser au corps la possibilité de mobiliser ses propres ressources de guérison. Arrêtez complètement le traitement dès que les symptômes disparaissent. Le prolonger pourrait en effet se révéler contre-productif et engendrer des symptômes identiques à ceux qu'il devait soigner. C'est ainsi que **Drosera**, indiqué en cas de toux, risque de l'entretenir si le médicament est utilisé trop longtemps ou après guérison.

COMMENT CHOISIR LE BON REMÈDE ?

Commencez par bien observer votre petit malade pour analyser précisément la nature de ses symptômes et les signes qui accompagnent sa maladie. En homéopathie, chaque détail a son importance. Ainsi, vous devez prendre en compte :

- *Le mode d'apparition du symptôme :* d'invasion brutale ou au contraire d'installation progressive ?
- *Les circonstances qui l'ont déclenché :* par exemple suite à un coup de froid sec ou un coup de chaud, après une exposition à l'humidité, suite à un choc physique ou psychique.
- *Comment l'enfant réagit à ce symptôme :* anxiété, réveil nocturne, soif abondante ou, au contraire, absence de soif, etc.
- *Les circonstances d'aggravation ou d'amélioration :* en bougeant, au repos, en mangeant ou en jeûnant, à la chaleur, à la fraîcheur, le matin, le soir…
- *Si ce symptôme s'accompagne de douleur, de quel type est-elle :* plutôt piquante, brûlante, lancinante, etc.

COMMENT CHOISIR LA BONNE DILUTION ?

Il existe une règle simple à retenir :

- *Les symptômes locaux* se soignent avec des basses dilutions (généralement des 4 ou 5 CH). Bosses, hématomes, piqûres d'insectes, otites, reflux gastriques… font partie des symptômes locaux.
- *Les symptômes généraux* ou *comportementaux* se soignent avec des dilutions moyennes (généralement des 7 ou 9 CH). Il en va ainsi de la fièvre, des courbatures, des douleurs de croissance, de la fatigue, de la colère, de certains troubles du sommeil…
- *Les problèmes chroniques, récidivants, anciens ou les troubles psychiques* se soignent avec des dilutions hautes (généralement des 15 ou 30 CH). Il est néanmoins recommandé de consulter son homéopathe pour la mise en route de ces traitements, moins faciles à soigner en automédication (à moins d'être déjà un grand « pro »).

BIEN CHOISIR SA DILUTION : L'EXEMPLE D'ARNICA MONTANA

Ce médicament est bien connu pour soulager les chocs et les traumatismes.

- Pour soigner un coup ou une bosse (symptôme local), on utilise **Arnica montana 4** ou **5 CH**.
- Pour soigner des courbatures, aussi bien pour un sportif que des courbatures grippales (symptôme général), on l'emploie en **7** ou **9 CH**.
- En cas d'anxiété ou de troubles du sommeil suite à un accident de voiture déjà ancien ou suite à un choc psychologique (deuil, licenciement, rupture affective…), on le délivrera en **15** ou **30 CH**.

QUELLES PRÉCAUTIONS PRENDRE ?

Nous vous l'avons déjà dit : l'homéopathie est une médecine sans danger ni effet secondaire. Si par mégarde votre enfant avale le contenu entier d'un tube de granules (cela arrive plus souvent qu'on ne le pense car leur goût sucré attire beaucoup les petits ; gardez donc vos granules bien à l'abri de leurs mains exploratrices...), inutile d'appeler le Centre antipoison, il ne court aucun risque d'intoxication !

Pensez simplement :
- *À arrêter le traitement* dès que votre enfant est guéri.
- *À lui donner ses granules de préférence à jeun* en lui demandant de les laisser fondre sous la langue pour que le produit passe directement dans le sang. Cela peut se révéler difficile chez les plus petits qui prendront plaisir à sucer leurs granules comme des petits bonbons. Ne vous inquiétez pas pour autant, ça marchera aussi. Chez le bébé, diluez les granules dans un petit biberon d'eau pour faciliter la prise.
- *À éviter qu'il se brosse les dents avec un dentifrice au menthol* car la menthe empêche la bonne assimilation des substances homéopathiques. En réalité, ce conseil est surtout valable pour les plus grands car rares sont les enfants de moins de 8 ans qui acceptent autre chose que leur dentifrice au goût de fraise.
- *À éviter qu'il touche les granules.* D'abord, ce n'est pas très hygiénique. Ensuite, cela risque d'enlever une partie de la substance active du médicament qui est imprégnée sur la petite boule de sucre.

Un petit conseil de maman : donnez les granules avant chaque repas, pour avoir des repères fixes dans la journée. Cela évitera de les oublier. Après le repas, incitez votre enfant à se brosser les dents. Ainsi il n'y aura pas de risque de carie (au cas où la présence de sucre dans les granules vous mettrait mal à l'aise).

DANS QUELS CAS ASSOCIER L'HOMÉOPATHIE À D'AUTRES TRAITEMENTS ?

Dans de nombreuses pathologies, l'homéopathie va pouvoir agir seule de manière rapide et efficace. Mais cela n'est pas vrai pour toutes les maladies. Et comme il est hors de question de laisser un enfant souffrir, l'association avec un traitement allopathique doit alors s'envisager sans complexe. Ainsi, si un enfant a des vers intestinaux, aucun granule au monde ne va pouvoir l'en débarrasser, ce que fait l'antiparasitaire à merveille. Mais l'homéopathie sera indiquée en complément, pour limiter les démangeaisons, les douleurs abdominales ou l'agitation. Idem en cas de crise d'appendicite. La chirurgie s'impose, mais la médecine d'Hahnemann reste néanmoins utile pour mieux récupérer de l'anesthésie et de l'intervention.

QUAND S'AUTOMÉDIQUER, QUAND CONSULTER ?

Nous conseillons l'automédication dans la plupart des cas aigus qui ne relèvent pas de l'urgence médicale. Si les symptômes ne s'améliorent pas dans les 24 à 48 heures, consultez. De même, consultez sans délais en cas de troubles inhabituels, très prononcés ou survenant suite à un traumatisme (chute, choc, accident…).

L'automédication est moins aisée dans les maladies chroniques et récidivantes, par exemple en cas d'infections ORL à répétition. La prise en charge nécessite de personnaliser le traitement, en fonction du mode réactionnel, du terrain et du profil de votre enfant. Dans ce guide, nous vous livrons quelques grandes clés pour vous aider à les cerner (voir chapitre 3). Mais il s'agit d'une première approche, à affiner avec votre médecin homéopathe.

Précaution avec les teintures-mères

Dans certaines indications, nous conseillons de donner des teintures-mères sous formes de gouttes. Comme il s'agit de solutions hydroalcooliques, elles doivent toujours être diluées dans l'eau et sont interdites avant l'âge de 3 ans.

LE CAS PARTICULIER DES VACCINS

Certains vaccins protègent votre enfant de maladies graves, lourdement handicapantes, voire mortelles (tétanos, poliomyélite, méningite…). Ils sont absolument indispensables et leur administration ne se discute pas, même si vous êtes un aficionado des médecines douces !

D'autres vaccinations doivent être étudiées au cas par cas, selon l'état de santé de l'enfant et son milieu de vie.

Quoi qu'il en soit, un traitement par homéopathie avant et après le vaccin permettra d'en limiter les effets secondaires (voir p. 282).

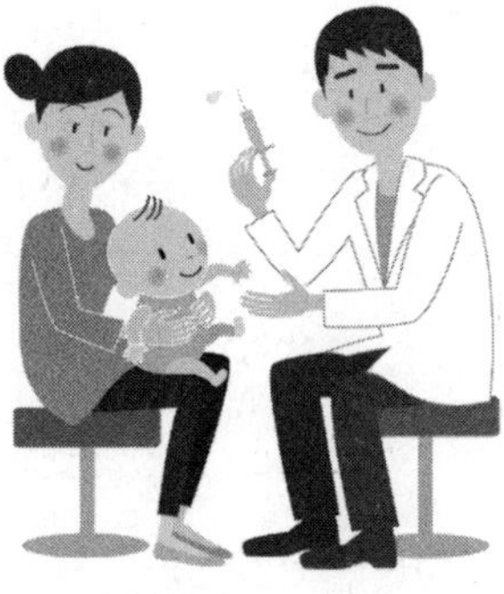

CHAPITRE 3

L'HOMÉOPATHIE : UN AUTRE REGARD SUR VOTRE ENFANT

Vous l'avez compris, l'homéopathie est une médecine bien à part, qui a son mode de raisonnement particulier très différent de celui de la médecine allopathique classique. Pour soigner votre enfant, elle ne s'arrête pas uniquement à ses symptômes, elle le considère au contraire dans sa globalité et à travers son mode de comportement pour proposer un traitement à la fois curatif mais aussi préventif, permettant d'éviter les récidives et de le maintenir dans le meilleur équilibre de santé possible. Ce traitement de fond relève le plus souvent du médecin homéopathe car il nécessite des connaissances spécifiques, un diagnostic clinique précis et une expérience thérapeutique. Toutefois, nous pensons qu'il est important de vous livrer les grandes clés de ce savoir. Tout simplement parce qu'il vous permettra de comprendre autrement votre enfant et de dialoguer avec votre homéopathe en meilleure connaissance de cause. Certes, vous ne pourrez pas, à la seule lecture de ce chapitre, trouver précisément son remède de fond. Là n'est pas le but. Mais vous pourrez déjà vous faire une petite idée…

MÉDICAMENT DE TERRAIN : COMMENT LE DÉTERMINER ?

Pour déterminer le remède de terrain de votre enfant, l'homéopathe va prendre en compte deux grandes notions : sa *constitution* (c'est-à-dire sa façon d'être) et sa *diathèse* (c'est-à-dire sa façon de réagir face à la maladie). Il croise ces deux données et y ajoute des informations sur la vie de tous les jours de l'enfant : comment se comporte-t-il à l'école ? Est-il plutôt sociable ou introverti ? Est-il amélioré par le repos ou par le mouvement ? Par la chaleur, par l'humidité ou par le froid sec ?... Il obtient alors un profil d'enfant qui correspond à un grand médicament homéopathique. Ce remède de profil est le médicament de fond (ou de terrain) indiqué pour soigner l'enfant dans sa globalité.

LA CONSTITUTION : LA FAÇON D'ÊTRE DE VOTRE ENFANT

Il existe quatre grandes constitutions d'enfants, dont voici les caractéristiques.

LES CARBONIQUES : BRÉVILIGNES

- Ce sont des bébés joufflus et potelés, typiquement des bébés Cadum, des enfants pas très grands mais costauds et musclés. Ils ont les doigts et les membres courts, un corps plutôt large, pas très souple, des dents carrées bien alignées. Si on voulait les caricaturer, ce serait plutôt des petits sumos ou, pour les animaux, des bouledogues.
- À l'école, ce sont des enfants lents mais persévérants qui finissent toujours ce qu'ils ont commencé, plutôt brillamment d'ailleurs... Un peu comme la tortue de la fable de La Fontaine.

- Côté appétit, il est généreux, d'où une tendance à la prise de poids… car les carboniques éliminent peu, surtout s'ils sont sédentaires.

À ce type d'enfant, l'homéopathe donnera volontiers **Calcarea carbonica** s'il est bien équilibré (pour le maintenir dans cet état d'équilibre…) ; **Kalium carbonicum** s'il est fatigué ; **Graphites** s'il est anémié et frileux ; **Baryta carbonica** s'il est ralenti tant physiquement que psychiquement, avec une tendance à l'hypothyroïdie et à l'obésité.

Les fluoriques : asymétriques

- Autant le carbonique est carré, droit comme un I et raide, autant le fluorique est tout en asymétrie et en souplesse… Plutôt hyperlaxe, il a les bras qui partent vers l'arrière, les doigts de la main qui se retournent comme du chewing-gum, une colonne vertébrale déformée. Il peut avoir la bouche un peu de travers, les dents mal alignées, un œil légèrement plus bas que l'autre. Côté caricature, ce serait plutôt un Quasimodo ou, pour les animaux, un teckel…
- Son asymétrie et son hyperlaxité le prédisposent aux scolioses, aux troubles tendineux (entorse à répétition), au mal de dos, aux soucis dentaires.

À ce type d'enfants, l'homéopathe donnera volontiers **Calcarea fluorica** s'il est équilibré, **Natrum fluor** si le sujet est asthénique et **Fluoricum acidum** si l'enfant est hyperlaxe avec des ulcérations.

Les phosphoriques : longilignes

- Ces enfants longilignes et maigres ont tendance à grandir trop vite. Comme le phosphore de l'allumette, ils s'enflamment facilement pour de nombreux projets mais cette flamme s'éteint aussi vite… Ce sont des passionnés, qui fourmillent d'idées mais manquent d'endurance. En gros, des sprinteurs et non des coureurs de fond, le lièvre de la fable. Ou, encore le lévrier…

- À l'école, les enfants phosphoriques vont accomplir un excellent premier trimestre. Mais gare à la fatigue qui les rattrape dès le retour des vacances de Noël…
- Côté trouble physique, leur grande taille les amène souvent à se tasser un peu sur eux-mêmes, d'où des tensions au niveau vertébral et un écrasement des poumons qui peut mener à des problèmes respiratoires. Comme ils ont grandi très vite, ils peuvent souffrir de déminéralisation.

À ce type d'enfants, l'homéopathe donnera volontiers **Calcarea phosphorica** s'il est équilibré, **Phosphorus** s'il est frileux et anxieux, **Kalium phosphoricum** s'il est fatigué, **Phosphoricum acidum** si sa fatigue est tellement profonde qu'il en perd la mémoire, **Ferrum phosphoricum** à un sujet anémié, **Magnesia phosphorica** s'il est longiligne et spasmé et enfin **Iodum** s'il est hyperactif et a toujours trop chaud.

Les sulfuriques : normolignes

- Ni trop grands, ni trop petits, ni asymétriques. Bref, ce sont des enfants qui grandissent de façon équilibrée et harmonieuse. Bons vivants, ils sont joviaux et souvent rouges, avec des mains moites. Tout va bien tant qu'ils éliminent correctement. Ils ont besoin de faire du sport pour transpirer, d'avoir un transit régulier et s'ils tombent malades, une bonne diarrhée ou des vomissements vont vite les remettre sur pied. Ce sont souvent des sujets congestifs qui ont toujours chaud.
- Côté santé, ils sont plutôt privilégiés. Peu souvent malades, ils sont de constitution robuste. Mais avec le temps, s'ils se ramollissent et font un peu moins de sport qu'avant, ils peuvent développer des maladies liées à la rétention : problèmes cutanés, prise de poids et plus tard, hypertension ou dépression…

À ce type d'enfants, l'homéopathe donnera volontiers **Sulfur** s'ils sont équilibrés, **Natrum sulfuricum** à un sujet qui élimine moins, fait de la rétention hydrique généralisée, est asthénique et **Sulfur iodatum** à un sujet amaigri, hyperactif, avec des ganglions.

Les constitutions mixtes

Il n'est pas rare de rencontrer des enfants présentant les caractéristiques de deux constitutions différentes. On peut ainsi trouver des petits carbo-fluoriques costauds mais présentant une asymétrie du squelette, des phospho-fluoriques, grands, minces et asymétriques, etc.

LA DIATHÈSE : LA FAÇON DE RÉAGIR DE VOTRE ENFANT

Il existe là aussi 4 grandes diathèses, qui déterminent la façon dont l'enfant va réagir lorsqu'il tombe malade. À la différence de la constitution, acquise pour la vie, les diathèses peuvent évoluer avec le temps. Un enfant peut réagir sur un mode psorique dans ses jeunes années et devenir peu à peu tuberculinique ou sycotique au fil du temps.

La psore : l'élimination

Les personnes qui réagissent sur le mode psorique sont plutôt extraverties. Elles éliminent beaucoup de façon centrifuge, de l'intérieur vers l'extérieur. Elles transpirent facilement, ont la peau grasse, des suintements divers. D'où des pathologies cutanées fréquentes, telles que petits boutons, acné, furoncles, eczéma. Leur peau démange et l'envie de se gratter est accentuée par la chaleur du lit et par l'eau. Leur thermorégulation est parfois difficile (ils ont toujours trop chaud comme les personnes au profil **Sulfur,** ou toujours trop froid comme celles au profil

Arsenicum album). Ils semblent attirer les parasites comme les moustiques ou les poux. Ils alternent les maladies de peau et les problèmes internes (par exemple un eczéma suivi d'un asthme). En 24 heures, ils alternent aussi les moments où ils se sentent en forme et d'autres où ils sont mal. Ainsi, ils peuvent souffrir d'une crise d'asthme en pleine nuit et se réveiller en forme le lendemain matin.

Gare à la prescription de produits ou de pommades qui stopperaient les éliminations naturelles de l'enfant psorique. Car ces suppurations sont un moyen naturel de régulation et de guérison. Ainsi, face à une intoxication alimentaire, une bonne diarrhée, des vomissements, quelques boutons et voilà l'enfant guérit. Ce qui n'est pas le cas de l'enfant sycotique, bien au contraire…

Les profils qui se rattachent à cette diathèse : **Sulfur**, **Psorinum**, **Nux vomica**, **Arsenicum album**, **Lycopodium**…

La sycose : la non-élimination

Contrairement au psorique, l'enfant de type sycotique n'élimine pas vers l'extérieur mais concentre et accumule. En conséquence, il a tendance aux verrues, à la prise de poids et plus tard à la rétention hydrique, aux condylomes et au fibrome chez la femme. Il enchaîne aussi les affections ORL et les infections urogénitales à répétition. Son état est la plupart du temps aggravé par temps humide ou au bord de l'eau (la piscine, la mer…) mais il est amélioré par le mouvement.

Côté tempérament, le sycotique est plutôt introverti. Là aussi, il accumule les pensées intérieures plutôt que de les faire sortir en s'exprimant. Adulte, il pourra souffrir d'idées fixes et de dépression.

Un enfant peut passer d'un comportement de type psorique à un comportement sycotique suite à une vaccination ou à l'application de pommades à la cortisone contre son eczéma, ce qui bloque les éliminations par la voie cutanée.

Les profils qui se rattachent à cette diathèse : **Thuya occidentalis**, **Natrum sulfuricum**, **Medorrhinum**, **Rhus toxicodendron**, **Causticum**…

Le tuberculinisme : l'amaigrissement

Les petits tuberculiniques ont du mal à prendre du poids malgré un appétit normal. Cela les fragilise. Ils ont souvent froid (sauf s'ils sont hyperthyroïdiens dans ce cas ils ont toujours chaud) et une immunité un peu affaiblie. D'où une prédisposition aux affections ORL et pulmonaires récidivantes. Contrairement aux psoriques qui éliminent vite et aux sycotiques qui n'éliminent pas du tout, les tuberculiniques éliminent, mais lentement, par le biais des muqueuses (nasales, respiratoires, urogénitales). D'où des rhumes, des angines ou des bronchites qui traînent en longueur. D'ailleurs avec le temps, leur résistance aux infections a tendance à s'effondrer.

Hypersensibles psychiquement, ils sont plutôt impressionnables et n'aiment pas la tombée de la nuit. Ils sont améliorés par le mouvement lent comme la marche par exemple.

Les médicaments de profil qui se rattachent à cette diathèse : **Tuberculinum**, **Phosphorus**, **Natrum muriaticum**, **Iodum**, **Arsenicum iodatum**, **Silicea**, **Pulsatilla**…

La luèse : l'agitation

Ce sont des enfants à l'aspect fragile et qui ne tiennent jamais en place. Agités, ils ont tendance aux peurs irraisonnées, aux phobies des microbes, aux TOC. La nuit, ces grands anxieux ont du mal à dormir et voient leurs divers troubles s'aggraver. Ils se sentent mieux à la montagne mais moins bien au bord de la mer.

Leur squelette est plutôt asymétrique, d'où des problèmes osseux et des douleurs de croissance, particulièrement au niveau des os longs des membres. Ils sont prédisposés, à l'âge adulte, aux ulcérations cutanées, digestives ou osseuses.

Les médicaments de profil qui se rattachent à cette diathèse : **Argentum nitricum**, **Mercurius solubilis**, **Tarentula hispanica** (très agité), **Rana bufo**, **Baryta carbonica** (très ralenti), **Lachesis**, **Luesinum**…

LES PROFILS : 17 PORTRAITS D'ENFANT

Voici la description de 17 grands profils fréquemment retrouvés chez les enfants. Chacun correspond à un médicament capable de soigner dans la globalité, aussi bien d'un point de vue physique que comportemental ou psychologique. Bien entendu, les caractéristiques de ces profils ont été accentuées pour vous permettre de reconnaître plus facilement un type d'enfant. Peut-être retrouverez-vous le vôtre à travers plusieurs portraits ? Dans ce cas votre enfant est à cheval sur deux profils, cela est tout à fait possible. Enfin, si vous ne le reconnaissez dans aucun de ces 17 profils, sachez qu'il en existe de nombreux autres. Nous ne pouvons pas tous les détailler ici. Votre homéopathe, en revanche, saura facilement l'identifier.

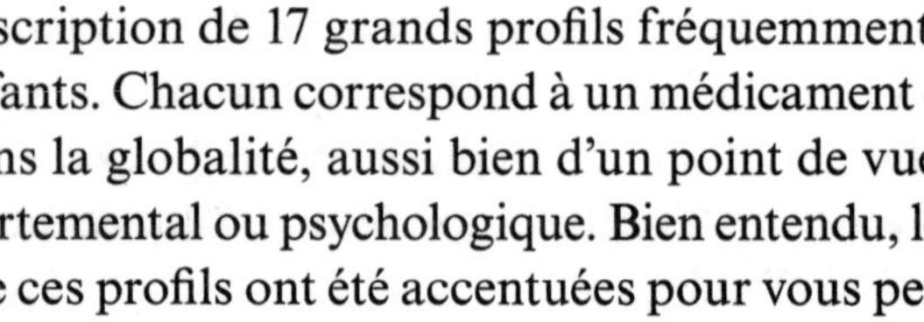

Le médicament de profil mode d'emploi

L'idéal est de prendre conseil auprès de son médecin homéopathe. Voici néanmoins les grandes règles d'administration d'un médicament de profil.

En prévention, pour maintenir l'équilibre autant physique que psychologique, vous pouvez donner le remède personnalisé, celui correspondant au profil, 1 fois par an, 1 dose en 15 CH.

En cas de maladie chronique, donnez le remède personnalisé 1 fois par mois, voire 1 fois par quinzaine, 1 dose en 15 CH (à confirmer par votre homéopathe) pour permettre à votre enfant d'avoir un mode réactionnel plus efficace (stimulation des défenses ou des organes affaiblis).

En cas de maladie aiguë, le remède de profil n'est pas toujours nécessaire et les médicaments symptomatiques peuvent suffire (voir Abécédaire des symptômes, p. 79). Mais si la maladie perturbe le fonctionnement général, le remède de fond peut être utile pour restaurer l'équilibre. Dans ce cas, donnez-le 1 fois par semaine (sur indication de votre homéopathe), 1 dose en 15 CH sur un mois, en complément des remèdes symptomatiques.

Si vous reconnaissez votre enfant dans deux profils, alternez les médicaments correspondants : une semaine l'un, l'autre semaine l'autre.

ARGENTUM NITRICUM : LE PRÉCIPITÉ

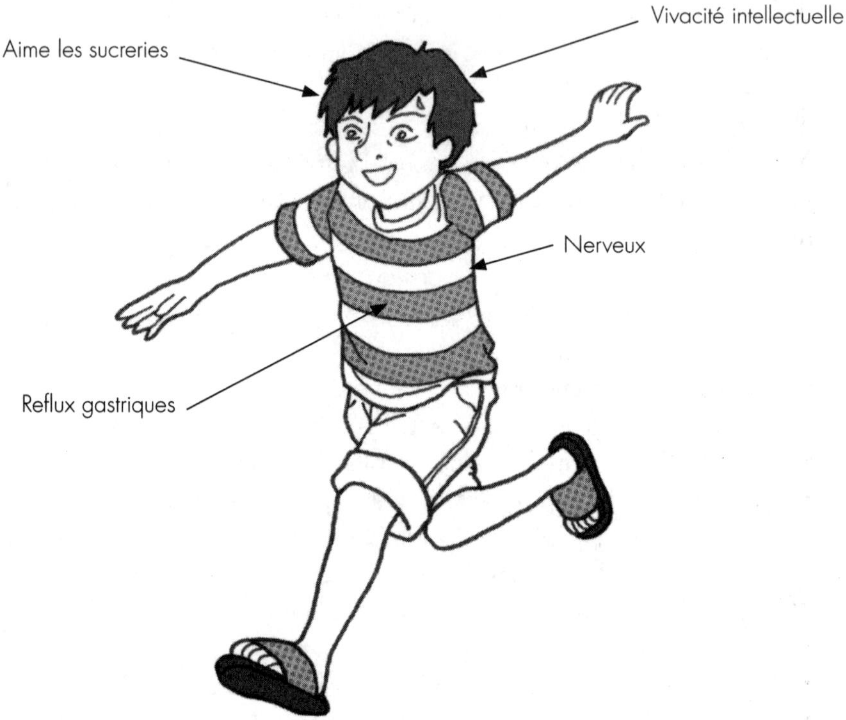

Ma personnalité

Avec moi, tout va vite, de plus en plus vite au point que j'en donne le tournis à mon entourage et que j'en ai presque le vertige moi-même. Je suis l'enfant hyperactif et extraverti, qui ne prend jamais le temps de se poser. Je commence 36 choses et ne les finis jamais, ce qui me rend de plus en plus désordonné. Le zappeur par excellence ! Ce qui bien sûr me joue des tours à l'école. À peine un travail entamé, je voudrais déjà l'avoir fini, avant même d'avoir lu la consigne jusqu'au bout. Au final, je me lasse très vite et ne termine jamais ma copie… Quel désordre, quelle anarchie !

Mais si j'arrive à me canaliser un peu, j'ai une excellente mémoire et je peux tabler sur ma vivacité intellectuelle pour me sortir d'affaire.

Mon physique

Malgré mon jeune âge, j'ai les traits creusés et la peau un peu jaune, comme prématurément vieillie. Je transpire beaucoup par nervosité.

☺ J'aime

- Les sucreries, surtout le chocolat.
- Être au frais.
- Bouger.

☹ J'aime moins

- Les aliments froids.
- Le stress et le surmenage.
- La chaleur.

Me donner Argentum nitricum va améliorer

- Ma nervosité.
- Mes vertiges.
- Mon trac.
- Mes phobies (agoraphobie, claustrophobie...).
- Mes brûlures d'estomac.

Comment et pourquoi donner Argentum nitricum : voir p. 35.

ARSENICUM ALBUM : L'ORDONNÉ, FRILEUX ET ANXIEUX

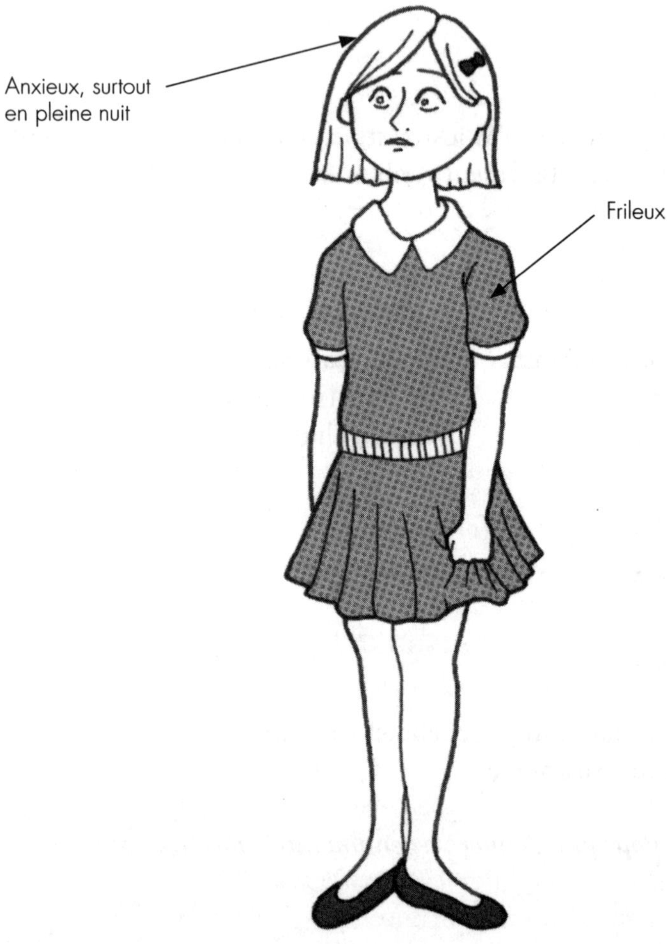

Ma personnalité

Je suis méticuleux, perfectionniste et ordonné, mes coloriages sont impeccables et ma collection de timbres rangée au cordeau. Chaque chose doit être à sa place, ce qui me rassure. Car au fond, je suis un grand anxieux plutôt pessimiste et malgré mon jeune âge, j'ai déjà peur de la mort ! Cette anxiété peut me réveiller, généralement entre 1 heure et 3 heures du matin. Dès que j'ai un sou en poche, je l'économise. On ne sait jamais… Avare, je n'aime pas prêter.

Mon physique

Je suis mince aux traits fins, j'ai la peau claire et délicate, souvent sèche et qui démange. Mes cheveux sont toujours impeccablement peignés et je suis tiré à quatre épingles.

☺ J'aime

- Manger ou boire peu mais souvent des boissons et aliments chauds.
- Les aliments gras et acides.
- La chaleur.
- L'air frais sur le visage.
- Le mouvement.

☹ J'aime moins

- Le temps froid, sec et venteux.
- La viande qui me dégoûte.
- La nuit entre 1 et 3 heures du matin.

Me donner Arsenicum album va améliorer

- Mon anxiété et mon tempérament obsessionnel.
- Mes crises d'asthme vers 1 heure du matin.
- Mon eczéma avec sécheresse de la peau et prurit.
- Mes alternances entre asthme et eczéma par exemple.
- Mes rhinites avec écoulements brûlants.
- Mes diarrhées avec selles brûlantes.
- Mes vomissements.

Comment et pourquoi donner Arsenicum album : voir p. 35.

BARYTA CARBONICA : LE RALENTI

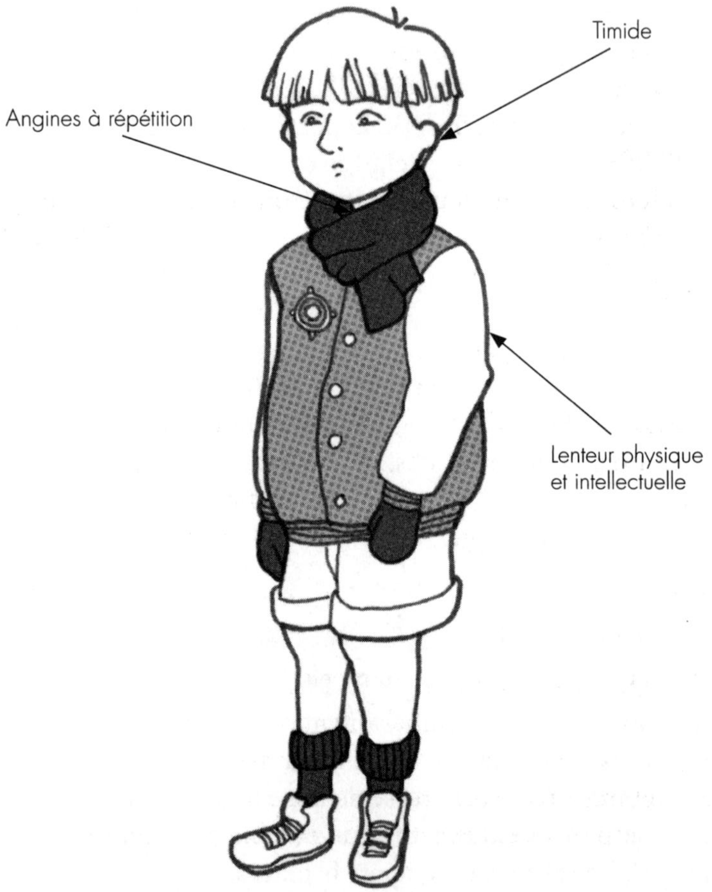

Ma personnalité

Lentement mais sûrement, voilà ce qui caractérise le mieux mon comportement. Bébé, je marche après les autres et parle un peu plus tard qu'eux. Je suis maladroit et souffre de quelques problèmes de coordination. À l'école, je ne suis pas très à l'aise.

Tout va un peu trop vite pour moi. Il faut en convenir, j'ai besoin de plus de temps que les autres pour assimiler les apprentissages. Mais je m'accroche et, moi aussi, je finis par y arriver ! Timide et plutôt peureux, un peu indécis, un peu « bébé », je me rassure en restant longtemps dans les jupes de ma maman.

Mon physique

Je suis plutôt petit, un peu mou, avec une grosse tête et un gros ventre. J'ai de grosses amygdales et je suis super-frileux. J'ai tendance à l'embonpoint.

☺ J'aime

- Tous les aliments.
- Manger de façon lente.

☹ J'aime moins

- Avoir à me presser.
- Le froid.
- Les personnes inconnues qui m'intimident.

Me donner Baryta carbonica va améliorer

- Mes angines à répétition.
- Ma mémoire un peu faible.
- Mes troubles du langage ou de la parole.
- Mon retard intellectuel et/ou moteur.
- Mon comportement puéril à l'adolescence.

Comment et pourquoi donner Baryta carbonica : voir p. 35.

IODUM : MAIGRE ET AGITÉ

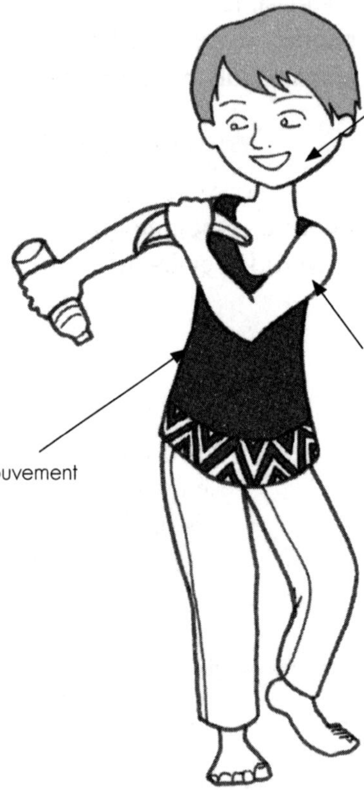
Appétit vorace
mais maigreur
A toujours trop chaud
Toujours en mouvement

Ma personnalité

Je suis hyperactif et comme je m'agite en permanence, j'ai toujours trop chaud et trop faim. Ne pas manger me rend comme fou : je deviens irritable et agressif. Du coup, je mange tout le temps, sans même prendre la peine de m'asseoir pour déguster mes plats. Il faut dire que le repos et l'inactivité m'angoissent profondément.

Mon physique

Je suis maigre comme un clou, malgré un appétit vorace. Mon regard est brillant, vif et affairé, mes yeux ont tendance à sortir de leur orbite.

☺ J'aime

- Les lieux frais, aérés.
- Manger, surtout manger vite.
- Marcher vite au grand air

☹ J'aime moins

- Avoir faim.
- La chaleur.
- Le repos.

Me donner Iodum va améliorer

- Mon hyperthyroïdie.
- Mon agitation.
- Mes ganglions gonflés.

Comment et pourquoi donner Iodum : voir p. 35.

KALIUM PHOSPHORICUM : L'ENFANT FATIGABLE

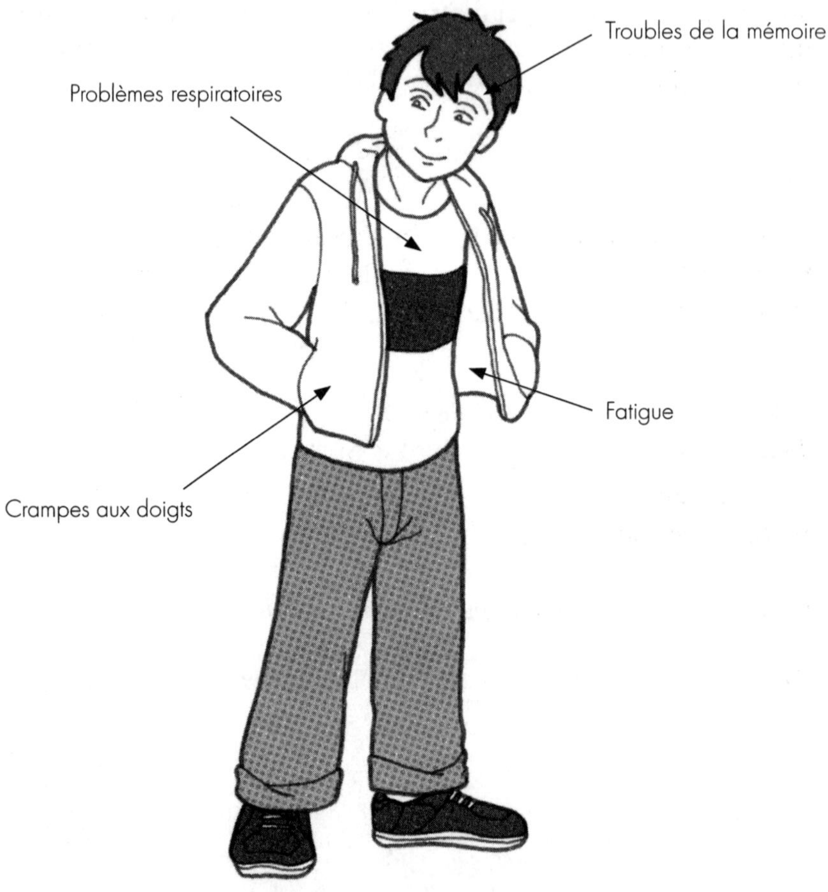

Ma personnalité

Je déborde d'enthousiasme pour tout, mais je me fatigue vite ! Du coup, j'arrive difficilement au bout de mes projets. À l'école, je brille au premier trimestre, mais je m'effondre au deuxième. Je n'arrive plus à me concentrer et ma mémoire me joue des tours. Quand j'écris trop longtemps, j'ai des crampes dans les doigts.

Mon physique

Je suis tout en longueur, mais comme j'ai grandi trop vite, ma colonne vertébrale a tendance à se voûter. Du coup, j'écrase un peu trop mon thorax, ce qui me prédispose aux problèmes pulmonaires et respiratoires.

☺ J'aime

- Me reposer après l'effort.
- Manger.

☹ J'aime moins

- Le surmenage scolaire.
- Le bruit ou le toucher inattendus qui me font sursauter.

Me donner Kalium phosphoricum va améliorer

- Ma fatigue.
- Ma mémoire.
- Mon anémie.
- Mes maux de tête liés au travail scolaire.

Comment et pourquoi donner Kalium phosphoricum : voir p. 35.

LACHESIS : LE PETIT JALOUX

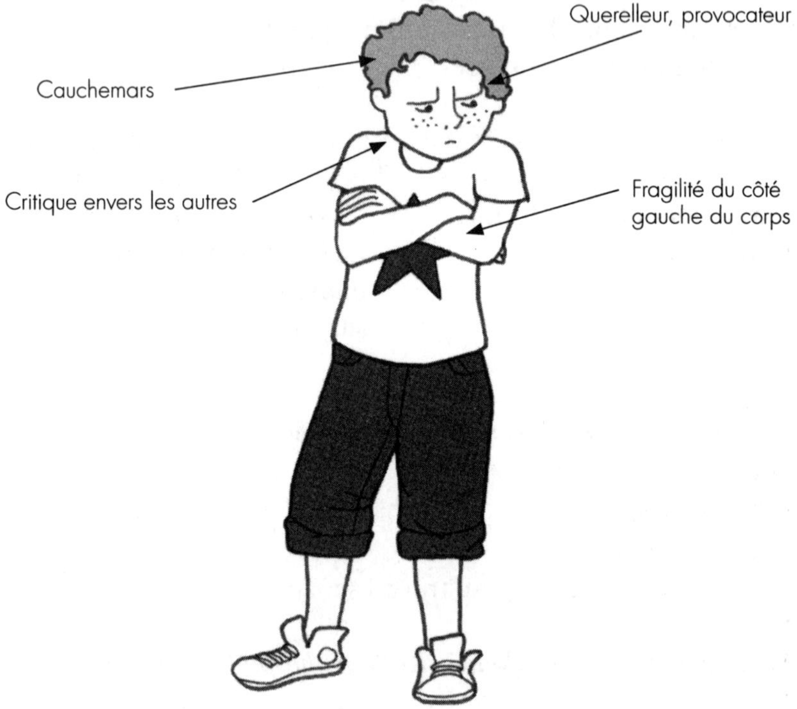

Ma personnalité

Avec mes frères et sœurs, je suis une vraie « langue de vipère ». De nature plutôt « pipelette », je me défoule sur eux en leur lançant en permanence des piques verbales. D'ailleurs j'ai l'impression qu'ils se liguent contre moi, ce qui exacerbe ma tendance un peu parano. La jalousie me rend volontiers querelleur, malveillant, provocateur. Pourtant, je suis aussi un enfant sensible, ambitieux et créatif.

Mon physique

- J'ai le teint plutôt clair, les cheveux roux et des taches de rousseur.

☺ J'aime

- Les aliments aigres, les féculents, les huîtres.
- Les boissons froides.
- L'air frais.

☹ J'aime moins

- Les cagoules, les ceintures, les écharpes, les colliers… tout ce qui serre et me donne l'impression de suffoquer.
- Le contact physique trop étroit.
- La chaleur.

Me donner Lachesis va améliorer

- Ma tendance à avoir toujours des problèmes du côté gauche du corps (migraine à gauche, angine à gauche, douleur dans le côté gauche du corps).
- Ma jalousie.
- Ma nervosité et ma loquacité exacerbée.
- Mon sommeil agité avec des rêves de serpents, de morts, de cimetières…
- Mes hématomes (bleus).

Comment et pourquoi donner Lachesis : voir p. 35.

LYCOPODIUM : INQUIET ET AUTORITAIRE

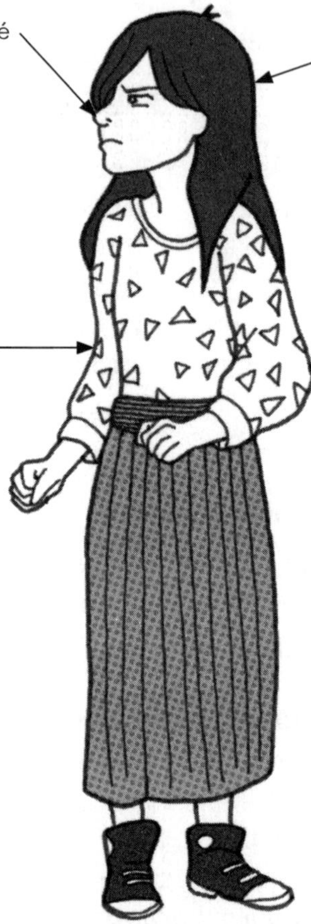
Nez souvent bouché
Discipliné, collectionne les bonnes notes
Fragilité du côté droit du corps

Ma personnalité

Certes, je suis un enfant intelligent, du genre « premier de la classe », j'apprends vite et facilement, même si parfois ma mémoire me joue des tours. D'ailleurs, j'aime le travail intellectuel, j'aime avoir les meilleures notes, je suis discipliné et consciencieux, un brin conservateur. Pourtant, je manque de confiance en moi, je suis plutôt timide et souffre même de tics. Mais je sais aussi me montrer autoritaire, exigeant et tyrannique. En fait, je cache mon manque de confiance derrière mon mauvais caractère.

Mon physique

Les mauvaises langues auraient tendance à me qualifier de « petit vieux » avant l'âge car j'ai un teint un peu jaune et des cheveux blancs dès l'âge de 20 ans. Mon abdomen est dilaté. Je me mets à table avec un appétit d'ogre mais je suis rassasié au bout de deux bouchées.

☺ J'aime

- Les sucreries.
- Les boissons et les plats chauds.
- L'air frais.

☹ J'aime moins

- Les aliments inconnus que je refuse souvent de goûter.
- Les mets gras et lourds.
- Les vêtements trop serrés.

Me donner Lycopodium va améliorer

- Mes troubles hépatiques (avec crises d'acétone, ballonnements et constipation) du côté droit du corps.
- Mon nez bouché et mes rhinos à répétition.
- Mes migraines du côté droit du crâne, d'origine hépatique.
- Mon anxiété et mon mauvais caractère.

Comment et pourquoi donner Lycopodium : voir p. 35.

MERCURIUS SOLUBILIS : LE CHEF DE BANDE

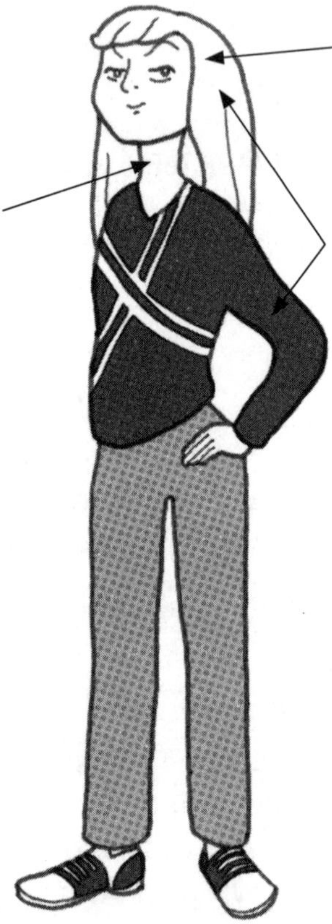

Ma personnalité

Mon dynamisme et ma force de caractère m'amènent à être le chef de bande tout désigné de la classe. Tyrannique, je ne tolère pas vraiment la critique et deviens vite agressif, parfois même violent si on me contredit. Je peux aussi me montrer fabulateur quand cela m'arrange. Mais au fond, je manque de confiance en moi, ce qui me rend soupçonneux et très prudent.

À l'école, ce n'est pas tous les jours facile. J'ai parfois des difficultés de compréhension et je manque de concentration. Ma bête noire : les maths !

Mon physique

Mes traits sont fins, j'ai le nez plutôt pincé, une peau lisse et les cheveux clairs. Je cache bien mon jeu : l'expression calme et détachée de mon visage ne laisse absolument pas supposer la nature irritable et emportée de mon caractère !

☺ J'aime

- Boire, boire, boire, surtout des boissons fraîches car j'ai tout le temps soif malgré une hypersalivation.
- Les climats tempérés.
- Me reposer.

☹ J'aime moins

- Les changements brusques de température ou les températures extrêmes.
- Transpirer.
- Être dans un lit trop chaud.

Me donner Mercurius solubilis va améliorer

- Mes angines à répétition.
- Ma mauvaise haleine.
- Mon agressivité.
- Mon sommeil agité.

Comment et pourquoi donner Mercurius solubilis : voir p. 35.

Natrum muriaticum : le renfermé

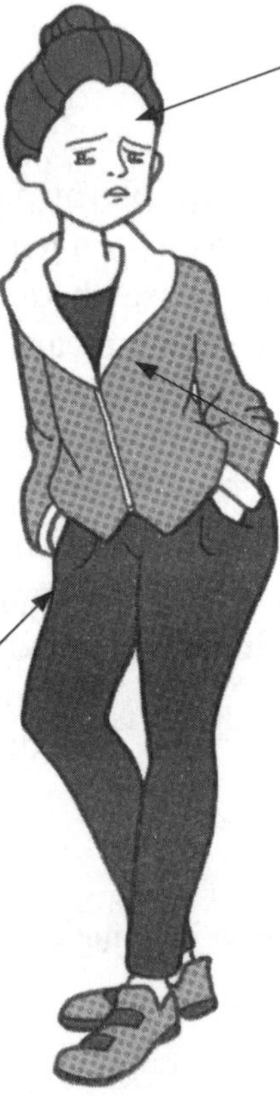
Boudeur
Maigre du haut du corps
Tendance à la culotte de cheval à l'adolescence

Ma personnalité

Dans la cour de récré, je reste à l'écart. De tempérament plutôt introverti, je préfère les jeux solitaires. D'ailleurs, l'école, ce n'est pas trop ma tasse de thé. Les apprentissages me fatiguent, mes notes s'en ressentent et du coup je perds confiance en moi. À la maison, je boude pour un oui ou pour un non. À l'adolescence, ma susceptibilité explose. Je suis du genre à claquer la porte et à m'enfermer dans ma chambre pour ne plus voir personne. Gare à celui ou celle qui voudrait me consoler… J'ai horreur de ça !

Je suis d'une sensibilité à fleur de peau et la musique m'émeut jusqu'aux larmes.

Mon physique

Je suis plutôt maigre, surtout du haut du corps. Adolescente, j'ai tendance à développer une petite culotte de cheval. Mes yeux sont larmoyants et mes paupières rougies, mes lèvres très sèches et fendillées. J'ai souvent du mal à aller aux toilettes et suis souvent constipé.

☺ J'aime

- Le sel et les aliments salés.
- Boire beaucoup d'eau.

☹ J'aime moins

- Le temps froid ou orageux.
- Le climat marin.
- La chaleur, le soleil.

Me donner Natrum muriaticum va améliorer

- Ma constipation.
- Mes maux de tête.
- Mes rhinites avec écoulement nasal clair.
- Ma peau grasse et mon acné d'ado.
- Ma tendance dépressive avec repli sur soi et rumination.

Comment et pourquoi donner Natrum muriaticum : voir p. 35.

PHOSPHORUS : LE FEU FOLLET

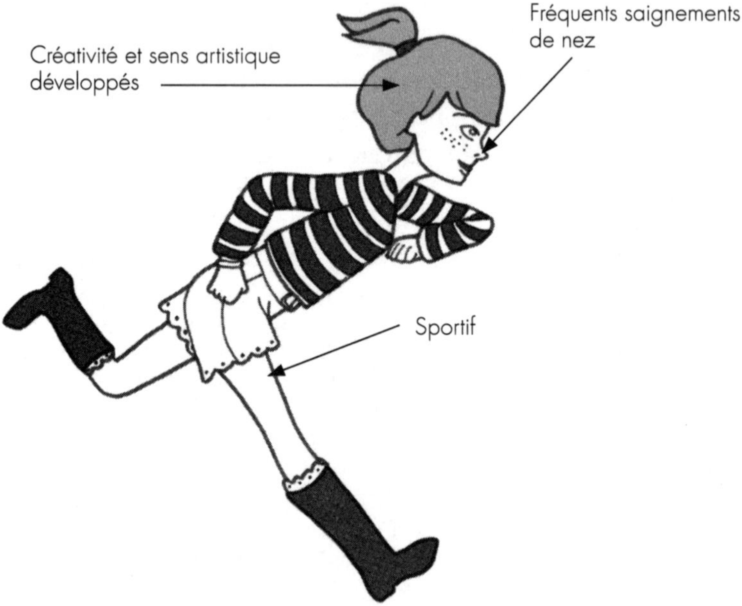

Ma personnalité

Je suis enthousiaste et optimiste. Avec mon sens artistique déjà très développé pour mon jeune âge, je fourmille d'idées, de projets. Je pétille de vie, j'aime sortir de la routine et m'enflamme vite pour un nouveau jeu, une nouvelle émission à la télé, un nouvel apprentissage en classe. Pourtant, je ne suis pas très persévérant, je me lasse vite et je zappe facilement d'un centre d'intérêt à un autre. Fougueux et impulsif, j'adore me défouler dans le sport, à condition que ce ne soit pas un marathon ou un sport d'endurance.

Mon physique

Plutôt grand et mince, je suis le genre d'enfant qui prend dix centimètres d'un coup à l'adolescence. J'ai la peau fine et claire, parfois rousse avec des taches de rousseur. Mes cils sont longs et soyeux. J'aime les habits chics qui me mettent en valeur aux yeux des autres.

☺ J'aime

- Les aliments salés et épicés, le lait froid, les glaces et les sucreries.
- Le contact physique, les caresses de ma maman.
- Dormir et manger.

☹ J'aime moins

- Les fruits et le poisson.
- Le crépuscule et l'orage, qui m'angoissent.
- L'effort intellectuel ou physique prolongé.

Me donner Phosphorus va améliorer

- Mes saignements de nez.
- Mes crises d'acétone avec vomissements.
- Mes troubles hépatiques.
- Mon anémie.
- Ma tension nerveuse.

Comment et pourquoi donner Phosphorus : voir p. 35.

PULSATILLA : LA CÂLINE

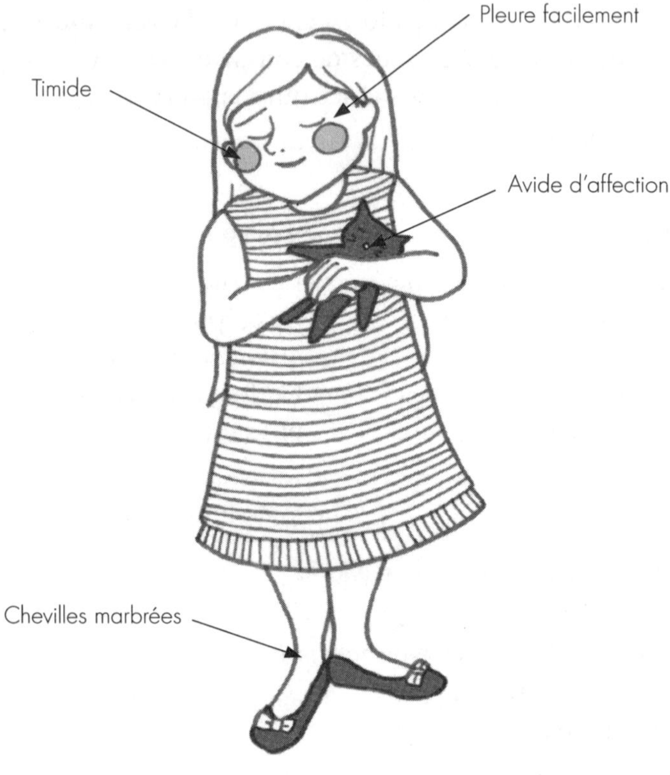

Ma personnalité

Je suis souvent une petite fille, plutôt timide. De tempérament doux et gentil, romantique dans l'âme, je suis un peu influençable et très avide d'affection. J'adore ma maman et si cela ne tenait qu'à moi je ne la quitterais jamais. J'ai besoin qu'elle me sécurise et au moindre bobo, au premier souci, j'accours dans ses bras pour qu'elle me console. Je passe alors des pleurs aux rires. Au fond, j'ai un peu de mal à grandir et je resterais bien le bébé à sa maman ! Quand elle n'est pas là, je suis accro à mon doudou pour me réconforter.

Mon physique

Généralement blonde au teint clair et aux yeux bleus, je suis une enfant plutôt bien enrobée. Je rougis pour un oui ou pour un non. Petite fille, j'ai déjà les jambes et les mains marbrées. À l'adolescence, j'ai tendance à prendre du poids et à développer de la cellulite. Mes mains et mes pieds sont très souvent froids.

☺ J'aime

- Les sucreries, les aliments frais comme les glaces, les pâtisseries.
- L'air frais.
- Le mouvement lent comme la marche, la nage « tranquille ».

☹ J'aime moins

- Les plats gras car je ne les digère pas.
- Les aliments chauds ou trop épicés.
- Le manque d'air et la chaleur.
- La station debout prolongée.

Me donner Pulsatilla va améliorer

- Mes troubles digestifs.
- Mes troubles ORL (avec écoulements épais et purulents, non irritants).
- Mes troubles circulatoires dès l'adolescence.
- L'irrégularité de mes règles.
- Ma déprime face à toute séparation ou tout changement (entrée à la maternelle, le fait de devoir quitter ma maman…).

Comment et pourquoi donner Pulsatilla : voir p. 35.

SEPIA : L'ENFANT (TROP ?) SÉRIEUX

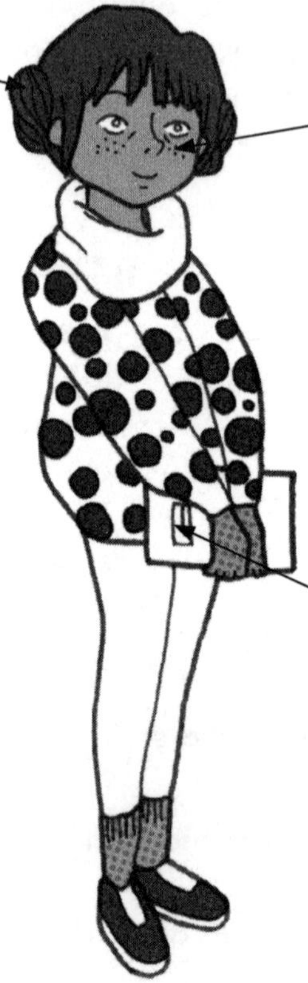

Ma personnalité

Je suis plutôt du genre « enfant modèle » : sérieux, consciencieux, obéissant et sage, je travaille bien à l'école. Lorsque je suis en forme, me voilà joyeux, très affairé, prêt à m'enflammer pour les grandes causes car j'ai un sens de la justice très aiguisé. Pourtant, j'ai aussi un côté ombrageux et si je suis fatigué, je deviens indifférent à tout, je me replie sur moi-même et pleure facilement, tout en refusant la consolation. Je reste bon élève mais je travaille alors plus par devoir que par goût.

Mon physique

Petit déjà, j'ai les yeux cernés. Ma peau est généralement mate avec des taches de rousseur et mes cheveux foncés. Je suis plutôt maigre et frileux.

☺ J'aime

- Les aliments et les boissons acides et amers (vinaigre, cornichons, citron...).
- Être occupé.
- Pratiquer un sport qui « déménage » (boxe, arts martiaux, équitation de compétition) ou de la danse.
- La chaleur.
- La pression forte si j'ai mal.

☹ J'aime moins

- Le temps froid.
- Le climat marin.
- Le crépuscule.
- Avoir mes règles.

Me donner Sepia va améliorer

- Ma tendance à être constipé.
- Mes troubles urinaires (envies pressantes, cystites à répétition, énurésie du premier sommeil).
- Ma fatigue.
- Mes migraines et céphalées (surtout au moment des règles chez l'adolescente).
- Ma tendance au découragement, à la dépression, à l'isolement.

Comment et pourquoi donner Sepia : voir p. 35.

SILICEA : L'ENFANT PEU SÛR DE LUI

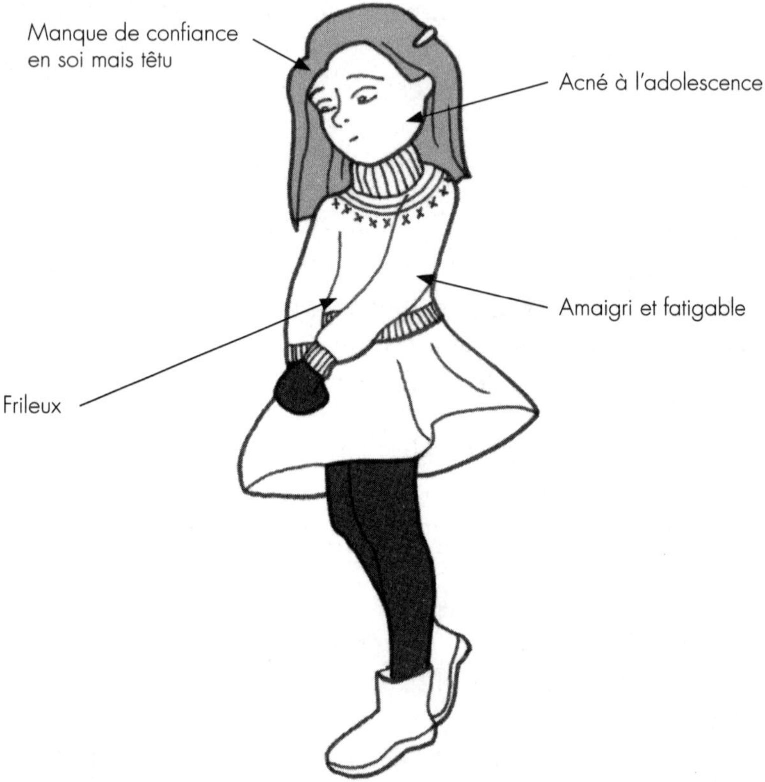

Ma personnalité

Élève plutôt brillant, à l'intelligence vive, je suis pourtant rongé par le manque de confiance en moi et la peur de l'échec. Malgré mes excellents résultats, je me dévalorise, je suis timide et n'arrive pas à prendre la place que je devrais au sein de la classe. Il faut dire que je suis une « petite nature », plutôt frêle et fatigable. Les changements (séparations, entrée à l'école, déménagements) me perturbent et renforcent mon anxiété. Pourtant, je sais aussi me montrer têtu s'il le faut.

Mon physique

Je suis plutôt mince, avec une grosse tête et des membres grêles. Je souffre de déminéralisation, d'où ma fatigabilité, ma frilosité, mon possible retard de croissance et ma tendance aux caries et aux infections répétées. Je transpire beaucoup, surtout des pieds.

☺ J'aime

- Les aliments froids (crudités, glaces).
- La chaleur, les habits qui tiennent chaud.

☹ J'aime moins

- Le froid humide.
- Le toucher et la consolation.
- La nouvelle lune.

Me donner Silicea va améliorer

- Mes caries dentaires.
- Ma faible résistance aux infections ORL et respiratoires.
- Mon retard de croissance.
- Mon acné à l'adolescence.
- Mes mauvaises réactions après un vaccin (suppuration).
- Ma timidité et mon manque de confiance en moi.

Comment et pourquoi donner Silicea : voir p. 35.

STAPHYSAGRIA : L'INDIGNÉ

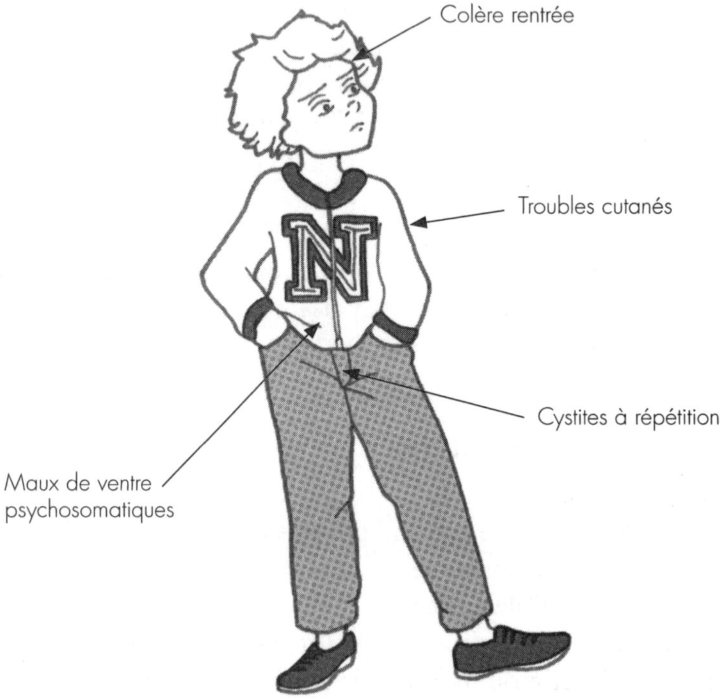

Ma personnalité

Un exemple vous permettra de mieux me cerner : ma meilleure copine, mon meilleur copain, m'a fait une remarque déplaisante. Je suis vexé(e), j'enrage même car je suis très susceptible. Pourtant, jamais je ne le montre et je garde ma colère en moi. Pas un mot, pas un reproche. Si je lève le doigt et que la maîtresse ne m'interroge pas, je prends cela mal, mais là encore je ne manifeste pas ma frustration. À force d'encaisser ainsi de petites ou grandes vexations, je finis par somatiser. Je peux avoir mal au ventre, des envies de vomir, des cystites à répétition. À l'adolescence, j'ai tendance à me réfugier dans la masturbation, tout en refoulant mes nouvelles obsessions.

Mon physique

J'ai les mains tremblantes, les lèvres très rouges et un petit aspect somnolent.

☺ J'aime

- Le lait et les aliments sucrés.
- La chaleur.

☹ J'aime moins

- Le pain, la viande.
- Faire la sieste.

Me donner Staphysagria va améliorer

- Mes cystites à répétition.
- Mes troubles cutanés (verrue, orgelet, eczéma du cuir chevelu et sur le visage).
- Ma colère rentrée.
- Mes obsessions sexuelles à l'adolescence.
- Ma cicatrisation après blessure par objet tranchant.
- Mes orgelets à répétition.

Comment et pourquoi donner Staphysagria : voir p. 35.

SULFUR : LE DÉCONTRACTÉ

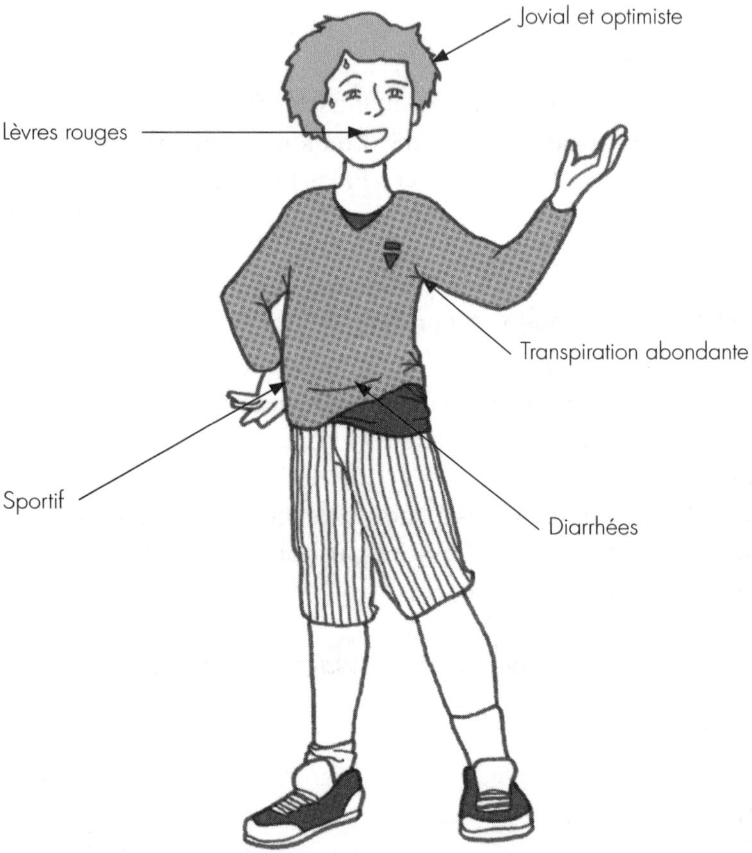

Ma personnalité

Je suis optimiste et je respire la joie de vivre. Jovial et bon vivant, j'aime être avec ma bonne bande de copains. Je me montre très énergique, plein d'idées pour de nouveaux jeux mais je manque aussi d'esprit pratique pour les organiser et mener mes projets à terme. Je suis intelligent et très curieux, mais à l'école je me montre plutôt paresseux, désordonné et dans la lune… Je bâcle mon travail, pensant déjà tout savoir…

Mon physique

Je suis plutôt grand et massif, bien musclé ou, au contraire, chétif et maigre, c'est selon… Mes cheveux sont épais, j'ai les lèvres rouges. J'ai souvent trop chaud et je transpire, ce qui me fait beaucoup de bien. Je suis toujours habillé de façon un peu débraillée.

☺ J'aime

- Les mets sucrés, les plats gras et épicés, les crudités. À l'adolescence, je développe aussi un goût pour l'alcool.
- Le sport.
- Transpirer.
- Le grand air, le temps sec et doux.

☹ J'aime moins

- Les œufs et le lait ; les boissons chaudes.
- Le temps chaud.
- La chaleur du lit.
- Me laver (je n'aime pas le contact de l'eau sur ma peau qui augmente mes démangeaisons…).

Me donner Sulfur va améliorer

- Mes problèmes cutanés et respiratoires qui alternent (eczéma, asthme, rhinite allergique).
- Mes troubles digestifs (indigestions) et ma tendance aux diarrhées.
- Mon sommeil perturbé.

Comment et pourquoi donner Sulfur : voir p. 35.

TARENTULA HISPANICA : LE TOUCHE-À-TOUT

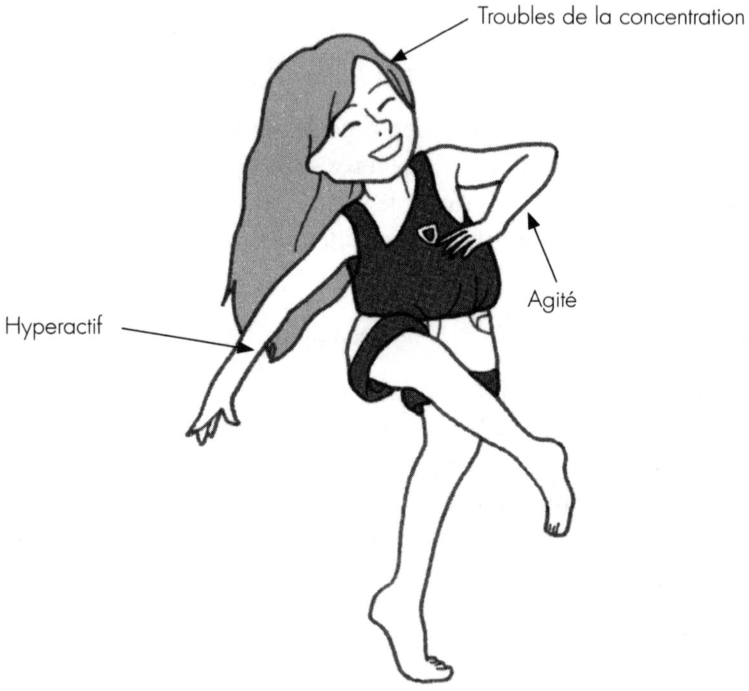

Ma personnalité

Je suis l'hyperactif par excellence ! Le ver de terre, touche-à-tout, qui ne tient pas en place. En classe je suis du genre à monter sur les tables et à faire la java plutôt qu'à écouter sagement la maîtresse. D'ailleurs, mon agitation permanente fait rire tout le monde et m'empêche complètement de me concentrer. Seule la musique arrive à me calmer.

Mon physique

Je suis plutôt hypersouple, à la limite de l'hyperlaxité.

☺ J'aime

- La musique, qui me calme.

☹ J'aime moins

- Toutes les formes d'excitations sensorielles (bruit, lumière…), qui aggravent mon agitation.

Me donner Tarentula hispanica va améliorer

- Mon agitation.
- Mon manque de concentration.

Comment et pourquoi donner Tarentula hispanica : voir p. 35.

TUBERCULINUM : PETITE NATURE

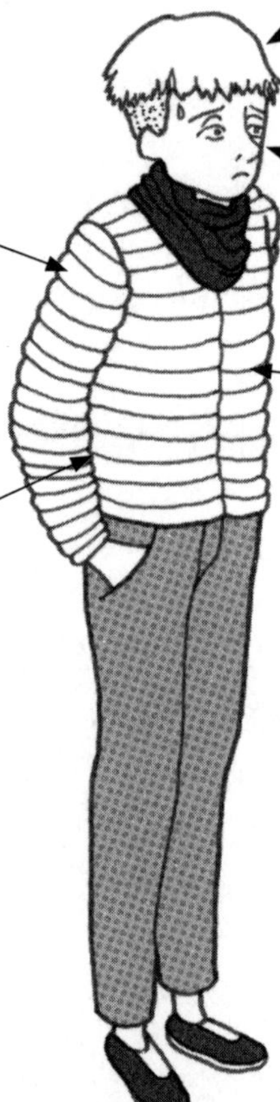

Ma personnalité

Bébé, je suis vif et gai, plutôt agité. Enfant, je reste turbulent et remuant, nerveux et émotif, pleurnichard. À l'adolescence, je suis plutôt irritable et mal dans ma peau. En effet, j'ai grandi vite tout en restant plutôt maigrichon et j'en suis complexé. On me dit intellectuellement précoce. Je suis plutôt bon élève mais comme je suis aussi très fatigable, j'ai parfois du mal dans mes apprentissages. Le surmenage intellectuel n'est jamais loin ! Sensible à l'art, la musique en particulier me réconforte.

Mon physique

Plutôt grand, je suis un éternel frileux, je me fatigue vite et transpire au moindre effort. Malgré un solide appétit, je reste maigre. Je suis fragile et j'enchaîne les infections ORL à répétition.

☺ J'aime

- Manger !
- L'air frais sur le visage.
- La chaleur en général.

☹ J'aime moins

- Le froid.
- La tombée de la nuit.
- L'orage.

Me donner Tuberculinum va améliorer

- Mes rhinos et otites à répétition.
- Mon immunité affaiblie.
- Ma fatigabilité.
- Ma croissance (soit trop rapide, soit ralentie).
- Mon hyperémotivité et ma tendance à la spasmophilie.

Comment et pourquoi donner Tuberculinum : voir p. 35.

CHAPITRE 4

LES 7 TROUSSES HOMÉOPATHIQUES DE BASE

Quels sont les remèdes indispensables à avoir toujours à la maison pour parer à toutes les urgences, les petits ou grands bobos des enfants ? Pour répondre à cette question et faciliter votre choix, nous vous avons préparé 7 grandes trousses homéopathiques, classées en fonction de l'âge et du type d'activités de votre enfant.

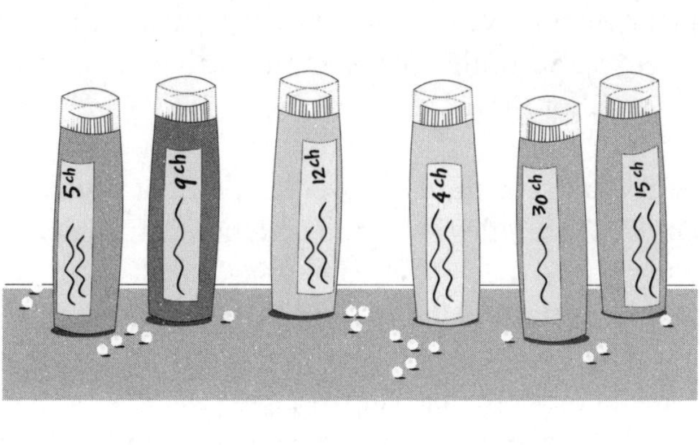

LA TROUSSE DU NOURRISSON

- **Aethusa cynapium 7 CH** : pour les rejets de lait, les vomissements et les diarrhées liées à une intolérance au lait.
  Posologie : 2 granules 3 fois par jour dilués dans le biberon jusqu'à amélioration.

- **Colocynthis** ou **Magnesia phosphorica 7 CH** : pour les coliques améliorées par la pression et les massages de l'abdomen.
  Posologie : 2 granules dilués dans le biberon au moment des douleurs.

- **Calcarea carbonica 7 CH** : pour les croûtes de lait.
  Posologie : 2 granules 3 fois par jour dilués dans le biberon jusqu'à amélioration.

- **Chamomilla 9 CH** : pour les poussées dentaires avec diarrhées et énervement.
  Posologie : 2 granules au moment des douleurs, dilués dans le biberon jusqu'à amélioration.

- **Medorrhinum 9 CH** : pour les irritations du siège ; l'enfant se couche instinctivement sur le ventre ou en chien de fusil.
  Posologie : 5 granules par semaine dilués dans le biberon jusqu'à amélioration.

- **Coffea 5 CH** : si l'enfant se réveille la nuit et veut jouer.
  Posologie : 2 granules le soir au coucher, 2 granules au réveil.

- **Stramonium (Datura) 9 CH** : en cas de réveils nocturnes chez un enfant agressif, qui crie la nuit, réclame une petite veilleuse alors que la lumière vive l'agresse.
  Posologie : 2 granules le soir au coucher, 2 granules en cas de réveil nocturne.

- **Arnica 9 CH** : pour les chocs et les bosses.
  Posologie : 2 granules au moment du traumatisme à répéter jusqu'à amélioration.

LA TROUSSE DE L'ENFANT

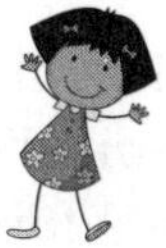

- **Antimonium crudum 9 CH** : pour les enfants gloutons et vomisseurs.
  Posologie : 2 granules 2 à 3 fois par jour jusqu'à amélioration.

- **Calcarea phosphorica 9 CH** : pour une croissance trop rapide.
  Posologie : 5 granules par semaine jusqu'à amélioration.

- **Calcarea carbonica 9 CH** : pour les enfants un peu lourds et mous.
  Posologie : 5 granules par semaine jusqu'à amélioration.

- **Silicea 9 CH** : pour l'enfant qui maigrit, qui a toujours froid, est sujet aux infections à répétition et qui transpire des pieds.
  Posologie : 2 granules 3 fois par jour jusqu'à amélioration.

- **Thuya 5 CH** : pour les suites de vaccination et après la prise d'antibiotiques.
  Posologie : 2 granules 2 fois par jour pendant 3 à 4 jours.

- **Arnica 9 CH** : pour les chocs et les bosses.
  Posologie : 2 granules au moment du traumatisme, à répéter jusqu'à amélioration.

- **Colocynthis 9 CH** : pour les indignations ou les stress qui donnent mal au ventre.
  Posologie : 2 granules 2 à 3 fois par jour jusqu'à amélioration.

- **Magnesia phosphorica 7 CH** : pour les maux de ventre améliorés par la pression, plié en deux.
  Posologie : 2 granules 2 à 3 fois par jour jusqu'à amélioration.

- **Pulsatilla 9 CH** : pour l'enfant qui a du mal à couper le cordon ombilical et qui a besoin d'être consolé.
  Posologie : 2 granules 1 fois par jour jusqu'à amélioration.

- **Staphysagria 9 CH** : pour les enfants timides qui somatisent facilement.
  Posologie : 2 granules par jour jusqu'à amélioration.

- **Stramonium 9 CH** : pour les cauchemars et les terreurs nocturnes.
  Posologie : 2 granules au coucher et 2 granules en cas de réveil nocturne.

- **Kalium phos 7 CH** : en cas de douleurs de croissance.
  Posologie : 2 granules tous les matins jusqu'à amélioration.

LA TROUSSE DE L'ADO

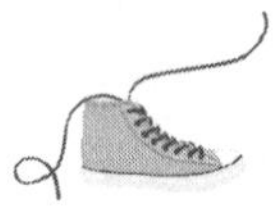

- **Natrum muriaticum 9 CH** : pour l'ado qui s'enferme dans sa chambre et ne s'exprime plus.
  Posologie : 2 granules 1 fois par jour jusqu'à amélioration.

- **Selenium 7 CH** : contre les boutons d'acné.
  Posologie : 2 granules 3 fois par jour jusqu'à amélioration.

- **Staphysagria 9 CH** : chez l'enfant complexé, mal dans sa peau, introverti et qui se sent écrasé par l'autorité de ses parents ou de ses professeurs.
  Posologie : 2 granules 3 fois par jour jusqu'à amélioration.

- **Mercurius solubilis 9 CH** : pour l'enfant querelleur, chef de bande, rebelle dans l'âme.
  Posologie : 2 granules le soir jusqu'à amélioration.

- **Platina 9 CH** : pour la jeune fille fière et hautaine, qui veut paraître plus âgée qu'elle n'est, se maquille, porte des talons hauts et des bijoux voyants.
  Posologie : 2 granules 1 fois par jour jusqu'à amélioration.

LA TROUSSE « SPÉCIALE ÉCOLE » (DE L'ÉCOLIER AU LYCÉEN)

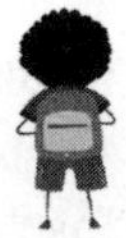

- **Anacardium orientalis 9 CH** : pour l'écolier qui compense sa fatigue intellectuelle par le grignotage.
  Posologie : 3 granules 2 à 3 fois par jour jusqu'à amélioration.

- **Argentum nitricum** : pour l'enfant précipité qui bâcle son travail scolaire.
  Posologie : 2 granules 1 fois par jour jusqu'à amélioration.

- **Kalium phosphoricum 9 CH** : pour la fatigue du 2e trimestre et les difficultés de concentration.
  Posologie : 3 granules 2 à 3 fois par jour jusqu'à amélioration.

- **Gelsemium 9 CH** : pour le trac avant les examens avec incapacité à réfléchir.
  Posologie : 3 granules 2 à 3 fois par jour jusqu'à amélioration.

- **Phosphoricum acidum 9 CH** : pour le surmenage intellectuel.
  Posologie : 2 granules 3 fois par jour jusqu'à amélioration.

- **Pulsatilla 9 CH** : pour le petit enfant timide qui ne veut pas quitter sa maman pour aller à l'école.
  Posologie : 2 granules le matin jusqu'à amélioration.

LA TROUSSE « SPÉCIALE HIVER »

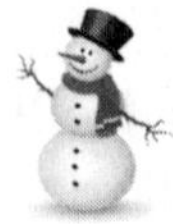

- **Thymuline 9 CH+ Echinacea 5 CH** : pour renforcer les défenses immunitaires et prévenir les infections hivernales.
  Posologie : 2 granules 3 fois par jour les mois d'hiver.

- **Pyrogenium 9 CH** : pour guérir les états infectieux (en traitement aigu).
  Posologie : 2 granules 3 fois par jour jusqu'à amélioration.

- **Aviaire 9 CH** : pour prévenir ou guérir les affections ORL à répétition (en traitement de fond).
  Posologie : 1 dose par semaine pendant 2 mois, et reprise s'il n'y a pas d'amélioration.

- **Silicea 9 CH** : pour des enfants immunodéprimés et déminéralisés.
  Posologie : 2 granules 3 fois par jour jusqu'à amélioration.

- **Belladonna 9 CH** : contre la fièvre avec transpiration et soif, et les angines rouges.
  Posologie : 2 granules 3 fois par jour jusqu'à amélioration.

- **Aconit 9 CH** : pour les fortes fièvres sans transpiration après coup de froid sec.
  Posologie : 2 granules 3 fois par jour jusqu'à amélioration. Arrêtez dès que le sujet transpire.

- **Ferrum phosphoricum 9 CH** : pour les températures oscillantes, avec anémie.
  Posologie : 2 granules 3 fois par jour jusqu'à amélioration.

LA TROUSSE DE L'ÉTÉ ET DU VOYAGE

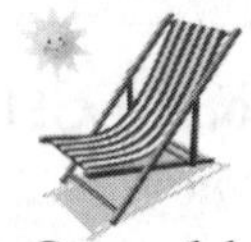

- **Belladonna 5 CH** : en cas de coups de soleil. Quand la peau est chaude, douloureuse, rouge.
  Posologie : 2 granules 3 fois par jour jusqu'à amélioration.

- **Aconit 5 CH** (avec forte température et agitation sans transpiration) ou **Gelsemium 5 CH** (avec forte température sans soif et abattement) : en cas d'insolation.
  Posologie : 2 granules 3 fois par jour jusqu'à amélioration.

- **Apis mellifica 5 CH** : en cas de piqûre d'insecte avec œdème.
  Posologie : 2 granules 3 fois par jour jusqu'à amélioration.

- **Cocculus indicus 5 CH** : pour le mal des transports amélioré par l'air confiné et le repos.
  Posologie : 3 granules 2 à 3 fois par jour jusqu'à amélioration.

- **Tabacum 5 CH** : pour le mal des transports amélioré par l'air frais.
  Posologie : 3 granules 2 à 3 fois par jour jusqu'à amélioration.

- **Petroleum 5 CH** : pour le mal des transports aggravé par l'odeur de l'essence mais amélioré en mangeant.
  Posologie : 3 granules 2 à 3 fois par jour jusqu'à amélioration.

- **Arsenicum album 7 CH** : pour la gastro-entérite du voyageur (turista).
  Posologie : 2 granules 3 fois par jour jusqu'à amélioration (si le sujet est très faible, a des sueurs froides à la limite de la perte de connaissance, préférez **Veratrum album 7 CH**, même posologie).

- **Coca 5 CH** : contre le mal des montagnes.
  Posologie : 3 granules 2 à 3 fois par jour jusqu'à amélioration.

- **Ignatia 7 CH** : contre la peur de l'avion.
  Posologie : 2 granules avant de partir.

LA TROUSSE DU PETIT SPORTIF

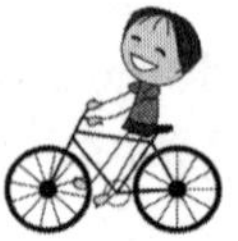

- **Arnica 9 CH** : dans tous les cas de traumatismes ou courbatures musculaires.
  Posologie : 2 granules 3 fois par jour jusqu'à amélioration.

- **Bryonia 5 CH** : pour les douleurs articulaires soulagées par l'immobilisation ou par la pression du membre ou du côté douloureux.
  Posologie : 2 granules 2 à 3 fois par jour jusqu'à amélioration.

- **Rhus toxicodendron 5 CH** : pour les douleurs soulagées par le mouvement et aggravées par l'humidité froide.
  Posologie : 2 granules 2 à 3 fois par jour jusqu'à amélioration.

- **Ruta graveolens 5 CH+ Calcarea fluorica 9 CH** : pour les tendinites.
  Posologie : 2 granules 2 à 3 fois par jour jusqu'à amélioration.

- **Cuprum 5 CH** : contre les crampes.
  Posologie : 2 granules 2 à 3 fois par jour jusqu'à amélioration.

- **Arnica 9 CH + Lacticum acidum 5 CH** : contre les courbatures.
  Posologie : 2 granules 2 à 3 fois par jour jusqu'à amélioration.

- **China 7 CH** : en cas de fatigue sportive suite à une forte et longue transpiration.
  Posologie : 2 granules 3 fois par jour jusqu'à amélioration.

- **Symphytum 9 CH** : en cas de fracture, pour accélérer l'ossification.
  Posologie : 2 granules 3 fois par jour jusqu'à amélioration.

CHAPITRE 5
EN BONNE SANTÉ AVEC L'HOMÉO

Voici l'abécédaire des principales pathologies des enfants ainsi que les médicaments homéopathiques qui permettent de les soigner. Rappelez-vous : ces derniers varient selon les symptômes exprimés par le petit patient et selon son comportement face à la maladie. D'où la variété de remèdes indiqués, afin de pouvoir avoir une approche la plus personnalisée et précise possible.

A

ABCÈS CUTANÉ

Il s'agit d'une accumulation de pus bien limitée, sous la peau (au niveau d'un doigt, autour d'un follicule pileux…).

LES SYMPTÔMES

- Douleur, rougeur et chaleur locales accompagnées d'un gonflement de la peau à l'endroit où le pus s'accumule.

Soigner au plus vite

DANS TOUS LES CAS

- Appliquez localement une crème au Calendula. Vous pouvez aussi réaliser un bain local en mettant dans l'eau du **Calendula TM** ou de l'**Echinacea TM**.
  Posologie : 1 cuillère à café pour un bol d'eau.

AJOUTEZ

- **Belladonna 5 CH** si l'abcès est rouge et très chaud, douloureux et sensible au toucher.
- **Tarentula cubensis 5 CH** associé à **Pyrogenium 9 CH** si l'abcès est entouré d'une zone violette, douloureuse et que l'enfant a de la fièvre (en attendant de consulter ou en association avec une antibiothérapie).
- **Myristica 5 CH** si l'abcès est prêt à percer. Arrêtez dès que l'abcès perce et coule. Myristica est appelé « bistouri homéopathique ».
- **Hepar sulfur 5 CH + Pyrogenium 9 CH** si l'abcès commence à couler, pour activer la suppuration.
- **Hepar sulfur 9 CH** puis **Hepar sulfur 15 CH** si le pus est sorti, pour réguler puis arrêter la suppuration.
- **Staphysagria 5 CH** si l'abcès a été ouvert avec un bistouri.
- **Hypericum perforatum 5 CH** si l'abcès a été ouvert avec un objet pointu.

Posologie : 2 granules 3 fois par jour jusqu'à amélioration des symptômes.

EN PRÉVENTION

- **Silicea 5 CH** associé à **Pyrogenium 9 CH** si votre enfant a tendance à faire souvent des abcès.
  Posologie : 2 granules 3 fois par jour jusqu'à amélioration des symptômes.

MES CONSEILS EN +

- Ne négligez pas la désinfection soigneuse des petites plaies. Elles peuvent s'infecter et se transformer en abcès.
- Répétez inlassablement à votre enfant de se laver les mains et de ne pas tripoter ses « bobos » avec ses doigts.
- Coupez les ongles des mains et des pieds après le bain, quand ils sont ramollis et ne les coupez pas trop court pour éviter tout risque de blessure qui pourrait dégénérer en panaris.

A B C D E F G H I J K L M N O P Q R S T U V W X Y Z

ACÉTONE (CRISE)

La crise d'acétone, également appelée acétonémie ou vomissements cycliques, se produit généralement chez l'enfant de 3 à 10 ans. Elle est la plupart du temps bénigne mais peut aussi être révélatrice d'une maladie sous-jacente.

LES SYMPTÔMES

- Vomissements avec élimination de corps cétoniques (à odeur caractéristique d'acétone).
- Ce phénomène renforce les nausées et l'envie de vomir.
- La crise d'acétone peut également déclencher une migraine.

SOULAGER AU PLUS VITE

DANS TOUS LES CAS

Acetone 5 CH.

Posologie : 2 granules 3 fois par jour jusqu'à amélioration.

AJOUTEZ

- **Arsenicum album 7 CH** si l'enfant réclame souvent de petites quantités d'eau, car les grosses quantités aggravent ses vomissements. La crise d'acétone s'accompagne de diarrhées. L'enfant est agité, anxieux, fatigué, frileux et souvent réveillé vers 1 heure du matin.
- **Senna 5 CH** en cas de vomissements avec odeur acétonique, chez un enfant qui manque d'appétit, a soif, présente souvent des douleurs au niveau du foie. Il est pâle et fatigué.
- **Rheum 5 CH** chez un enfant pâle qui vomit, a des sueurs froides et une diarrhée acide. Il peut déclencher sa crise après avoir mangé un fruit pas mûr.
- **Cuprum arsenicosum 5 CH** chez un enfant qui a des diarrhées et des crampes abdominales, avec anxiété et agitation.

Posologie : 2 granules toutes les heures, à espacer selon amélioration.

EN PRÉVENTION

- **Lycopodium 9 CH** chez un enfant prédisposé aux crises d'acétone, avec des douleurs hépatiques côté droit, une tendance aux migraines, une peau flétrie et jaunâtre.
Posologie : 1 dose 1 fois par semaine.

MES CONSEILS EN +

- Consultez car les crises d'acétone peuvent être un premier signe de diabète juvénile.
- Limitez les protéines et faites faire une diète hydrique à l'enfant (jus de légumes et de fruits, surtout d'orange), pendant 2 à 3 jours.

ACNÉ DE L'ADOLESCENT

Peu d'ados échappent à cette maladie de peau liée aux changements hormonaux de la puberté.

Les symptômes

- Une hypersécrétion de sébum qui bouche les pores de la peau et favorise la prolifération d'une bactérie (*Propionibacterium acnes*).
- Cela provoque une inflammation locale avec l'apparition de points blancs et de comédons (points noirs).

Soigner au plus vite

- **Kalium bromatum 5 CH** en cas d'acné rebelle qui suppure et peut laisser des cicatrices, sur le visage et le haut du dos.
- **Sulfur 5 CH** en cas d'acné et peau malsaine (points noirs) aggravées par la chaleur et par l'eau, chez un jeune qui transpire facilement. Associé à **Pyrogenium 9 CH** pour stimuler les défenses de l'organisme.
- **Hepar sulfuricum 5 CH** si l'acné suppure, pour accélérer la suppuration. Associé à **Pyrogenium 9 CH** pour stimuler les défenses immunitaires.
- **Selenium 5 CH** en cas de microkystes et comédons, chez un ado fatigué (qui peut exceptionnellement présenter une pelade).
- **Thuya 5 CH** en cas de petites boules indurées, qui ne suppurent pas.

Posologie : 2 granules 3 fois par jour jusqu'à amélioration.

CHEZ LA JEUNE FILLE

- **Folliculinum 15 CH** si la jeune fille présente une hyperfolliculinémie (dosée par une analyse biologique).
  Posologie : 1 dose le 14e jour du cycle.

+

- **Histaminum 15 CH**.
  Posologie : 1 dose le 15e jour du cycle.

MES CONSEILS EN +

- Ne triturez pas vos boutons d'acné, cela aggrave le problème.
- Tamponnez-les avec du **Calendula TM** ou **Echinacea TM** qui agiront comme un antiseptique local.

ADDICTION AUX ÉCRANS

Le temps passé par les enfants (et les adultes) devant les écrans d'ordinateurs et la télé ne cesse d'augmenter. Certains sont même de véritables petits « accros ».

LES SYMPTÔMES

- Un temps excessif passé devant les écrans par rapport au temps consacré aux autres activités de l'enfant (jeux en extérieur, temps passé avec des amis, activités sportives ou artistiques, etc).
- Cette addiction peut se traduire par des troubles psychiques (repli sur soi...) ou physiques (amaigrissement, prise de poid, troubles du sommeil...).
- On parle de consommation addictive au-delà de 2 à 3 heures d'écran par jour.
- Concerne surtout les adolescents.

Soigner au plus vite

- **Natrum muriaticum 9 CH** si les jeux vidéo sont une façon pour l'enfant de s'isoler par rapport au monde extérieur.
- **Pulsatilla 9 CH** si l'enfant recherche à travers les jeux vidéo une compagnie qu'il ne trouve pas ailleurs. Il joue par peur de rester seul.
- **Argentum nitricum 9 CH** si l'enfant se disperse à travers différents jeux ou programmes télé. Il commence tout et ne finit rien au point d'en développer des vertiges. C'est l'enfant « zappeur ».
- **Coffea 9 CH** si l'enfant se lève la nuit pour jouer.

Posologie : 2 granules 3 fois par jour jusqu'à amélioration.

Mes conseils en +

- Respectez le sommeil de l'enfant, ne laissez pas d'ordinateur dans sa chambre, ne le laissez pas dormir près de son smartphone ou sa tablette.

AGITATION

On dit les enfants d'aujourd'hui plus agités que ceux des générations passées… Ils sont certes moins disciplinés en classe qu'autrefois et plus difficiles à gérer à la maison, hyperstimulés par la télévision, les jeux vidéo, les surfs sur Internet et le manque de sommeil… Les temps changent et l'on voit de plus en plus d'enfants diagnostiqués hyperactifs et soignés par des psychostimulants. Avant d'en arriver là, une prise en charge homéopathique peut diminuer l'agitation.

Soulager au plus vite

- **Coffea 9 CH** si l'enfant est agité, joyeux et ne trouve pas le sommeil le soir par hyperexcitation. En classe, il a tendance à faire le pitre, à s'amuser plutôt qu'à étudier. Cependant il présente une hyperactivité cérébrale. C'est un infatigable.
- **Arsenicum album 9 CH** chez un enfant agité mais fatigué. Il est anxieux et a un sommeil de mauvaise qualité avec des réveils entre 1 heure et 3 heures du matin.
- **Argentum nitricum 9 CH** chez un enfant qui « démarre » au quart de tour, très nerveux. Il est prêt à sortir de classe 10 minutes avant la sonnerie de la récréation. Il anticipe tout mais a du mal à terminer ce qu'il commence. Il est étourdi et donne le vertige à son entourage par sa rapidité.
- **Tarentula hispanica 9 CH** chez un enfant « touche-à-tout » qui ne tient pas en place. Avec lui, ça « déménage ». Il ne sait pas quoi faire de ses mains ni de ses jambes. C'est un agité perpétuel, un hyperactif physique.
- **Mercurius solubilis 9 CH** chez un enfant qui alterne excitation et dépression. Son agitation est aggravée la nuit. C'est le chef de bande quand il est excité. Il fait du mal aux autres et peut même se faire du mal à lui-même (automutilation). Dans sa phase asthénique, il tremble, il perd la mémoire, surtout celle des chiffres.
- **Iodum 9 CH** si l'enfant est hyperthyroïdien, très maigre malgré un gros appétit. Il a toujours trop chaud.
- **Medorrhinum 9 CH** chez un enfant pour qui le temps passe trop vite, abattu dans la journée et éveillé le soir. Il est amélioré au bord de la mer et fait souvent des pathologies infectieuses récidivantes.
- **Luesinum 9 CH** chez l'hyperactif pour qui rien n'est assez propre car il a la phobie des microbes. Il est aggravé la nuit et amélioré à la montagne.
- **Rhus toxicodendron 9 CH** chez un enfant qui a besoin d'être en mouvement pour se calmer. Le repos de la pleine nuit aggrave son état, il se réveille avec le besoin de bouger.

Posologie : 2 granules 3 fois par jour jusqu'à amélioration.

MES CONSEILS EN +

- Essayez de canaliser les excès d'agitation de votre enfant en lui faisant pratiquer un sport d'endurance (course de fond, natation, aviron, vélo de route...).
- Limitez le temps passé devant les écrans et respectez son sommeil : un enfant doit dormir au moins 8 à 9 heures par nuit en se couchant à des heures régulières, y compris le week-end.

AGRESSIVITÉ

Les causes et les manifestations de l'agressivité sont nombreuses : l'enfant peut être hyperactif, intolérant à la douleur, au bruit, avoir du mal à supporter les frustrations, les ordres. Il peut être agressif vis-à-vis de ses camarades, de ses enseignants, de ses parents. À chaque forme d'agressivité, sa solution homéo.

SOIGNER AU PLUS VITE

- **Theridion 9 CH** si l'enfant ne supporte pas le bruit jusqu'à en devenir agressif envers ceux qui le produisent.
- **Chamomilla 9 CH** si le bébé devient agressif et capricieux lors d'une poussée dentaire. Il est intolérant à la douleur. Seul le bercement arrive à le calmer.
- **Stramonium 9 CH** si l'enfant ne supporte pas l'obscurité qui le rend agressif. Il peut en devenir mordeur. Il hurle la nuit. Seule une petite veilleuse peut le calmer.
- **Mercurius solubilis 9 CH** si l'enfant se comporte en « chef de bande » et est agressif et violent envers ses enseignants, ses camarades et lui-même. Il en arrive même à s'automutiler (scarification). Il est aggravé surtout la nuit. Petit, c'est un enfant mordeur.

- **Hepar sulfur 9 CH** si l'enfant est très sensible au contact. Le simple effleurement le rend agressif. Il a une tendance destructive, pyromane.
- **Lycopodium 9 CH** chez un enfant qui ne supporte pas qu'on lui donne des ordres. Il pique des crises de colère, mais son agressivité est ponctuelle.
- **Platina 9 CH** chez une adolescente qui se juge supérieure aux autres, veut les dominer et maltraite verbalement son entourage. Elle a tendance à se maquiller outrancièrement, à s'habiller de façon voyante et à porter des hauts talons.
- **Anacardium orientalis 9 CH** chez un enfant agressif dès qu'il a faim. Manger le calme.

Posologie : 2 granules 3 fois par jour jusqu'à amélioration. Rajoutez 2 granules au coucher ou le matin si l'enfant est plus agité le soir ou au réveil.

Voir aussi Colère (p. 130).

MES CONSEILS EN +

- Canalisez l'agressivité de votre enfant en lui faisant pratiquer des sports brusques (tennis, judo, VTT, boxe, rugby, GRS…).

ALLERGIES

L'allergie est une réponse anormale du système immunitaire face à des substances a priori inoffensives (pollens, poils de chat, moisissures, fraises, crustacées, arachides, œufs, iode, acariens, peinture, métal, latex…).

Les symptômes

- ORL : éternuements, larmoiements, nez qui coule, nez bouché…
- Respiratoires : toux, asthme.
- Cutanés : démangeaisons, œdème, rougeurs.
- Généraux : fatigue, troubles du sommeil, de la concentration.

ALLERGIES ORL

DANS TOUS LES CAS

- **Histaminum 5 CH**.
  Posologie : 2 granules 3 fois par jour ou plus en cas de crise aiguë.

AJOUTEZ

- **Euphrasia 5 CH** si les yeux coulent et sont irrités.
- **Sabadilla 5 CH** si l'allergie provoque des éternuements en salve.
- **Allium cepa 5 CH** si le nez coule et les ailes du nez sont irritées.
- **Naphtalinum 5 CH** si les yeux et le nez sont irrités.
- **Nux vomica 5 CH** si le nez coule dans la journée mais est bouché la nuit.
- **Pulsatilla 5 CH** si le nez coule sans irritation.
- **Sambucus nigra 5 CH** si le nez est bouché matin et soir.

Posologie : 2 granules 3 fois par jour ou plus en cas de crise aiguë.

ALLERGIES RESPIRATOIRES

- **Poumon histamine 9 CH** si l'allergie provoque de la toux et parfois des crises d'asthme.
  Posologie : 1 dose par jour à associer à un remède approprié contre la toux (voir p. 277).
- **Ethyl sulfur dichloratum 5 CH + Poumon histamine 5 CH** en cas de crise d'asthme aiguë.
  Posologie : 2 granules 3 à 4 fois par jour (tous les quarts d'heure au moment de la crise).

AJOUTEZ

- **Antimonium tartaricum 5 CH** si les bronches sont encrassées avec des difficultés à expectorer. Les expectorations soulagent.
- **Apis mellifica 7 CH** en cas d'œdème des voies respiratoires.
- **Arsenicum album 5 CH** si la crise d'asthme intervient entre 1 heure et 3 heures du matin et s'accompagne d'une sensation de froid et d'anxiété, l'enfant a besoin d'air frais sur le visage.
- **Argentum nitricum 9 CH** si la crise d'asthme provoque une agitation inhabituelle (préférez **Argentum nitricum 15 CH** si l'agitation s'accompagne de troubles psychiques).
- **Blatta orientalis 5 CH** si l'asthme est provoqué par une allergie à la poussière ou aux acariens.

Posologie : 2 granules du ou des médicaments 3 fois par jour jusqu'à amélioration.

Voir aussi Asthme (p. 105).

ALLERGIES CUTANÉES

- **Belladonna 5 CH** s'il s'agit d'une allergie au soleil, la peau est rouge, chaude et douloureuse. Si elle est très douloureuse, ajoutez **Muriaticum acidum 5 CH**.
- **Apis mellifica 5 CH** s'il s'agit d'une allergie au soleil qui provoque un œdème rosé (comme de petites piqûres d'insecte) soulagé par le froid ou l'application de glace.
- **Cantharis 5 CH** s'il s'agit d'une allergie au soleil qui provoque de grosses cloques.
- **Histaminum 5 CH + Isothérapique de la substance allergène 5 CH** puis **7 CH** s'il s'agit d'une allergie de contact (colorant, maquillage, métal…).
- **Urtica urens 5 CH** s'il s'agit de petites vésicules démangeant beaucoup ou d'une crise d'urticaire aggravée au contact de l'eau froide.

Posologie : 2 granules 3 fois par jour du ou des médicaments jusqu'à amélioration.

Voir aussi Urticaire (p. 280).

ALLERGIE ALIMENTAIRE

On utilise les mêmes médicaments que précédemment selon la symptomatologie, sachant que les allergènes alimentaires peuvent être désormais déterminés par une seule prise de sang dans un laboratoire spécialisé.

MES CONSEILS EN +

- Pour limiter les crises de rhume des foins, surveillez les calendriers polliniques et évitez les sorties au moment où les pollens sont les plus actifs. Faites la chasse aux acariens et à la poussière dans toute la maison.
- D'une façon générale, évitez le plus possible tout contact avec les allergènes en cause (poils de chat, aliments allergisants…) et les médicaments qui ont pu provoquer une réaction allergique (aspirine, certains antibiotiques, dérivés iodés…).
- Enfin, consultez si les choses dégénèrent : crise d'asthme, difficultés respiratoires…

TRAITEMENT DE FOND

La grande force de l'homéopathie consiste à pouvoir traiter le terrain afin de le rendre peu à peu moins réactif aux allergènes environnants. Pour cela, on utilise l'isothérapie, c'est-à-dire la fabrication de remèdes homéopathiques à partir d'une dilution de la substance qui déclenche les réactions allergiques. Par exemple une dilution des poils de votre chat, une dilution de la poussière ou des moisissures de votre maison de campagne, une dilution du pollen en cause, etc. Il vous suffit d'apporter un échantillon de la substance à votre pharmacien. Il le transmettra au laboratoire qui fera préparer vos granules sur mesure.

→

Vous donnez ensuite à votre enfant son remède isothérapique selon le schéma thérapeutique suivant :
Semaine 1 : 5 CH
Semaine 2 : 7 CH
Semaine 3 : 9 CH
Posologie : 2 granules 3 fois par jour
Semaine 4 : 15 CH
Posologie : 1 dose

AMAIGRISSEMENT

Voir Poids (p. 239).

AMPOULE

Les frottements prolongés causent souvent des ampoules et la peau fragile du bébé et du jeune enfant y est très sensible.

SOIGNER AU PLUS VITE

DANS TOUS LES CAS

- **Arnica 9 CH + Paeonia 5 CH** contre le traumatisme cutané lié au frottement.
  Posologie : 2 granules de chaque 3 fois par jour jusqu'à amélioration.

AJOUTEZ

- **Apis mellifica 5 CH** si l'ampoule est brûlante, gonflée et améliorée par le frais. Le membre sur lequel se développe l'ampoule peut lui-même gonfler.

Cantharis 5 CH en cas de très grosse cloque brûlante sans gonflement environnant.

Posologie : 2 granules 3 fois par jour jusqu'à amélioration.

MES CONSEILS EN +

- En prévention, appliquez du talc ou de l'argile en poudre, ou isolez par un pansement, une compresse l'endroit qui risque d'être irrité.
- Percez l'ampoule avec une aiguille stérile puis appliquez un antiseptique et protégez avec une compresse stérile.

ANÉMIE

L'anémie est causée par un manque de fer ou de globules rouges. Elle peut être le résultat d'un saignement prolongé ou d'une maladie infectieuse ou virale.

LES SYMPTÔMES

- Pâleur du visage et des muqueuses (intérieur des paupières et de la bouche).
- Asthénie.
- Frilosité.

SOIGNER AU PLUS VITE

Ferrum phosphoricum 5 CH chez l'enfant longiligne qui a grandi trop vite et se fatigue facilement. Permet de mieux mobiliser puis fixer le fer alimentaire.

Natrum muriaticum 5 CH après une maladie éruptive, avec fatigue.

A B C D E F G H I J K L M N O P Q R S T U V W X Y Z

- **China rubra 5 CH** après une hémorragie ou en cas de règles très abondantes chez la jeune fille, avec fatigue longuement persistante.
- **Arsenicum album 5 CH** chez l'enfant fatigué, agité, anxieux, frileux.
- **Phosphorus 9 CH** chez l'enfant qui a saigné ou qui continue à saigner, qui a une hépatite virale ou lorsque le rein fonctionne moins bien.
- **Chininum arsenicosum 5 CH** en cas de forte anémie associée à une grande anxiété.
- **Plumbum metallicum 5 CH** ou **Arsenicum album 5 CH** en cas d'anémie liée à une intoxication au plomb (saturnisme).
- **Mercurius solubilis 7 CH + China rubra 5 CH** en cas d'anémie provoquée par une intoxication par le mercure (hydrargyrisme).
- **Radium bromatum 5 CH** en cas d'anémie provoquée par les rayonnements.
- **Cina 5 CH** en cas d'anémie provoquée par des parasites intestinaux.

Posologie : 2 granules 3 fois par jour jusqu'à amélioration.

MES CONSEILS EN +

- Consultez en cas d'anémie importante qui nécessitera peut-être une supplémentation en fer et en vitamine B12, voire une transfusion.
- Donnez à votre enfant des aliments riches en fer (persil, foie, viande rouge…). Associez-y des aliments riches en vitamine C (fruits et légumes) qui améliorent l'absorption du fer alimentaire.

ANGINE

La plupart des angines sont d'origine virale et sans gravité, même si elles peuvent être très douloureuses. En observant bien le fond de la gorge de votre enfant, vous pourrez voir s'il s'agit d'une angine blanche ou d'une angine rouge, ce qui orientera votre choix de médicaments homéopathiques. Attention, certaines angines atypiques peuvent être dangereuses (angine à streptocoque hémolytique, mononucléose infectieuse...) : un bon diagnostic est souvent nécessaire pour éviter les problèmes par la suite.

Les symptômes

- L'enfant a mal à la gorge et des difficultés à déglutir.
- Les douleurs s'accompagnent généralement de fièvre.
- Les ganglions à l'arrière de la mâchoire sont douloureux au toucher.
- L'angine blanche se caractérise par la présence d'un enduit blanchâtre sur les amygdales. Elle n'est pas plus grave que l'angine rouge.

Soigner au plus vite

Le 1er réflexe

- **Phytolacca TM + Calendula TM**
  Posologie : 10 gouttes de chaque dans un verre d'eau en gargarismes 2 à 3 fois par jour à partir de 5 ans.

Angine rouge

- **Belladonna 5 CH** si la gorge est rouge avec des difficultés à avaler et une température élevée.
- **Belladonna 9 CH** si en plus des symptômes ci-dessus, la gorge et la bouche sont sèches, avec difficulté à saliver, une grande soif, des pupilles dilatées. L'enfant supporte mal la lumière et transpire.
- **Phytolacca 5 CH** si les amygdales sont rouges avec des traînées vermillon.

- **Dulcamara 5 CH** si l'angine s'est déclarée après une exposition au froid humide.
- **Apis mellifica 9 CH** s'il y a un léger œdème au niveau des amygdales, avec des difficultés à avaler mais une absence de soif. L'application de froid soulage.
- **Lachesis 5 CH** en cas de difficulté à avaler, aggravée si quelque chose serre la gorge, avec de petites taches rouges à l'intérieur de la bouche.

Posologie : 2 granules 3 fois par jour jusqu'à amélioration des symptômes

ANGINE BLANCHE

- **Mercurius solubilis 9 CH** si l'enfant salive beaucoup, sa langue est blanche avec mauvaise haleine et frissons.
- **Mercurius proto-iodatus 5 CH** si l'angine se situe à droite.
- **Mercurius bi-iodatus 5 CH** si l'angine se situe à gauche.
- **Mercurius corrosivus 5 CH** s'il y a de petites ulcérations dans la gorge.

Posologie : 2 granules 3 fois par jour jusqu'à amélioration des symptômes.

MES CONSEILS EN +

- La plupart des angines étant d'origine virale, elles guérissent spontanément. Les antibiotiques ne seront d'aucune utilité.
- En cas de doute, consultez. Le médecin peut réaliser un test rapide qui permet de déterminer s'il s'agit d'une angine virale ou bactérienne. Même si un traitement antibiotique devait se révéler nécessaire, vous pouvez l'accompagner des traitements cités plus haut.
- Donnez beaucoup d'eau à votre enfant. Plus sa gorge sera hydratée, moins les douleurs seront vives.

ANOREXIE/BOULIMIE

Les modifications corporelles de la puberté ne sont pas toujours bien vécues. Certains enfants, souvent des jeunes filles entre 13 et 18 ans, peuvent alors développer des troubles du comportement alimentaire en se réfugiant dans la nourriture et en mangeant de façon excessive. Se voyant grossir, elles se font vomir et tombent alors dans le cercle vicieux de l'anorexie/boulimie. D'autres, au contraire, se privent délibérément de nourriture et préservent ainsi un corps le moins sexué possible. L'anorexie et la boulimie nécessitent dans tous les cas un suivi médical spécialisé. L'homéopathie fait partie des thérapeutiques qui aident la jeune fille à franchir ce cap délicat.

Soulager au plus vite

- **Ignatia 9 CH** chez une jeune fille qui a un comportement paradoxal : elle mange trop dans le but de grossir mais se fait ensuite vomir pour éviter la prise de poids.
- **Sepia 9 CH** chez une jeune fille triste et abattue qui paraît indifférente à ce qui l'entoure. Elle a l'impression d'avoir un poids sur l'estomac et éprouve des nausées dès le matin. Elle recherche la solitude qui pourtant la déprime. Elle aime les sports rapides (tennis, squash…) qui lui procurent d'intenses sensations corporelles.
- **Natrum muriaticum 9 CH** chez une jeune fille qui a l'impression d'être grosse car elle a tendance à développer une culotte de cheval. Pourtant, elle est de corpulence normale, voire maigre. Elle se renferme sur elle-même et cette solitude la réconforte ou la déprime.
- **Anacardium orientalis 9 CH** chez une jeune fille qui a tendance à manger toute la journée pour calmer son agressivité. Mais de peur de grossir, elle se fait vomir.

Posologie : 2 granules 3 fois par jour jusqu'à amélioration.

Voir aussi Appétit (excès et manque d') (p. 102).

MES CONSEILS EN +

- Restez attentif aux modifications du comportement alimentaire de votre enfant. Si vous remarquez des changements importants, demandez conseil à votre médecin. Plus le problème est pris en charge tôt, plus il sera aisé à soigner.

ANXIÉTÉ

L'anxiété peut être le point de départ de retard scolaire, d'isolement dans la cour de récréation, de mal-être et de troubles psychosomatiques. Elle peut être liée à un manque de communication, une forme de timidité ou un complexe d'infériorité. Une mauvaise vue ou une mauvaise audition peuvent renforcer le phénomène, chez un enfant qui se replie de plus en plus dans sa coquille. L'homéopathie va peut-être permettre d'éviter chez ces jeunes l'utilisation précoce de calmants qui risquent de l'emprisonner très tôt dans un carcan chimique.

LES SYMPTÔMES

- Repli sur soi ou, au contraire, excitation.
- Inattention.
- Tics nerveux.
- Troubles du sommeil.
- Idées fixes.
- Sueurs froides, tremblements.

SOULAGER AU PLUS VITE

- **Gelsemium 9 CH** chez un enfant inhibé, dont l'anxiété est exacerbée au moment d'une épreuve scolaire ou d'un examen. Il a des trous de mémoire et perd ses moyens intellectuels.

- **Argentum nitricum 9 CH** chez un enfant précipité, dont l'anxiété se manifeste par de la dispersion et la peur de ne pas arriver à terminer son travail à temps. Il est agité en classe, ne se concentre pas, les idées se bousculent dans son esprit de façon désordonnée.
- **Natrum muriaticum 9 CH** chez un enfant anxieux et introverti. Il ne s'exprime pas et intériorise ses émotions et ses pensées. Il ne lève pas le doigt pour répondre en classe, même s'il connaît la réponse. À la maison, il s'enferme dans sa chambre et ne veut pas qu'on le dérange. Il s'isole par rapport au monde extérieur. Attention, ces enfants peuvent être victimes de harcèlement scolaire.
- **Pulsatilla 9 CH** chez un enfant timide, recherchant toujours un appui intellectuel et affectif auprès d'une personne qui a sa confiance. Pour se réconforter, il se réfugie auprès de son doudou ou suce sa tétine.
- **Arnica 15 CH** si l'anxiété est déclenchée suite à un traumatisme physique (accident de voiture…) ou psychique (maladie, deuil, divorce…). L'enfant n'est pas bien dans sa peau, il dort mal et rumine.
- **Staphysagria 15 CH** chez un enfant qui refoule son désaccord face à un instituteur ou des parents autoritaires. L'incapacité à s'exprimer peut déclencher chez lui une anxiété débordante associée parfois à des troubles psychosomatiques (douleurs abdominales, éruptions cutanées, crise d'asthme…). S'il pouvait se confier, il améliorerait son état. Lui donner Staphysagria le fera peut-être sortir de sa coquille.
- **Silicea 9 CH** chez un enfant qui manque de confiance en lui alors qu'il est intelligent et réussit bien en classe. Son anxiété est souvent aggravée à la pleine lune et en présence d'oxyures. Il suce son pouce, se ronge les ongles. Il peut avoir des maux de tête déclenchés par son anxiété. C'est un sujet souvent frileux.
- **Phosphorus 9 CH** chez un enfant qui s'emballe et s'enflamme pour un sujet. Pourtant, sa fatigabilité diminue son élan et l'empêche de faire aboutir ses projets, ce qui le rend anxieux.

- **Kalium phosphoricum 9 CH** chez un enfant fatigué par l'effort intellectuel, surtout à partir du 2e trimestre. Cette fatigabilité le rend anxieux, car il est soucieux d'avoir de bons résultats scolaires.
- **Colocynthis 9 CH** si l'anxiété est provoquée par de l'indignation et se manifeste par des spasmes abdominaux améliorés en position pliée en deux et par la pression.

Posologie : 2 granules 3 fois par jour en cas d'anxiété ponctuelle.

En cas d'anxiété chronique, consultez votre médecin homéopathe, qui donnera le traitement de fond, généralement à une plus haute dilution.

Mes conseils en +

- Ne laissez pas votre enfant dans l'ombre, faites-le s'exprimer (surtout si harcèlement et risque de suicide) par des cours de diction, d'orthophonie ou par une pratique sportive.
- Orientez-le vers un sport adapté à sa personnalité ou à son comportement : judo s'il est trop timide, natation s'il est fatigable ou en pleine poussée de croissance, gymnastique ou danse s'il a besoin de s'exprimer corporellement, sports collectifs s'il recherche l'esprit d'équipe…

APHONIE

Voir Enrouement (p. 173).

APHTES

Les enfants ne sont pas épargnés par ces petites ulcérations à l'intérieur de la bouche qui occasionnent de vives douleurs, même si elles sont sans gravité. L'inconfort est parfois tel qu'il conduit à un refus de s'alimenter. Il faut le soulager le plus rapidement.

Les symptômes

- Petites vésicules transparentes ou blanchâtres situées dans la bouche, sur la langue et à l'intérieur des joues.
- Elles peuvent apparaître seules ou par deux ou trois.

Soigner au plus vite

DANS TOUS LES CAS

- **Phytolacca TM** ou **Calendula TM** pour soulager immédiatement la douleur.
  Posologie : 10 gouttes de l'un ou de l'autre dans un verre d'eau pour réaliser des bains de bouche 2 à 3 fois par jour dès l'âge de 5 ans.

\+

- **Borax 5 CH** contre tout type d'aphte.
  Posologie : 2 granules 6 à 8 fois par jour au début puis 3 fois par jour quand la douleur diminue.

AJOUTEZ

- **Nitricum acidum 5 CH** si l'aphte est fissuré, très sensible au chaud et au froid et qu'il saigne.
- **Mercurius solubilis 5 CH** si l'enfant salive beaucoup, a mauvaise haleine et la langue blanche.
- **Mercurius corrosivus 5 CH** si l'aphte est fissuré, très douloureux et saignant.

Posologie : 2 granules 6 à 8 fois par jour au début puis 3 fois par jour quand la douleur diminue.

MES CONSEILS EN +

- Pour éviter les récidives, veillez à ce que votre enfant se brosse régulièrement les dents matin et soir et ne grignote pas entre les repas.
- Les noix, le gruyère, les tomates, le vinaigre favorisent l'apparition d'aphtes. Évitez de donner ces aliments à votre enfant s'il y est sujet.
- Donnez-lui une alimentation lisse (purée, potage, compotes) pour lui faciliter la prise alimentaire.
- Si les aphtes persistent avec de la fièvre, consultez votre médecin.

APPÉTIT

L'appétit est souvent le centre de préoccupation des parents. Et pour cause. Si l'enfant manque d'appétit, cela peut rejaillir sur sa croissance, ses défenses immunitaires, sa vitalité générale. Un excès d'appétit au contraire peut favoriser le surpoids et même l'obésité à l'âge adulte.

SOIGNER AU PLUS VITE

EXCÈS D'APPÉTIT/GRIGNOTAGE

- **Calcarea carbonica 9 CH** chez le bébé bien en chair, glouton, mangeant tout avec désir et avidité, y compris des aliments indigestes comme la terre ou la craie. Il peut présenter des indigestions.
- **Antimonium crudum 9 CH** si l'enfant est glouton, sujet aux vomissements, aux indigestions par excès alimentaire, et aux verrues.
- **Anacardium orientalis 9 CH** si l'enfant demande constamment à manger. Quand il est malade, le fait de se nourrir améliore

tous ses signes pathologiques. La nourriture apaise également ses colères.

- **Ignatia 9 CH** chez un enfant qui grignote par ennui à n'importe quelle heure. Il mange peu mais souvent. Il a plus d'appétit quand il mange avec des personnes qui lui sont chères.
- **Sulfur 9 CH** chez un enfant bien portant très attiré par les aliments sucrés. Il a toujours trop chaud et se découvre facilement.
- **Natrum muriaticum 9 CH** chez un enfant attiré par les aliments salés, souvent constipé.
- **Argentum nitricum 9 CH** chez un enfant boulimique de chocolat qui brûle facilement les calories ingérées car il bouge beaucoup, il est toujours pressé.
- **Iodum 9 CH** chez un enfant qui mange beaucoup tout en restant mince. Il a toujours trop chaud.
- **Psorinum 9 CH** chez un enfant qui reste trop maigre tout en ayant un appétit d'ogre. Il est prédisposé aux problèmes cutanés. Il est très frileux.
- **Baryta carbonica 9 CH** chez un enfant boulimique qui présente un ralentissement de la thyroïde et des glandes endocrines. Il a tendance au surpoids et à la lenteur physique et intellectuelle. Il a toujours froid.
- **Baryta iodatum 9 CH** chez un enfant ralenti et qui maigrit, il a plus chaud que Baryta carbonica.
- **Arnica 15 CH** en cas de boulimie après un choc physique ou psychologique.

Posologie : 2 granules 3 fois par jour jusqu'à amélioration des symptômes.

MANQUE D'APPÉTIT

- **Silicea 9 CH** si l'enfant a un appétit d'oiseau et chipote sur la nourriture. Il est facilement déminéralisé et frileux. Il a tendance à faire des pathologies infectées ou surinfectées (bronchites, panaris, infections urinaires...) car ses défenses immunitaires sont affaiblies.

- **Tuberculinum 9 CH** chez un enfant dont les défenses immunitaires sont affaiblies, ce qui se traduit par une fragilité ORL et respiratoire. Il est frileux, pourtant il se sent mieux avec de l'air frais sur le visage.
- **Natrum muriaticum 9 CH** pour stimuler l'appétit de l'enfant dans le cadre d'une convalescence.
- **China rubra 9 CH** si l'enfant est affaibli par une élimination prolongée de liquide biologique (sueur, diarrhées, vomissements, saignements...). Bien qu'amaigri, il a un gros ventre car il présente des flatulences.
- **Lycopodium 9 CH** chez l'enfant qui a les yeux plus gros que le ventre. Quelques bouchées suffisent à le rassasier. Il fait de l'aérophagie et présente une insuffisance hépatique.
- **Arnica 15 CH** en cas de manque d'appétit suite à un choc physique ou psychologique.

Posologie : 2 granules 3 fois par jour jusqu'à amélioration des symptômes.

MES CONSEILS EN +

- Essayez de faire manger votre enfant dans le calme et à heures régulières, en faisant trois repas complets par jour et une collation à la sortie de l'école. Interdisez formellement le grignotage devant la télé et en dehors de ces repas.
- Pour développer son palais et son appétence, privilégiez une alimentation variée et faites-lui découvrir des saveurs nouvelles, sans jamais le forcer à terminer son assiette.
- Préférez les fruits de saison ou les fruits secs à des confiseries ou des pâtisseries.

ASTHME

Si votre enfant est asthmatique, il souffre d'une maladie chronique qui se traduit par une inflammation des bronches souvent d'origine allergique, mais parfois infectieuse. L'homéopathie va l'aider à espacer les crises et à lever la gêne respiratoire.

Les symptômes

- Difficultés à expirer, avec toux et respiration sifflante.
- Les muscles entourant les bronches se contractent, la muqueuse qui les tapisse épaissit et produit plus de mucus, ce qui empêche l'air de circuler librement, l'expiration est difficile.

Soulager au plus vite

TRAITEMENT DE LA CRISE

- **Ethyl sulfur dichloratum 5 CH** en alternance avec **Poumon histamine 9 CH**.

+

- **Cuprum metallicum 5 CH** en cas de spasmes.

+

- **Apis mellifica 5 CH** en cas d'œdème amélioré par les boissons froides, malgré une absence de soif.

+

- **Sambucus nigra 5 CH** si le nez est bouché avec ronflement.

+

- **Blatta orientalis 5 CH** si la crise est déclenchée par la poussière ou les acariens

Posologie : 2 granules de chaque toutes les 10 minutes, espacez selon amélioration. Si l'état ne s'améliore pas rapidement, reprendre un traitement classique (aérosol de salbutamol par exemple) en cas de détresse respiratoire.

TRAITEMENT DE FOND

CRISE NOCTURNE

- **Arsenicum album 9 CH** (ou **Arsenicum album 15 CH** si les signes psychiques sont importants) si la crise d'asthme intervient entre 1 heure et 3 heures du matin et s'accompagne d'une sensation de froid et d'anxiété ; l'enfant est épuisé, l'air frais le soulage.
- **Kalium carbonicum 9 CH** (ou **Kalium carbonicum 15 CH** si les signes psychiques prédominent) si les crises surviennent entre 2 heures et 4 heures du matin ; l'enfant est asthénique, très frileux et abattu au point d'être dans l'incapacité de se lever du lit.
- **Kalium arsenicosum 9 CH** si l'enfant est asthénique et anxieux.

Posologie : 2 granules au coucher et au moment de la crise.

CIRCONSTANCES DE DÉCLENCHEMENT DE LA CRISE

- **Antimonium crudum 9 CH** si l'asthme intervient pendant un repas.
- **Nux vomica 7 CH** si les crises interviennent juste après les repas.
- **Dulcamara 5 CH +Natrum sulfuricum 5 CH** si l'asthme est aggravé par l'humidité.
- **Bromum** ou **Bromium 7 CH** si l'asthme est amélioré en pleine mer.
- **Medorrhinum 7 CH** si l'asthme est amélioré au bord de la mer et en position couchée sur le ventre.
- **Natrum muriaticum 9 CH** si l'enfant se sent plus mal en bord de mer.
- **Antimonium tartaricum 5 CH** si l'enfant fait des bronchites à répétition, avec des difficultés à expectorer (pourtant la toux et les crachats le soulagent) ; il a la langue blanche et épaisse.
- **Ignatia 7 CH** si l'enfant est amélioré par la distraction.

- **Ipeca 5 CH** si la crise provoque des vomissements qui n'améliorent pas l'état de l'enfant.
- **Thuya 5 CH + VAB 9 CH** si l'asthme est apparu après la vaccination du BCG.
- **Ammonium carbonicum 9 CH** si l'enfant est amélioré couché et aggravé assis.

Posologie : 2 granules 3 fois par jour du ou des médicaments jusqu'à amélioration.

MES CONSEILS EN +

- Il est indispensable de bien stabiliser l'asthme. Pour cela, consultez un médecin homéopathe afin d'adapter précisément le traitement de fond.
- Dans de nombreux cas, il est nécessaire de faire la chasse aux allergènes (acariens, poussières, moisissures, pollens, poils d'animaux...). En complément, un traitement homéo contre les allergies respiratoires (voir Allergie p. 88) peut se révéler incontournable.

AUDITION (TROUBLE DE L')

L'homéopathie est certes impuissante face aux surdités congénitales mais elle peut intervenir en cas de baisses de l'audition liées à la prise de certains médicaments, à des infections mal soignées ou à des traumatismes sonores.

SOULAGER AU PLUS VITE

DANS TOUS LES CAS

- **Trompe d'Eustache 5 CH** ou **Oreille interne 5 CH**.
  Posologie : 2 granules 3 fois par jour jusqu'à amélioration.

AJOUTEZ

- **Streptomycinum 5 CH + Thuya 5 CH** en cas de baisse de l'audition suite à une antibiothérapie.
- **Chininum salicylicum 5 CH + Thuya 5 CH** en cas de baisse de l'audition provoquée par des dérivés de l'aspirine ou de la quinine, associée très souvent à des bourdonnements d'oreille.
- **Arnica 9 CH** en cas de traumatisme sonore.
- **Kalium muriaticum 5 CH + Mercurius dulcis 5 CH + Ferrum phosphoricum 5 CH** en cas de baisse d'audition provoquée par des otites séreuses.
- **Medorrhinum 9 CH** en cas de baisse d'audition liée à une otite purulente chronique.
- **Theridion 7 CH** chez un enfant qui présente une hypersensibilité auditive, qui le rend agressif.

Posologie : 2 granules 3 fois par jour du ou des médicaments jusqu'à amélioration

MES CONSEILS EN +

- Faites vérifier l'audition de votre enfant s'il présente une baisse de ses résultats scolaires, une agitation inhabituelle ou s'il se met à parler plus fort que d'habitude.
- Limitez le port du baladeur à environ 30 minutes par jour.
- **Streptomycinum**, **Thuya** et **Chininum salicylicum** peuvent aussi être pris pendant la grossesse si la future maman est traitée par les médicaments en cause, afin d'éviter une baisse d'audition chez l'enfant à naître.

AUTISME

L'autisme est un trouble envahissant du développement dont l'origine n'est pas encore parfaitement élucidée. Elle semble multifactorielle, avec une forte implication génétique. Selon les différentes écoles, plusieurs causes sont invoquées : infectieuses, toxicologiques, voire vaccinales. L'homéopathie ne guérit pas l'autisme mais elle améliore le confort du petit malade et celui de son entourage.

Les symptômes

- L'enfant apparaît comme étant sur une autre longueur d'onde, distrait.
- Il n'a pas d'interrelations avec le monde extérieur.

Soulager au plus vite

La liste des médicaments présentés ici n'est pas limitative.

- **Kalium bromatum 9 CH** chez un enfant qui ne s'intéresse qu'à ses mains. Il les remue de façon incessante sans pouvoir les utiliser d'une façon constructive (pour manger, écrire, jouer…).
- **Zincum metallicum 9 CH** chez un enfant qui bouge sans cesse les jambes, même en position debout.
- **Agaricus 9 CH** chez un enfant qui présente des tics du visage et des balancements de la tête.
- **Tarentula hispanica 9 CH** chez un enfant qui présente une agitation de tout le corps. Son balancement incessant aggrave son état, jusqu'à provoquer une forme de transe.
- **Helleborus 9 CH** chez un enfant qui souffre de mouvements automatiques de la tête et des membres, pouvant déclencher chez lui un état de torpeur. Il porte sans cesse la main sur sa tête.
- **Opium 9 CH** chez un enfant qui est comme endormi pendant la journée et excité la nuit.
- **Rana bufo 9 CH** chez un enfant qui porte les mains sur ses organes génitaux. Il s'agite jusqu'à en avoir une crise d'épilepsie.
- **Natrum muriaticum 15 CH** si l'enfant s'isole complètement

Posologie : 2 granules 3 fois par jour et plus au moment des crises.

MES CONSEILS EN +

- Les remèdes indiqués ici sont des médicaments symptomatiques. Ils doivent être complétés par un traitement de fond homéopathique délivré par un médecin spécialiste.

B

BALLONNEMENTS

Chez le nourrisson, le passage au lait artificiel peut être cause de ballonnements. Chez l'enfant plus grand, le stress, le grignotage de produits trop gras ou trop sucrés, les repas avalés en quatrième vitesse dans l'ambiance survoltée de la cantine, l'excès de soda ne sont pas vraiment favorables à une digestion apaisée. La plupart du temps les ballonnements sont bénins et occasionnés par une fermentation digestive.

SOIGNER AU PLUS VITE

CHEZ LE NOURRISSON

- **Argentum nitricum 5 CH** s'il est trop pressé de boire son biberon et avale trop d'air en même temps.
- **Calcarea carbonica 5 CH** si l'enfant est glouton, il mange même des aliments indigestes tels que la craie par exemple.

  Posologie : 2 granules dilués dans un petit biberon d'eau 3 fois par jour jusqu'à amélioration des symptômes.

CHEZ L'ENFANT PLUS GRAND

- **Lycopodium 5 CH** si les ballonnements sont situés sous le nombril, s'accompagnent de gaz et d'éructations et apparaissent dès le début du repas et/ou entre 16 et 20 heures.
- **Carbo vegetabilis 5 CH** si les ballonnements sont situés au-dessus du nombril, avec aérophagie.
- **China rubra 5 CH** si les ballonnements sont situés dans l'ensemble de ces deux zones.
- **Asa foetida 5 CH** si les ballonnements provoquent une sensation d'étouffement au niveau de la poitrine.
- **Argentum nitricum 9 CH** si l'enfant mange trop rapidement, ses ballonnements sont aggravés par le chocolat ou les aliments sucrés.

Posologie : 2 granules 3 fois par jour jusqu'à amélioration des symptômes.

MES CONSEILS EN +

- Apprenez à votre enfant à bien mâcher les aliments avant d'avaler car la salive effectue déjà un travail de prédigestion.
- Limitez les boissons gazeuses et les aliments qui fermentent et favorisent les gaz (choux, haricots secs, chewing-gums, édulcorants à base de polyol, aspartame et acésulfame K).
- Dans votre cuisine, utilisez les herbes aromatiques et épices qui aident à digérer : aneth, fenouil, ciboulette, basilic, cumin.

BÉGAIEMENT

L'homéopathie peut compléter le traitement orthophonique toujours indiqué en cas de bégaiement.

Les symptômes

- L'enfant hésite à parler, recherche ses mots et les articule mal.

Soulager au plus vite

- **Gelsemium 9 CH** chez un enfant qui a le trac, hésite à parler par timidité ou parce qu'il n'arrive pas à s'exprimer, il recherche ses mots.
- **Argentum nitricum 9 CH** si l'enfant bégaie par précipitation, il veut parler plus vite qu'il ne peut s'exprimer, il mélange ses mots. Son état est aggravé lorsqu'il est énervé.
- **Lachesis 9 CH** chez un enfant trop bavard qui bégaie à force de parler de façon incessante.
- **Bovista 9 CH** chez un enfant qui bégaie, bouge les mains, tremble et cherche ses mots. Il manque de confiance en lui.
- **Ambra grisea 9 CH** chez l'enfant timide qui pleure pour un oui ou pour un non.
- **Causticum 9 CH** chez l'enfant qui a un retard à la marche et pour parler. Il n'est pas sûr de lui, le moindre effort provoque une fuite d'urine ou de selles.
- **Mercurius solubilis 9 CH** chez un enfant agité, tremblant, qui perd la mémoire et accuse un retard scolaire. Son bégaiement est aggravé par son hypersalivation.
- **Ignatia 9 CH** si l'enfant a un manque de mobilité de la mâchoire qui l'empêche de bien articuler.
- **Agaricus 9 CH** si l'enfant bégaie et a des tics du visage.
- **Cina 9 CH** si son bégaiement s'accompagne de grincement des dents, souvent associé à une verminose.
- **Opium 9 CH** si l'enfant bégaie après une peur qui le paralyse.
- **Arnica 9 CH** si l'enfant bégaie après un traumatisme ou un accident.

Posologie : 2 granules 3 fois par jour jusqu'à amélioration.

MES CONSEILS EN +

- Soyez patient et mettez l'enfant en confiance pour qu'il s'exprime plus facilement.
- Une rééducation orthophonique est toujours indiquée.

A B C D E F G H I J K L M N O P Q R S T U V W X Y Z

BLEU

Également appelé ecchymose, le bleu apparaît généralement après un choc. Chez les enfants, il est monnaie courante.

LES SYMPTÔMES

- La peau devient bleue ou rouge-violet après un choc.
- Cette marque est due à un épanchement de sang sous la peau.
- Elle est très sensible au toucher.

SOIGNER AU PLUS VITE

DANS TOUS LES CAS

- Appliquez localement des compresses d'**Arnica TM** 3 fois par jour.

AJOUTEZ

- **Arnica montana 5 CH** si le choc est très localisé.
- **Arnica montana 9 CH** si le choc a provoqué des multitraumatismes et des courbatures généralisés.
- **Arnica montana 5 CH + Ledum palustre 5 CH** s'il s'agit d'un œil au beurre noir ou de tout bleu dont la douleur est soulagée par l'application de glace.

Posologie : 2 granules juste après le choc.

MES CONSEILS EN +

- L'application de glace bloque l'inflammation, provoque une vasoconstriction et évite que le bleu s'étende. Interposez toujours un linge entre la peau et la glace, pour éviter les brûlures.

BOSSE

Si votre enfant s'est cogné, surtout à la tête ou au front, il y a de fortes chances pour qu'apparaisse une bosse.

LES SYMPTÔMES

- Un épanchement de sang et de sérum sanguin provoque une grosseur de la peau.

SOULAGEZ AU PLUS VITE

DANS TOUS LES CAS

- Appliquez sur la bosse 1 noisette de **gel d'Arnica** 3 fois par jour.

+

- **Arnica montana 5 CH** pour éviter la formation de la bosse.
  Posologie : 1 dose ou 2 granules juste après le choc.

AJOUTEZ

- **Hekla lava 5 CH** pour faciliter la résorption de la bosse.
- **Calcarea fluorica 5 CH** si l'enfant se fait des bosses à répétition.
- **Natrum sulfuricum 5 CH** s'il y a eu un trauma à la tête tout en surveillant votre enfant (s'il vomit ou a des vertiges, rendez-vous à l'hôpital).

Posologie : 2 granules 3 fois par jour jusqu'à amélioration des symptômes.

MES CONSEILS EN +

- Appliquez du froid (glace, gel ou aérosol réfrigérant) pour éviter que la bosse enfle trop.

BOUTON DE FIÈVRE

Les crises d'herpès labial sont provoquées par un virus, de la même famille que celui de la varicelle. Entre deux poussées, il passe en mode « hibernation » dans les ganglions. Mais il peut se « réveiller », en cas de fièvre, de fatigue, lors d'un séjour au soleil ou à la montagne par exemple.

LES SYMPTÔMES

- Apparition de petites vésicules en bouquets accompagnées de démangeaisons, de tiraillements et brûlures.
- Les lésions ont tendance à suppurer.
- Elles se situent généralement sur le pourtour des lèvres.

SOIGNER AU PLUS VITE

DANS TOUS LES CAS

Appliquez des compresses de **Calendula TM** 2 fois par jour pour nettoyer la zone et accélérer la guérison.

AJOUTEZ

Si les vésicules sont remplies d'un liquide clair :

- **Vaccinotoxinum 9 CH**
  Posologie : 1 dose par jour pendant 3 jours.

+

- **Rhus toxicodendron 5 CH** 2 granules 3 fois par jour.

Si les vésicules suintent d'un liquide épais avec formation de croûtes :

- **Vaccinotoxinum 9 CH**
  Posologie : 1 dose par jour pendant 3 jours.

+

- **Mezereum 5 CH**
  Posologie : 2 granules 3 fois par jour.

EN TRAITEMENT DE FOND, POUR ÉVITER LES RÉCIDIVES

Si l'herpès est déclenché par le soleil :

- **Vaccinotoxinum 9 CH**
  Posologie : 1 dose tous les mois.

+

- **Apis mellifica 5 CH**
  Posologie : 2 granules 3 fois par jour (lors d'un séjour au soleil ou en été).

S'il apparaît à la mer sur peau sèche :

- **Vaccinotoxinum 9 CH**
  Posologie : 1 dose tous les mois.

+

- **Natrum muriaticum 5 CH**
  Posologie : 2 granules 3 fois par jour (lors d'un séjour à la mer).

MES CONSEILS EN +

- Faites comprendre à votre enfant qu'il ne doit surtout pas tripoter le bouton car il se propage alors sur la peau.
- Dites-lui de bien se laver les mains et évitez les bisous car l'herpès est très contagieux !
- Faites de même si vous êtes atteint de bouton de fièvre car vous risqueriez de le passer à vos enfants.
- Pour éviter la contamination des autres, utilisez des mouchoirs en papier et serviettes à usage unique pendant toute la durée de la poussée. Ne partagez pas les serviettes de toilette et changez-en très souvent.

BRONCHIOLITE

Cette infection virale des bronchioles, les plus petites ramifications de l'arbre respiratoire, touche surtout les bébés. Elle est banale et fréquente, généralement due à une contamination par le VRS (virus respiratoire syncytial). Celui-ci est très contagieux et se transmet facilement par les voies aériennes supérieures, en crèche ou à la maison si une personne de l'entourage a un rhume ou la grippe.

LES SYMPTÔMES

- Respiration rapide et superficielle, expiration sifflante.
- Toux de type bronchitique.
- Fièvre modérée.
- L'enfant mange peu et vomit facilement.
- Il est très fatigué.

Soulager au plus vite

DANS TOUS LES CAS

- **Ethyl sulfur dichloratum 5 CH** pour faciliter la respiration.
- **Cuprum metallicum 5 CH** pour soulager les spasmes.

Posologie : 2 granules 3 fois par jour, dilués dans un petit biberon d'eau, jusqu'à amélioration.

AJOUTEZ

- **Ipeca 5 CH** en cas de nausées et de vomissements.
- **Arsenicum album 9 CH** si l'enfant est agité et nerveux car il a du mal à respirer.
- **Apis mellifica 5 CH** ou **Natrum sulfuricum 5 CH** s'il souffre d'œdème des voies respiratoires.

Posologie : 2 granules 3 fois par jour, dilués dans un petit biberon d'eau, jusqu'à amélioration.

POUR ÉVITER LES RÉCIDIVES

Celles-ci sont fréquentes. Mettez donc en route le traitement préventif suivant :

- **Cuprum metallicum 9 CH**
  Posologie : 2 granules 2 fois par jour.

- **Arsenicum album 7 CH**
  Posologie : 2 granules le soir au coucher.

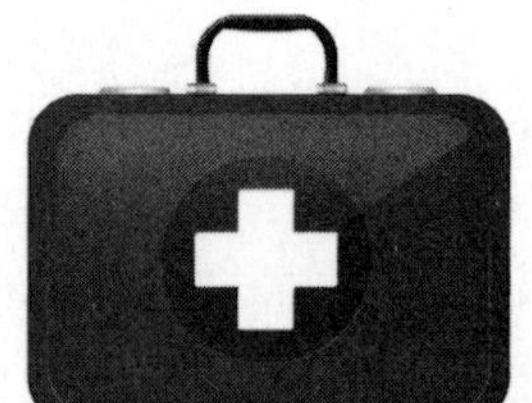

Mes conseils en +

- Consultez dans tous les cas. Le médecin prescrira des séances de kinésithérapie respiratoire qui permettent d'évacuer les sécrétions bronchiques. Cela soulage instantanément le bébé, même s'il pleure beaucoup pendant les séances !
- Pas de panique, la bronchiolite est généralement sans gravité. Mais soyez plus particulièrement vigilant si votre enfant a moins de 3 mois, il est plus à risque de détresse respiratoire grave. Si la fièvre dépasse 39 °C, s'il a du mal à respirer et refuse le biberon ou vomit, consultez dans les meilleurs délais.
- Évitez la collectivité car la bronchiolite est très contagieuse.
- Lavez-vous toujours soigneusement les mains avant de vous occuper de votre bébé et après, car les virus peuvent survivre de nombreuses heures sur la peau.

BRONCHITE

Cette inflammation des bronches est d'origine virale, microbienne ou fongique, surtout en hiver. Elle fait tousser et peut provoquer des difficultés respiratoires.

Les symptômes

- Fièvre.
- Toux grasse.
- Sécrétions blanches si la bronchite est virale, verdâtres si elle est bactérienne.

Soigner au plus vite

DANS TOUS LES CAS

- **Quebracho 5 CH** pour drainer les voies respiratoires.
- Associer **Natrum sulfuricum 5 CH** si le sujet est sensible à l'humidité.

Posologie : 2 granules de chaque 3 fois par jour jusqu'à amélioration.

AJOUTEZ

- **Antimonium tartaricum 5 CH + Pyrogenium 9 CH** si l'enfant a du mal à tousser mais est soulagé par l'expectoration, il a généralement une langue blanche, épaisse.
- **Ipeca 5 CH** s'il est nauséeux, et que pourtant les vomissements ne le soulagent pas ; avec très souvent une langue propre.
- **Cuprum metallicum 5 CH** s'il présente des spasmes de type asthmatiques.
- **Ethyl sulfur dichloratum 5 CH** s'il a du mal à respirer.
- **Kalium carbonicum 5 CH** en cas d'œdème important des bronches, avec fatigue (consultez).
- **Ammonium carbonicum 5 CH** s'il y a un œdème important des bronches avec fatigue et grosses difficultés à respirer (consultez).
- **Bryonia 7 CH** en cas de toux sèche aggravée par le moindre mouvement mais soulagée par le repos et la pression au niveau du thorax. L'enfant a souvent soif de grandes quantités d'eau.

Posologie : 2 granules du ou des médicaments 3 fois par jour, jusqu'à amélioration.

Mes conseils en +

- Consultez surtout si l'enfant a du mal à respirer et est gêné pour dormir. Dans certains cas, la kinésithérapie respiratoire peut être nécessaire.

BRÛLURE

Vous pourrez traiter vous-même une brûlure du 1er degré et même du 2e degré superficiel ; mais pour des brûlures plus profondes ou plus étendues, il faudra faire appel aux urgences.

Les symptômes

- *Brûlure du 1er degré (superficielle) :* elle ne concerne que l'épiderme qui devient rose ou rouge vif (comme lors d'un coup de soleil).
- *Brûlure du 2e degré :* elle concerne aussi une partie du derme. De petites cloques remplies d'un liquide clair apparaissent sur la peau, qui peuvent suinter.
- *Brûlure du 3e degré :* elle concerne le derme et les tissus sous-jacents (muscle, os). La peau est carbonisée et se couvre d'une couche noirâtre épaisse. Elle peut présenter des ulcérations.

Soulager au plus vite

DANS TOUS LES CAS

- **Calendula TM** en application locale 3 fois par jour pour accélérer la guérison et limiter la douleur.

AJOUTEZ

- **Belladonna 5 CH** si la peau est sèche, douloureuse, chaude et rouge.
- **Apis mellifica 5 CH** si la brûlure provoque un œdème et est calmée par l'application de compresses fraîches.
- **Urtica urens 5 CH** si la brûlure déclenche de petites cloques qui démangent beaucoup.
- **Cantharis 5 CH** si la brûlure provoque de grosses cloques souvent très douloureuses.

Posologie : 2 granules du ou des médicaments 3 fois par jour, jusqu'à amélioration.

MES CONSEILS EN +

- Pour stopper la propagation de la brûlure en profondeur, il est indispensable de placer la partie brûlée sous l'eau fraîche (un bain frais, l'eau du robinet qu'on laisse couler, une douche) pendant 15 minutes. Plus le refroidissement est rapide, plus il est efficace. Mais il est encore d'utilité une heure après l'accident.
- En revanche, n'appliquez jamais de glace ou de glaçons car le froid brûle et ne ferait qu'aggraver la douleur.
- N'oubliez pas que la grande majorité des brûlures chez l'enfant sont occasionnées par des liquides bouillants ou par des objets chauds (casseroles, four, plaques électriques, barbecue). La vigilance s'impose, en particulier dans la cuisine.

BRUXISME

Le grincement de dents, encore appelé bruxisme, use l'émail dentaire et doit donc être pris en charge aussi vite que possible pour éviter des complications. L'homéopathie ne soigne pas l'émail, mais elle agit sur la cause du bruxisme.

SOULAGER AU PLUS VITE

- **Cina 5 CH** en cas de grincement de dents aggravé par la présence de vers intestinaux (oxyures).
- **Mercurius solubilis 5 CH** en cas de bruxisme associé à une hypersalivation avec langue blanche et épaisse marquant l'empreinte des dents.
- **Mygale 5 CH** chez un enfant qui grince des dents la nuit, avec une agitation nerveuse.

Posologie : 2 granules le soir au coucher.

Mes conseils en +

- Consultez votre dentiste. Il conseillera éventuellement le port d'une gouttière adaptée à la dentition de votre enfant. Cette dernière protège les dents contre l'usure prématurée. On pourra l'associer à des exercices spécifiques si l'âge de l'enfant le permet.

C

CAPRICE

Voir Agressivité (p. 87) et Colère (p. 130).

CARIES DENTAIRES

La carie est encore trop fréquente chez les enfants, même si elle est en net recul grâce aux campagnes de prévention mises en route depuis les années 1990. Une carie est une attaque de l'émail par les bactéries présentes dans la plaque dentaire. Si elle n'est pas soignée à temps, cette attaque se propage en profondeur, pouvant atteindre la pulpe et même la racine et se compliquer par l'apparition d'abcès dentaire.

Les symptômes

- Une carie peut évoluer longtemps sans causer de symptôme particulier.
- Lorsqu'elle atteint la dentine, en dessous de l'émail, elle peut provoquer des douleurs au froid et au sucré.

- Des douleurs au chaud et à la pression signalent en général une reprise de carie sous une obturation.
- Une pulpite provoque une douleur insupportable.

SOULAGER AU PLUS VITE

DANS TOUS LES CAS

Calcarea fluorica 9 CH + Silicea 5 CH en attendant de se rendre chez le dentiste.
Posologie : 2 granules 3 fois par jour.

AJOUTEZ

Kreosotum 5 CH si la dent cariée sent mauvais ou si la carie se situe au collet des dents (près de la gencive).
Posologie : 2 granules 3 fois par jour.

EN PRÉVENTION

Calcarea fluorica 9 CH pour mieux assimiler le fluor de l'alimentation.
Posologie : 1 dose par semaine

A B C D E F G H I J K L M N O P Q R S T U V W X Y Z

Mes conseils en +

- L'hygiène dentaire est essentielle : dès l'apparition des premières dents du bébé, nettoyez-les avec un peu d'eau et une compresse et donnez-lui une brosse à dents spéciale bébé à mâchouiller. À partir de 18 mois, familiarisez votre enfant avec une brosse à dents premier âge et ajoutez un petit pois de dentifrice pour enfants. Jusqu'à l'âge de 6 ans, soyez près de votre enfant lorsqu'il se brosse les dents pour vérifier qu'il adopte les bons gestes pour un brossage efficace.
- Pour éviter la « carie du biberon », ne laissez pas le bébé s'endormir avec un biberon de lait, d'eau sucrée, de jus de fruits ou une tétine trempée dans du miel.
- Faites examiner les dents de votre enfant dès l'âge de 1 an par le pédiatre, puis ensuite 2 fois par an par le dentiste. Plus la lésion carieuse est identifiée tôt, plus le traitement sera efficace et léger.
- La supplémentation en fluor n'est plus systématique, c'est au dentiste d'en décider s'il existe chez l'enfant un risque carieux important.
- À partir de 6 ans, le dentiste peut réaliser un scellement des sillons sur les dents définitives, ce qui empêche l'attaque des bactéries à cet endroit. Mais en aucun cas cette technique ne dispense d'un brossage rigoureux et de visites régulières de contrôle !

CAUCHEMARS

Les rêves pénibles sont fréquents au cours de l'enfance. Ils se manifestent en général en deuxième partie de nuit, quand l'activité onirique est la plus importante. Dédramatisez car le cauchemar est utile à l'enfant. Cela lui permet d'évacuer les tensions psychiques et les émotions fortes ressenties dans la journée.

Soulager au plus vite

- **Stramonium 9 CH** si l'enfant a le sommeil agité avec des cauchemars violents.
- **Lachesis 9 CH** s'il rêve régulièrement de mort.
- **Arsenicum album 9 CH** s'il est anxieux, fatigué et agité la nuit, surtout entre 1 heure et 3 heures du matin.
- **Natrum muriaticum 9 CH** s'il rêve de voleurs. Il est souvent somnambule.
- **Arnica montana 15 CH** si les cauchemars font suite à un accident ou à un choc.
- **Rhus toxicodendron 9 CH** si le sommeil est agité avec rêve de déménagement ou de mouvements.

Posologie : 2 granules au coucher.

Mes conseils en +

- Lisez à votre enfant des contes de fées, des histoires de monstres et de fantômes qui finissent bien. Cela l'aidera à mettre des mots sur ses peurs et peut-être même à en rire !
- S'il se réveille la nuit, ne sous-estimez pas sa frayeur et ne le laissez pas seul avec « ses monstres ». Rassurez-le doucement dans la pénombre jusqu'à ce qu'il se rendorme, apaisé. Il est important de montrer à votre enfant que vous serez toujours là pour le défendre contre les « méchants ». Cela l'aidera à renforcer sa sécurité intérieure et à se sentir plus fort face à ses peurs.

CHEVEUX

Les enfants ne sont pas à l'abri de problèmes de cheveux. Des shampooings mal appropriés et la pollution peuvent rendre les cheveux trop gras, trop secs ou cassants.

Soigner au plus vite

- **Thuya 5 CH** en cas de cheveux secs chez un ado qui présente par ailleurs une peau aux pores dilatés, sèche au niveau du front et grasse autour des ailes du nez.
- **Sulfur 5 CH** en cas de cheveux gras chez un enfant qui transpire beaucoup et a les orifices rouges.
- **Calcarea carbonica 5 CH** en cas de cheveux gras chez un enfant gros mangeur qui transpire du cuir chevelu. Tendance aux croûtes de lait chez le nourrisson.
- **Silicea 5 CH** si l'enfant est déminéralisé, maigre, avec des ongles fragiles et des cheveux cassants.
- **Graphites 5 CH** chez un enfant frileux qui a des cheveux secs et cassants associés à un eczéma suintant comme du miel. Il a souvent de l'embonpoint.

Posologie : 2 granules 3 fois par jour par cure de 2 mois, à l'automne et au printemps.

Mes conseils en +

- Utilisez des shampooings doux chez le bébé et même chez l'enfant. Évitez ceux pour cheveux gras ou secs car le cuir chevelu peut réagir en sens inverse en devenant encore plus gras ou sec.

Voir aussi Poux (voir p. 242).

CHOC ÉMOTIONNEL

Le choc émotionnel peut déclencher des troubles comportementaux, digestifs, cutanés, respiratoires… Il est important de le prendre en compte pour éviter ses conséquences.

Soulager au plus vite

DANS TOUS LES CAS

- **Arnica 15 CH** pour soulager tous les chocs émotionnels et en éviter les conséquences à court et moyen terme.
  Posologie : 1 dose le plus rapidement possible après le choc.

AJOUTEZ

- **Pulsatilla 9 CH** pour faciliter une première séparation (sevrage chez le nourrisson, entrée en crèche, en maternelle, premier départ en colonie de vacances, etc.).
- **Gelsemium 9 CH** pour l'enfant tremblant et qui a peur (des personnes étrangères, de la réprimande, de quitter sa maman…), en cas de deuil ou de mauvaise nouvelle.
- **Ambra grisea 9 CH** si l'enfant pleure pour un oui ou pour un non.
- **Ignatia 9 CH** si l'enfant réagit de façon paradoxale (par exemple en éclatant de rire devant une mauvaise note).
- **Natrum muriaticum 9 CH** si l'enfant se renferme sur lui-même et devient mutique.
- **Sepia 9 CH** si l'enfant déprime et déclenche une maladie psychosomatique (infection urinaire, mal de ventre…). Il a tendance à s'isoler.
- **Staphysagria 9 CH** si l'enfant n'arrive pas à exprimer ses émotions, ce qui déclenche des pathologies diverses : eczéma, asthme, maux de tête, soucis digestifs (nausée, vomissement, voire anorexie)…

Posologie : 2 granules 3 fois par jour jusqu'à amélioration des symptômes.

Mes conseils en +

- Si votre enfant a subi un choc ou un accident, rassurez-le, cajolez-le et accompagnez-le dans sa douleur ou dans ses émotions.

CICATRICE

Cette trace laissée sur la peau à la suite d'une brûlure, d'une coupure, d'une blessure ou d'une opération chirurgicale est plus ou moins visible selon la nature de la peau. Les soins prodigués et les médicaments homéopathiques aident à cicatriser et à rendre cette marque plus discrète et indolore.

Les symptômes

- Une réaction inflammatoire (rougeur, chaleur, tiraillement) avec prolifération de nouvelles cellules qui s'atténue progressivement

Soulagez au plus vite

DANS TOUS LES CAS

- Massez 2 à 3 fois par jour la cicatrice avec une pommade à base de Calendula TM + Centella asiatica TM + Mimosa tenuflora TM à 5 % (à faire préparer en pharmacie).

AJOUTEZ

- **Cantharis 5 CH** si la cicatrice est due à une brûlure ayant provoqué une grosse cloque.
- **Staphysagria 5 CH** si la cicatrice est due à une coupure (couteau, ciseaux, bistouri…).
- **Hypericum perforatum 5 CH** si la cicatrice est due à une piqûre (piqûre d'insecte, vaccination…).
- **Belladonna 5 CH** si la cicatrice reste rouge, chaude et douloureuse.
- **Graphites 5 CH + Silicea 5 CH** si la cicatrice est chéloïde (en relief).

Posologie : 2 granules du ou des médicaments 3 fois par jour, jusqu'à amélioration.

MES CONSEILS EN +

- Soyez patient, le processus de cicatrisation prend entre 18 et 24 mois !
- Contrairement à une idée encore largement répandue, il ne faut pas assécher une plaie, mais au contraire la maintenir dans un milieu humide (pansement hydrocolloïdal) pour éviter la formation d'une croûte et accélérer la cicatrisation.

COLÈRE

La colère est un état d'irritation, plus ou moins violent et durable, causé par une vive contrariété. C'est un des modes d'expression courants chez l'enfant qu'il faut lui apprendre peu à peu à gérer.

SOULAGER AU PLUS VITE

COLÈRE RENTRÉE

- **Staphysagria 9 CH** chez un enfant qui n'arrive pas à s'exprimer après la naissance d'un petit frère ou d'une petite sœur. Cela provoque une colère intérieure qui peut se manifester par des insomnies, des troubles digestifs, des nausées, des vomissements, voire des diarrhées. Pour montrer qu'il existe, il a tendance à faire pipi au lit.
- **Colocynthis 9 CH** en cas d'indignation face à une réprimande, l'enfant a des spasmes digestifs et abdominaux, améliorés plié en deux ou par la pression.
- **Lycopodium 9 CH** chez l'enfant exigeant pour lui-même et pour autrui. Il n'admet pas ses faiblesses. Sa colère peut être rentrée ou au contraire violemment exprimée (il injurie les autres).

- **Natrum muriaticum 9 CH** si l'enfant ne dit jamais rien et se renferme sur lui-même. Sa colère non exprimée se transforme en déprime. La nuit, il rêve de voleurs.
- **Sepia 9 CH** si la colère non exprimée se transforme en dépression, en isolement ou en cystite chronique.

Posologie : 2 granules 3 fois par jour jusqu'à amélioration.

COLÈRE EXPRIMÉE

- **Mercurius solubilis 9 CH** si l'enfant exprime sa colère en devenant violent, destructeur. Il se roule par terre tout en hurlant et en gesticulant, voire en frappant ses parents ou en se frappant lui-même.
- **Chamomilla 9 CH** si l'enfant se roule par terre en faisant des convulsions. Il rejette et brise les jouets qu'il apprécie pourtant en temps normal. La colère ou la douleur le rend capricieux.
- **Lachesis 9 CH** si l'enfant pique une crise de jalousie avec colère. La nuit, il rêve de cimetière ou de serpent.
- **Stramonium 9 CH** si l'enfant hurle sa colère. Il en fait des cauchemars et se réveille en criant.
- **Hepar sulfuricum 9 CH** si l'enfant exprime sa colère par une tendance pyromane.

Posologie : 2 granules 3 fois par jour jusqu'à amélioration.

MES CONSEILS EN +

- Par la colère, l'enfant exprime soit sa frustration, soit son envie de provoquer son entourage. Sachez faire la différence.
- En cas de frustration, détournez son attention, et lorsqu'il est calmé, essayez de comprendre sa réaction, encouragez-le à s'exprimer pour l'aider à relativiser.
- S'il vous provoque, restez ferme mais détendu. L'enfant teste vos limites. Ne cédez pas car il a besoin d'un cadre et de repères qui le sécurisent et montrent que vous êtes présent pour le protéger.

COLIQUES DU NOURRISSON

Dans les trois premiers mois de vie, rares sont les nourrissons qui échappent aux fameuses coliques. Les douleurs abdominales se déclenchent en général en fin de journée et s'accompagnent de cris et de pleurs inconsolables qui peuvent durer des heures. L'origine de ces coliques reste encore mystérieuse : liées à une immaturité du système digestif pour certains, elles seraient plutôt d'origine psychosomatique pour d'autres (une façon de se libérer des tensions accumulées au cours de la journée). Une certitude : elles sont sans gravité même si, certes, pénibles à vivre. D'où l'intérêt de donner des granules.

Les symptômes

- Des douleurs abdominales accompagnées de cris et de pleurs inconsolables.
- Le bébé se contracte, se tortille, tend et plie ses jambes vers son ventre, il émet des gaz.
- Son ventre est dur et gonflé.

Soigner au plus vite

DANS TOUS LES CAS

- **Magnesia phosphorica 5 CH** pour atténuer les spasmes surtout si votre bébé est soulagé lorsqu'il a les genoux pliés au niveau du nombril ou par le massage du ventre.

+

- **Cuprum metallicum 5 CH** pour soulager la douleur liée aux crampes ou **Dioscorea 5 CH** si le bébé est amélioré en extension.

Posologie : 2 granules de chaque dilués dans un petit biberon d'eau, 3 fois par jour, jusqu'à amélioration.

AJOUTEZ

- **Chamomilla 9 CH** si les coliques s'accompagnent de diarrhées ou sont concomitantes à une poussée dentaire chez un bébé très irritable.
- **Magnesia carbonica 5 CH** si les coliques s'accompagnent d'intolérance au lait et de diarrhées.
- **Magnesia muriaticum 5 CH** si l'enfant a des spasmes et est constipé.
- **Plumbum metallicum 5 CH** si le ventre est dur avec des douleurs importantes. En cas de douleurs qui se prolongent, consultez votre médecin.

Posologie : 2 granules du ou des médicaments dilués dans un petit biberon d'eau, 3 fois par jour jusqu'à amélioration.

Mes conseils en +

- Le massage du ventre a généralement des vertus calmantes. Effectuez-le délicatement dans le sens des aiguilles d'une montre après avoir donné un bain tiède à votre bébé pour le relaxer.
- Si ses cris deviennent insupportables, optez pour la stratégie de la poussette : une petite balade et il s'endormira au plus vite. Moins écologique, mais tout aussi efficace : le siège-bébé à l'arrière de la voiture.
- Même si vous êtes à bout de nerfs, ne secouez jamais votre bébé, au risque de provoquer des dégâts neurologiques irréversibles. Mieux vaut confier votre nourrisson à une tierce personne et aller faire un tour en attendant qu'il se calme.
- Restez patient. Les coliques disparaissent généralement passé le 3e mois.
- Associée à l'homéopathie, l'ostéopathie peut être d'une aide utile.

COMPLEXES

Il se trouve trop petit, trop grand, est complexé parce qu'il a les oreilles décollées, porte des lunettes ou des bagues sur les dents... Il est important d'aider l'enfant à surmonter ses complexes car il est en pleine construction de l'image de soi. Dans cette période délicate, l'homéopathie l'aidera à renforcer l'estime de lui-même.

SOULAGER AU PLUS VITE

COMPLEXE D'INFÉRIORITÉ

- **Gelsemium 9 CH** si l'enfant est complexé car il est inhibé, tremble et a des trous de mémoire. Il est paralysé par la peur et l'inquiétude.
- **Staphysagria 9 CH** si l'enfant est complexé car il n'arrive pas à exprimer ses pensées, ses émotions, il a une colère rentrée. Cette impossibilité à s'exprimer peut déclencher des pathologies diverses (troubles cutanés, digestifs, respiratoires, du sommeil...).
- **Natrum muriaticum 9 CH** si l'enfant est complexé par son physique, il se sent inférieur aux autres, il boude et s'enferme dans sa coquille.
- **Silicea 9 CH** si l'enfant est complexé car il doute de ses capacités intellectuelles, alors qu'il est intelligent.
- **Ignatia 9 CH** si l'enfant est mal dans sa peau en présence de personnes qui ne lui plaisent pas. Il a une boule dans la gorge et au plexus. Il réagit de façon paradoxale : il rit ou éclate en sanglots quand il est mal à l'aise.
- **Sepia 9 CH** si le complexe conduit à l'isolement envers son entourage, y compris sa famille. L'enfant est déprimé et broie du noir. Chez la petite fille, il y a une admiration très forte pour le père.

Posologie : 2 granules du ou des médicaments 3 fois par jour jusqu'à amélioration.

COMPLEXE DE SUPÉRIORITÉ

Platina 9 CH chez une jeune fille qui a un complexe de supériorité, méprise les autres, met des bijoux voyants pour se valoriser et des talons hauts pour s'afficher plus grande ou plus âgée qu'elle n'est.
Posologie : 2 granules 3 fois par jour jusqu'à amélioration.

COMPLEXE DE CULPABILITÉ

Lilium tigrinum 9 CH chez l'enfant qui se sent coupable et ne se considère pas digne de l'attention ou de l'amour qu'on lui porte.
Posologie : 2 granules 3 fois par jour jusqu'à amélioration.

Voir aussi Timidité (p. 274).

MES CONSEILS EN +

- L'enfant complexé doit être observé avec attention. Il peut être chahuté par les autres, ce qui peut aggraver la situation. Si les choses ne s'arrangent pas, n'hésitez pas à consulter un pédopsychiatre pour l'aider à surmonter ses problèmes.

CONJONCTIVITE

La conjonctivite est une inflammation de la conjonctive, la membrane qui recouvre l'œil. Elle peut être d'origine infectieuse (virale ou bactérienne) ou allergique (causée par un allergène type pollens).

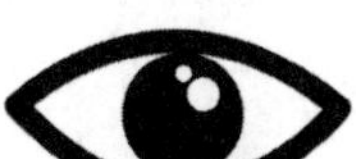

A B C D E F G H I J K L M N O P Q R S T U V W X Y Z

Les symptômes

- L'œil est rouge, larmoyant, irrité et démange.
- Au réveil, il peut être collé par des sécrétions jaunâtres qui s'agglutinent dans les cils. Dans ce cas il s'agit probablement d'une conjonctivite bactérienne.
- Si les sécrétions sont transparentes, la cause est probablement virale ou allergique.
- En cas de conjonctivite allergique, la démangeaison est particulièrement intense.

Soulager au plus vite

- **Euphrasia 5 CH** si l'œil est irrité et enflammé et coule comme de l'eau.
- **Hydrastis 5 CH** si l'œil sécrète un écoulement jaunâtre.
- **Pulsatilla 5 CH** si l'écoulement n'est pas irritant.
- **Kalium bichromicum 5 CH** si l'écoulement est visqueux et forme des croûtes.
- **Mercurius solubilis 5 CH** si l'écoulement est verdâtre.
- **Belladonna 5 CH** si l'œil est rouge et brûlant avec la pupille dilatée et si l'enfant ne supporte pas la lumière.
- **Kalium carbonicum 5 CH** si un petit œdème se forme à l'angle interne de l'œil.
- **Apis mellifica 9 CH** si un petit œdème se forme sur la paupière.
- **Histaminum 5 CH + Isothérapique de l'allergène 5 CH** si la conjonctivite est allergique.

Posologie : 2 granules du ou des médicaments 3 fois par jour jusqu'à amélioration.

MES CONSEILS EN +

- Dans la grande majorité des cas, la conjonctivite est bénigne. Toutefois, consultez s'il n'y a pas d'amélioration dans les 48 heures car, dans de rares cas, elle peut dégénérer en kératite ou ulcération de la cornée.
- Nettoyez les yeux avec du sérum physiologique et une compresse stérile que vous changez pour chaque œil. La conjonctivite infectieuse est en effet très contagieuse. Lavez-vous bien les mains après les soins.
- Vous pouvez également soulager votre enfant avec un collyre homéopathique adapté. Demandez conseil à votre médecin ou pharmacien.

CONSTIPATION

Comme l'adulte, l'enfant peut être constipé. Mais il ne faut pas s'inquiéter trop vite car aller à la selle tous les jours n'est nullement indispensable. Il ne faut surtout pas faire du transit de son enfant une obsession car cela ne ferait qu'aggraver les choses !

SYMPTÔMES

- Difficultés à aller à la selle, les selles sont dures et rares.
- Le nourrisson a moins de 3 selles dures et sèches par semaine ; l'enfant plus grand en a moins de deux par semaine.

SOULAGER AU PLUS VITE

- **Magnesia muriaticum 5 CH**, si la constipation survient chez le nourrisson au moment du passage de l'allaitement maternel au biberon.
- **Nux vomica 5 CH** en cas de faux besoins.
- **Opium 5 CH** en cas de constipation suite à une anesthésie ou de constipation rebelle s'accompagnant d'une faiblesse des muscles de l'anus.

- **Graphites 5 CH** si la constipation s'accompagne de fissure anale.
- **Bryonia 5 CH** si l'enfant est constipé et a tout le temps soif.
- **Plumbum 5 CH** si la constipation s'accompagne de douleurs et de spasmes ressemblant à des coliques, mais avec une impossibilité d'aller à la selle. Les selles sont petites, dures et noires.
- **Collinsonia canadensis 5 CH** si la constipation s'accompagne d'hémorroïdes qui saignent facilement.
- **Platina 5 CH** si l'enfant est constipé lors d'un voyage.
- **Natrum muriaticum 7 CH** si l'enfant est constipé parce qu'il a peur d'aller aux toilettes (à l'école par exemple).

Posologie : 2 granules de l'un ou l'autre des médicaments, 3 fois par jour jusqu'à amélioration.

MES CONSEILS EN +

- Ne vous focalisez pas sur le transit de votre enfant. Tant que ses selles sont normales, il n'est pas constipé, même s'il ne va pas à la selle tous les jours.
- S'il est effectivement constipé, réagissez surtout sur le plan alimentaire : faites-lui faire une cure de légumes verts et de fruits riches en fibres et proposez-lui régulièrement à boire surtout s'il ne boit pas assez spontanément.
- Chez le nourrisson, vous pouvez préparer un ou deux biberons avec une eau riche en magnésium type Hépar qui accélère le transit.
- Apprenez à votre enfant à aller aux toilettes dès que l'envie se présente, sans se retenir, car plus les selles restent dans le tube digestif, plus elles se déshydratent et deviennent difficiles à émettre.

CONVULSIONS

Les convulsions peuvent avoir plusieurs origines : fièvre très élevée et prolongée, émotions fortes... Il faut consulter pour éviter les risques neurologiques. Mais en attendant le médecin, vous pouvez donner de l'homéopathie pour atténuer la crise.

Les symptômes

- Mouvements saccadés avec contractions brusques des muscles, souvent accompagnés de perte de conscience.

Soulager au plus vite

- **Belladonna 7 CH** si la crise est déclenchée par la fièvre.
- **Stramonium 7 CH** si la crise est déclenchée par la fièvre et aggravée par la lumière vive ; l'enfant a un comportement violent.
- **Cuprum metallicum 5 CH** si les convulsions se manifestent par une tétanie musculaire.
- **Strychninum 5 CH** si les convulsions sont accompagnées de raideurs et d'hypersensibilité aux sons, à la lumière, aux odeurs.
- **Gelsemium 5 CH** si elles sont déclenchées par une émotion ou une fièvre (sans soif), accompagnées de tremblements et d'une émission d'urine. On peut l'associer à **Arnica 15 CH** en cas de choc psychique.
- **Strychninum arsenicosum 7 CH** en cas de convulsions déclenchées entre 1 heure et 3 heures du matin, associées à une anxiété. Ajoutez **Arnica 15 CH** en cas de choc psychique.
- **Agaricus 5 CH** en cas de crise convulsive avec mouvements de la tête et tics du visage.
- **Cicuta virosa 7 CH** si l'enfant a des crises d'épilepsie avec agitation et spasmes en hyperextension, déclenchées parfois par l'arrêt d'une éruption.

Posologie : 2 granules du ou des médicaments au moment de la crise, toutes les 10 minutes.

Voir aussi Épilepsie (p. 176).

MES CONSEILS EN +

- La fièvre est bénéfique dès lors qu'elle ne dépasse pas 39 °C. Surveillez-la de près pour éviter les convulsions et faites-la baisser si nécessaire *(voir Fièvre p. 181)*.

COQUELUCHE

Cette affection très contagieuse causée par un bacille doit être traitée par l'allopathie car elle peut provoquer des convulsions et des encéphalites. Cependant il existe d'excellents remèdes homéopathiques pour atténuer la toux.

LES SYMPTÔMES

- Toux sèche et sifflante avec forte cyanose et étouffement.
- Des vomissements peuvent accompagner les quintes.

SOULAGER AU PLUS VITE

DANS TOUS LES CAS

- **Pertussinum 9 CH** en cas de toux quinteuse, persistante soit après la coqueluche, soit après la vaccination contre la coqueluche.

  Posologie : 2 granules 3 fois par jour.

AJOUTEZ

- **Cuprum metallicum 5 CH** en cas de toux spasmodique pouvant être associée à de l'asthme ou une cyanose.
- **Ipeca 5 CH** en cas de vomissements.

  Posologie : 2 granules en cas de quinte ou au moment des vomissements.

MES CONSEILS EN +

- Cette affection a pratiquement disparu grâce à la vaccination, mais il peut rester une toux coqueluchoïde après le vaccin. Nous vous conseillons de mettre en route un traitement homéopathique spécifique pour limiter ces éventuels effets secondaires *(voir Vaccination, p. 282).*

A B C D E F G H I J K L M N O P Q R S T U V W X Y Z

COUP, CHOC

On ne compte plus le nombre de fois où l'enfant se cogne, tombe, s'écorche. Sa peau est souvent couverte de bleus, de bosses ou de petites plaies. Pour parer à toutes ces situations bien désagréables, l'homéopathie est tout indiquée.

SOIGNER AU PLUS VITE

DANS TOUS LES CAS

- **Arnica montana 9 CH.**
  Posologie : 1 dose le plus rapidement possible après le choc.

+

- **Calendula TM + Echinacea TM** pour désinfecter si la plaie saigne.
  Posologie : mélange à appliquer 2 à 3 fois par jour.

- **Crème ou gel à l'Arnica** pour soulager en cas de traumatisme sans plaie mais avec ecchymose.
  Posologie : à appliquer 2 à 3 fois par jour.

AJOUTEZ

- **Dioscorea villosa 5 CH** si le choc touche le dos (amélioré en extension).
- **Ledum palustre 5 CH** si le choc touche l'œil (pour éviter l'œil au beurre noir), toujours amélioré par des applications de glace.
- **Bellis perennis 5 CH** si le choc touche le sein.
- **Lachnantes tinctoria 5 CH** si le choc touche le cou ou les trapèzes.
- **Actea racemosa 5 CH** si le choc touche les vertèbres cervicales.
- **Ruta graveolens 5 CH** si le choc touche un tendon.
- **Hypericum perforatum 5 CH** si le choc est dû à un objet piquant ou touche les terminaisons nerveuses (doigts, dents, orteils), avec plaie.
- **Staphysagria 5 CH** si le choc est dû à un objet tranchant (un couteau, un bistouri) avec plaie.
- **Natrum sulfuricum 5 CH** en cas de choc sur la tête, pour éviter l'œdème cérébral (une consultation médicale s'impose).

Posologie : 2 granules du ou des médicaments 3 fois par jour jusqu'à amélioration des symptômes.

Voir aussi Bleu (p. 113) et Bosse (p. 114).

MES CONSEILS EN +

- Une chute ou une bosse est vite arrivée, surtout chez les petits casse-cou. Limitez les risques en ayant toujours votre bébé à l'œil. Ne le laissez jamais seul sur sa table à langer et dès qu'il commence à crapahuter, écartez les objets lourds qui pourraient être à sa portée, mettez une barrière devant les escaliers, fermez toujours bien les fenêtres, etc.
- Ne négligez jamais les protections, surtout celles pour la tête : casque pour le vélo, le ski, le roller, la trottinette…
- N'hésitez pas à consulter en cas de choc important ou de chute sur la tête.

COUP DE SOLEIL

Malgré votre vigilance, votre enfant a joué trop longtemps au soleil. Le voilà rouge comme une écrevisse.

LES SYMPTÔMES

- Brûlure du 1er et parfois même du 2e degré : la peau est rouge, chaude, douloureuse au toucher.
- Au bout de quelques jours, elle pèle.

SOIGNER AU PLUS VITE

DANS TOUS LES CAS

- Mélangez de l'huile de millepertuis à une solution ou crème à 5 % de **Mimosa tenuflora**.
  Posologie : appliquez 3 fois par jour sur la peau.

AJOUTEZ

- **Belladonna 5 CH** si la peau est rouge, chaude et douloureuse, avec sécheresse des muqueuses et soif importante.
- **Apis mellifica 9 CH** si le coup de soleil déclenche un œdème chaud et douloureux soulagé par des applications fraîches.
- **Cantharis 5 CH** si de grosses cloques se forment (en attendant de consulter).
- **Histaminum 5 CH + Muriaticum acidum 5 CH + Sol 7 CH + Apis mellifica 9 CH** en cas d'allergie au soleil.
- **Gelsemium 9 CH** si votre enfant est abattu après une exposition au soleil, il n'a pas soif, pensez à consulter si son état s'aggrave.

Posologie : 2 granules du ou des médicaments 3 fois par jour jusqu'à amélioration.

Mes conseils en +

- Des compresses fraîches lui feront le plus grand bien.
- Par la suite, prudence surtout entre 11 heures et 16 heures en plein été. Casquette, lunettes de soleil, vêtements couvrants ou anti-UV + un écran solaire d'indice élevé sont alors de rigueur.
- Les coups de soleil répétés augmentent le risque de tumeurs cutanées, en particulier de mélanome.
- Une brûlure étendue nécessite une consultation médicale.

COUPURE

Votre petit aventurier a joué avec un couteau de cuisine un peu trop aiguisé et vous n'avez pas pu intervenir à temps. Résultat : le voilà avec une belle coupure qui saigne abondamment.

Soigner au plus vite

- **Calendula TM + Echinacea TM + Centella asiatica TM** à 5 % en solution ou pommade pour désinfecter, limiter la douleur et accélérer la cicatrisation.
  Posologie : appliquez 2 fois par jour.

ASSOCIÉ À

- **Arnica montana 9 CH + Staphysagria 5 CH.**
  Posologie : 2 granules de chaque 3 fois par jour jusqu'à amélioration des symptômes.

MES CONSEILS EN +

- Si la coupure est profonde, demandez l'avis de votre pharmacien. Il pourra vous recommander la pose de Steri-Strip qui rapproche les bords de la plaie pour l'aider à mieux cicatriser.
- Si c'est trop grave, il vous enverra chez le médecin ou aux urgences pour faire recoudre la plaie.

COURBATURE

Il s'agit d'un microtraumatisme du muscle accompagné d'épanchements de sang dus à la rupture de petits vaisseaux capillaires. Rien de grave, un peu de repos va remettre votre enfant sur pied.

LES SYMPTÔMES

- Les muscles se rigidifient après un effort important. Ils sont endoloris pendant 2 à 3 jours.
- Les courbatures disparaissent au bout d'une semaine.

SOULAGER AU PLUS VITE

DANS TOUS LES CAS

- **Arnica montana 9 CH**.
  Posologie : 2 granules 3 fois par jour jusqu'à amélioration des symptômes.

AJOUTEZ

- **Sarcolacticum acidum 5 CH + Cuprum metallicum 5 CH** si la douleur ressemble à une contracture ou à une crampe.
- **Bryonia 5 CH** si la courbature est moins douloureuse au repos ou en étant comprimée.

- **Rhus toxicodendron 5 CH** si elle est moins douloureuse en bougeant.

  Posologie : 2 granules du ou des médicaments 3 fois par jour jusqu'à amélioration des symptômes.

MES CONSEILS EN +

- L'échauffement est la prévention n° 1 des courbatures. Ensuite, veillez à ce que votre enfant boive bien tout au long de son effort.
- Donnez un bain chaud après l'effort et terminez en passant un peu d'eau froide sur les muscles qui ont été sollicités.
- Pensez aussi aux massages avec une huile à l'arnica.

CRAMPES

La crampe est une contracture brutale d'un muscle. La douleur est telle que l'enfant est arrêté net dans son mouvement.

SOULAGEZ AU PLUS VITE

- **Cuprum metallicum 5 CH**.
  Posologie : 2 granules, répétez la prise jusqu'à amélioration des symptômes.

+

- Faites un massage avec de l'**Arnica en TM** ou **en gel**.

MES CONSEILS EN +

- Pour éviter la crampe, pensez aux étirements avant le sport et entre deux séances.
- Toujours bien boire pendant l'effort.
- Si la crampe survient, appuyez avec les doigts au-dessus de la crampe pendant 20 secondes et relâchez (l'afflux de sang nourrit le muscle et le relaxe).
- Appliquez du chaud (douche chaude ou crème chauffante décontracturante).
- Faites ensuite un massage circulatoire doux en remontant du pied vers le genou pour relaxer et éliminer les toxines.

CROISSANCE

La croissance de l'enfant fait l'objet d'un suivi médical régulier par le médecin traitant ou le pédiatre. Une croissance trop rapide peut en effet engendrer des problèmes de santé spécifiques tels qu'une déminéralisation, une déformation de la colonne vertébrale, des douleurs vertébrales ou articulaires, une plus grande fatigabilité, etc. Une croissance trop lente peut être liée à une déminéralisation ou à des problèmes hormonaux qui nécessitent des bilans biologiques spécifiques.

SOIGNER AU PLUS VITE

CROISSANCE TROP RAPIDE

- **Calcarea phosphorica 9 CH** si votre enfant grandit trop vite, ce qui fragilise ses vertèbres dorsales (tendance à se voûter) et sa cage thoracique (tendance aux pathologies respiratoires et pulmonaires).

- **Silicea 9 CH** s'il grandit trop rapidement et maigrit, ce qui le fragilise d'un point de vue immunitaire. Il est frileux mais paradoxalement, il transpire beaucoup des mains et des pieds. Il est parfois déminéralisé.
- **Kalium phosphoricum 9 CH** si l'enfant est fatigué physiquement et intellectuellement par sa croissance.
- **Calcarea fluorica 9 CH** chez un enfant qui grandit de façon dysharmonieuse (déviation de la colonne vertébrale, douleurs tendineuses, relâchement veineux) et a tendance au chevauchement des dents et aux caries.

Posologie : 2 granules 3 fois par jour pendant les poussées de croissance.

RETARD DE CROISSANCE DÛ À UNE DÉMINÉRALISATION

DANS TOUS LES CAS

- **Parathyroidinum 4 CH + Parathormone 5 CH**.
  Posologie : 2 granules 3 fois par jour pendant 3 mois.

AJOUTEZ

- **Silicea 5 CH**.
  Posologie : 2 granules 3 fois par jour 20 jours par mois pendant 3 mois

+

- **Sels de Schuessler 6 DH**.
  Posologie : 2 comprimés par jour pendant 2 à 3 mois.

+

- **Equisetum arvense TM** (ne pas donner avant 5 ans, car la TM est alcoolisée).
  Posologie : 10 gouttes diluées dans un verre d'eau 3 fois par jour pendant 2 à 3 mois.

+

- **Tuberculinum 9 CH** si l'enfant est mince, fragile, sujet aux infections ORL à répétition.
  Posologie : 5 granules tous les dimanches pendant 3 mois.

RETARD DE CROISSANCE DÛ À UN MANQUE D'HORMONES DE CROISSANCE

- **Somatormone 4 CH.**
  Posologie : 2 granules 3 fois par jour 21 jours par mois, pendant 3 mois.

DOULEURS DE CROISSANCE

- **Bryonia 5 CH** en cas de douleurs vertébrales et articulaires améliorées par le repos et la pression.
- **Articulation du poignet 4 CH** en cas de douleurs du poignet.
- **Articulation du genou 4 CH** en cas de douleurs du genou.
- **Vertebres dorsales 4 CH** en cas de douleurs des vertèbres dorsales.
- **Vertebres cervicales 4 CH** en cas de douleurs des vertèbres cervicales.
- **Ruta graveolens 4 CH** en cas de douleurs des tendons.

  Posologie : 2 granules 3 fois par jour jusqu'à amélioration.

MES CONSEILS EN +

- Une alimentation équilibrée, la pratique régulière d'une activité physique adaptée et un sommeil de qualité sont garants d'une croissance harmonieuse.

CROÛTES DE LAIT DU NOURRISSON

Également appelées « dermite séborrhéique », les croûtes de lait du nourrisson n'ont rien à voir avec le lait mais sont formées de sébum que la peau du bébé produit en excès dans les premiers mois de vie. Sans gravité, elles disparaissent en général vers 3-4 mois, lorsque la peau devient moins grasse. Mais elles nécessitent une bonne hygiène du cuir chevelu pour éviter d'éventuelles complications (infection).

Les symptômes

- Des croûtes jaunes sur le cuir chevelu du bébé et parfois sur ses sourcils.

Soigner au plus vite

DANS TOUS LES CAS

- **Viola tricolor 3 DH** pour drainer la peau du bébé.
  Posologie : 20 gouttes 3 fois par jour pendant une semaine avant tout autre traitement.

PUIS AJOUTEZ

- **Calcarea carbonica 7 CH** chez un bébé plutôt bien enrobé, transpirant du front et du cuir chevelu, ce qui aggrave ses croûtes de lait.
- **Antimonium crudum 7 CH** chez un bébé glouton qui peut présenter des croûtes de lait associées à des verrues et des vomissements.

  Posologie : 2 granules 3 fois par jour, dilués dans un petit biberon d'eau, jusqu'à amélioration des symptômes.

Mes conseils en +

- Nettoyez et assainissez le cuir chevelu avec de l'**huile de Bellis perenis** en frottant avec délicatesse pour décoller les croûtes.

CYSTITE

L'infection urinaire est fréquente chez le bébé et chez l'enfant, surtout chez la petite fille. Un microbe prolifère dans la vessie. Il faut soigner rapidement pour éviter que l'infection ne se propage au rein.

Les symptômes

- Chez le bébé, les signes ne sont pas toujours évidents à identifier. Il peut s'agir d'une fièvre isolée, parfois accompagnée de diarrhée, d'un manque d'appétit.
- Chez l'enfant plus grand : il se plaint d'une importante envie d'uriner avec des douleurs. Parfois, il redevient énurétique.
- Chez la petite fille, le pédiatre vérifiera l'absence d'objet étranger dans la vulve.

Soigner au plus vite

DANS TOUS LES CAS

- **Berberis vulgaris 4 CH + Uva ursi 4 CH.**
  Posologie : 2 granules de chaque 3 fois par jour jusqu'à amélioration.

AJOUTEZ

- **Cantharis 5 CH + Mercurius corrosivus 5 CH** en cas de brûlures et de sang dans les urines.
- **Benzoïcum acidum 5 CH** si les urines sentent mauvais.
- **Belladonna 5 CH** en cas de brûlures, de douleurs et de fièvre.

  Posologie : 2 granules de chaque 3 fois par jour jusqu'à amélioration.

EN CAS DE CYSTITES À RÉPÉTITION

- **Colibacillinum 4 CH + Sepia 5 CH.**

Ou

- **Serum anticolibacillaire 8 DH + Formica rufa 5 CH** (si **Colibacillinum** est insuffisant).
  Posologie : 2 granules de chaque 3 fois par jour jusqu'à amélioration.

Mes conseils en +

- Donnez les granules dès les premiers signes pour éviter que l'inflammation urinaire ne tourne à la franche infection.
- Faites boire à l'enfant 1 litre à 1,5 litre d'eau en ½ heure pour diluer au maximum les urines et évacuer tout de suite les germes. Cette mesure suffit souvent à enrayer l'infection.
- Si l'amélioration se fait attendre, votre médecin prescrira un examen cytobactériologique des urines pour identifier le germe en cause.

D

DARTRE

La peau de l'enfant est fragile et sujette aux dartres, surtout en hiver.

Les symptômes

- Desquamation et déshydratation en plaques au-dessus de la lèvre supérieure, sur les joues, au niveau du front ou du cuir chevelu.
- Les dartres peuvent s'accompagner de suintements.

Soigner au plus vite

- **Psorinum 9 CH** si les dartres se développent au froid, chez un enfant frileux qui a une peau malsaine. Les dartres provoquent des démangeaisons et suintent.
- **Graphites 5 CH** si les dartres s'accompagnent de fissurations et d'écoulements visqueux comme du miel qui se dessèchent pour former des croûtes. Elles se localisent près des narines, derrière les oreilles et au niveau du cuir chevelu. Il s'agit souvent d'un enfant bien en chair mais frileux.
- **Petroleum 5 CH** chez un enfant qui a une peau dure, sèche, cartonneuse, avec des fissurations aggravées en hiver avec parfois des saignements et des écoulements jaunâtres. Les dartres se localisent surtout au niveau des mains et près des orifices (nez, oreilles, bouche, paupières).
- **Alumina 5 CH** si l'enfant a la peau sèche, très fine, dure et fissurée ; il est fatigué.
- **Arsenicum album 5 CH** chez l'enfant dont la peau desquame et démange, avec la sensation de brûlure ; il est amélioré par des compresses chaudes. La peau ne se fissure pas.

Posologie : 2 granules 3 fois par jour du ou des médicaments jusqu'à amélioration.

Mes conseils en +

- Utilisez un savon surgras et si possible une eau non calcaire pour la toilette de votre enfant.
- Hydratez régulièrement sa peau avec de l'huile d'amande douce, du Cold-cream ou une crème au Calendula.
- Dans le Cold-cream, vous pouvez demander à votre pharmacien d'ajouter de l'**Arctium lappa** ou **Lappa major** (bardane) à 5 % pour aider à la cicatrisation de la peau.

DÉCHIRURE MUSCULAIRE

Une déchirure musculaire est une urgence médicale, qui nécessite parfois une intervention chirurgicale. En attendant de consulter, l'homéopathie peut soulager les symptômes.

Les symptômes

- Violente douleur musculaire lors d'un mouvement brusque ou d'un effort sportif inapproprié.
- Avec impossibilité de bouger son muscle.

Soulager au plus vite

DANS TOUS LES CAS

- **Arnica montana 9 CH.**
  Posologie : donnez le plus rapidement possible 2 granules, répéter toutes les heures jusqu'à amélioration.

AJOUTEZ

- **Sarcolacticum acidum 5 CH** pour soulager le muscle.
- **Cuprum metallicum 5 CH** si la déchirure s'accompagne de crampes musculaires.
- **Ledum palustre 5 CH** si la douleur est soulagée par le froid ou l'application de glace.
- **Apis mellifica 5 CH** si la déchirure s'accompagne d'un œdème soulagé par des compresses fraîches.

Posologie : 2 granules du ou des médicaments 3 fois par jour, jusqu'à amélioration des symptômes.

Mes conseils en +

- Appliquez le plus rapidement possible de la glace ou un spray réfrigérant sur le muscle pour soulager la douleur et limiter l'œdème. Évitez de manipuler le muscle.

A B C D E F G H I J K L M N O P Q R S T U V W X Y Z

DÉMANGEAISONS

Voir Eczéma (p. 169), Urticaire (p. 280), Varicelle (p. 284), Allergie (p. 88) et Gale (p. 183).

DENTS QUI POUSSENT DE TRAVERS

Les dents ne poussent pas toujours de façon harmonieuse. Dans la constitution fluorique, il n'est pas rare de voir une asymétrie du squelette associée à une mauvaise implantation des dents : elles se chevauchent dans une mâchoire souvent trop petite par rapport à la dentition qui se développe. Cela peut provoquer une dysharmonie du visage et des caries. Les dents peuvent aussi mal se placer en raison de la succion prolongée du pouce ou de la tétine.

Soigner au plus vite

- **Calcarea fluorica 9 CH** chez un enfant fluorique (voir p. 29).
- **Kreosotum 5 CH** si les dents sont noires avec des caries.
- **Silicea 5 CH** si l'enfant a tendance à se déminéraliser, il est mince, frileux et pourtant il transpire des mains et des pieds.
- **Pulsatilla 9 CH** si l'enfant recherche de la consolation en suçant son pouce ou sa tétine, ce qui favorise les problèmes de mâchoire.

Posologie : 2 granules 3 fois par jour du ou des médicaments, jusqu'à amélioration.

Mes conseils en +

- Emmenez votre enfant au moins une fois par an chez le dentiste pour dépister au plus tôt des troubles orthodontiques ou des caries dentaires. Un appareillage est parfois nécessaire.
- Pour que votre enfant cesse de sucer son pouce, badigeonnez son doigt d'une teinture-mère d'Aloe très amère.

DÉPRESSION

La dépression de l'enfant n'est pas toujours bien diagnostiquée car elle est souvent masquée par des troubles du comportement. Lorsqu'elle est prise en charge, elle est de plus en plus souvent traitée en allopathie par les antidépresseurs et les anxiolytiques, les somnifères et les régulateurs de l'humeur. Ces traitements doivent être réservés aux cas graves et prescrits pour un temps limité afin de réduire les risques de dépendance. L'homéopathie peut soigner des dépressions légères ou venir en relais des médicaments allopathiques. En attendant de consulter, vous pouvez donner les remèdes suivants pour atténuer les souffrances.

Les symptômes

- Typiques de la dépression : isolement, inhibition, tristesse, ennui, indifférence, dévalorisation de soi, ralentissement psychique, troubles du comportement alimentaire (anorexie…), insomnie.
- Moins typiques de la dépression, mais qui s'y rattachent : passivité, soumission, échec scolaire, tendance à perdre ses affaires, culpabilité, auto-agressivité…
- Certains symptômes surviennent en défense contre la dépression : turbulence, instabilité motrice ou psychologique, protestations, revendications, agressivité…

Soulager au plus vite

- **Natrum muriaticum 9 CH** chez un enfant taciturne qui s'isole, rejette la consolation, ne s'exprime pas verbalement (même devant le médecin). Il est déçu par les autres. Il maigrit malgré un appétit conservé.
- **Silicea 9 CH** chez un enfant intelligent mais qui manque de confiance en lui et se dévalorise. Il est très frileux et amaigri. Son inquiétude le fait transpirer des mains et des pieds malgré sa frilosité.
- **Tuberculinum 9 CH** chez un enfant fragile nerveusement et d'un point de vue immunitaire. Son appétit fluctue (gros appétit suivi de période d'anorexie). Il est instable psychiquement (période où il va bien, suivie de période de dépression). Il se sent incompris et passe par des périodes d'isolement puis de recherche de la consolation. Il a peur des chiens des autres mais aimerait avoir un chien à lui. Il dort mal et se réveille vers 3 heures du matin.
- **Sepia 9 CH** chez une fille triste, qui s'isole et broie du noir. Elle recherche un idéal qu'elle n'arrive pas à atteindre. Elle est en admiration devant son père.
- **Ignatia 9 CH** si l'enfant présente un comportement paradoxal : il pleure quand il devrait être gai et rit au lieu de pleurer face à des situations tristes.
- **Pulsatilla 9 CH** chez l'enfant qui recherche en permanence la consolation d'une personne chère, comme sa mère. Il a peur de l'inconnu et pleure pour un oui ou pour un non.
- **Ambra grisea 9 CH** chez l'enfant timide très émotif, qui ne cesse de pleurer. Son hypersensibilité lui fait perdre le sommeil. Il fuit la compagnie des autres.
- **Staphysagria 9 CH** si l'enfant est déprimé car il a subi des vexations. Il se sent rejeté par les autres et a du mal à exprimer son ressentiment. Le remède va l'aider à s'exprimer, ce qui lui permettra d'aller mieux.

- **Melatonium 9 CH** si l'enfant déprime à l'automne en raison de la baisse de la luminosité associée à une reprise de l'activité scolaire.
- **Phosphorus 9 CH** chez l'enfant qui devient mélancolique à la tombée de la nuit.
- **Arsenicum album 9 CH** chez un enfant anxieux et agité, qui a peur de la mort. Très méticuleux, il est aggravé entre 1 heure et 3 heures du matin.
- **Luesinum 9 CH** si l'enfant se sent mal la nuit au point d'en perdre le sommeil. Il a une peur phobique des microbes et se lave constamment les mains.
- **Mercurius solubilis 9 CH** si l'enfant est agressif vis-à-vis des autres et de lui-même. Il peut être cruel et avoir tendance à s'automutiler. Il a un tempérament hyperactif (esprit confus, précipitation dans son comportement, tremblements émotionnels…), ce qui provoque chez lui la peur de perdre la raison. Son hyperactivité le conduit à la dépression.
- **Thuya 9 CH** si l'enfant souffre d'idées fixes.

Posologie : 2 granules 3 fois par jour en attendant de consulter.

MES CONSEILS EN +

- Ne laissez jamais un enfant qui semble s'isoler sans consulter un homéopathe ou un psychiatre homéopathe. Cela peut cacher une déprime importante qu'il est nécessaire de prendre rapidement en charge.

DÉSHYDRATATION

Elle touche surtout l'enfant avant l'âge de 2 ans et peut avoir plusieurs causes : fièvre élevée pendant une période prolongée, canicule, transpiration excessive, diarrhée importante, vomissements répétés. Il s'agit toujours d'une urgence.

Les symptômes

- Le bébé n'a pas uriné depuis plus de 8 heures.
- Sa bouche et ses lèvres sont très sèches, craquelées, il a les yeux cernés.
- Sa peau au niveau du ventre garde le pli qu'on lui imprime.
- Il est assoiffé et somnolent.

Soulager au plus vite

- **China rubra 5 CH** si l'enfant a éliminé des sécrétions biologiques en excès (transpiration, vomissements, diarrhées).
- **Phosphorus 5 CH** contre les vomissements intempestifs.
- **Belladonna 5 CH** pour faire tomber une fièvre élevée qui provoque une forte transpiration.
- **Arsenicum album 5 CH** si l'enfant a des vomissements et une diarrhée prolongés.
- **Natrum muriaticum 5 CH** en cas de déshydratation suite à une maladie infectieuse, malgré une soif intense.

Posologie : 2 granules du ou des médicaments 3 fois par jour, jusqu'à amélioration (dissous au besoin dans un petit biberon d'eau).

Voir aussi Fièvre (p. 181), Insolation (p. 199), Vomissements (p. 290) et Gastro-entérite (p. 184).

MES CONSEILS EN +

- En cas de fièvre, donnez régulièrement de petites quantités d'eau à boire à votre enfant. S'il s'agit d'un bébé, préférez une solution de réhydratation orale (en pharmacie). De trop grandes quantités d'eau pourraient être rejetées.
- Surveillez sa température et faites-la tomber si elle dépasse les 39 °C pendant une période prolongée.
- Méfiez-vous si votre enfant devient somnolent et apathique, cela peut être un signe de déshydratation.
- Surveillez son poids car en cas de perte importante d'eau, il peut perdre jusqu'à 1,5 kilo.
- N'hésitez pas à appeler votre médecin, la déshydratation est une urgence qui peut nécessiter une hospitalisation pour réhydrater l'enfant à l'aide d'une perfusion.

DIARRHÉE

La diarrhée du nourrisson et de l'enfant peut avoir plusieurs causes. Une infection intestinale (gastro-entérite), une intolérance au lait de vache, une poussée dentaire, une infection ORL, une indigestion, une irritation du côlon voire un stress. Elle est dans la plupart des cas bénigne si elle est traitée rapidement.

LES SYMPTÔMES

- Augmentation du nombre de selles (plus d'une par repas) et modification de leur consistance (elles deviennent liquides).

SOIGNER AU PLUS VITE

DANS TOUS LES CAS

- **Ipeca 5 CH** quelle que soit la cause de la diarrhée, surtout si elle s'accompagne de nausées et que votre enfant ne se sent pas mieux après être allé à la selle.
  Posologie : 2 granules 3 fois par jour jusqu'à amélioration des symptômes (éventuellement dilués dans un biberon d'eau).

AJOUTEZ

En fonction de l'aspect des diarrhées

- **Podophyllum peltatum 5 CH** si les diarrhées sont abondantes, liquides et s'expulsent en jets.
- **Ricinus communis 5 CH** si elles sont indolores mais abondantes et déshydratantes.
- **Mercurius solubilis 5 CH** si elles s'accompagnent de glaires verdâtres.
- **Veratrum album 5 CH** si elles s'accompagnent de sueurs froides et de malaises pouvant aller jusqu'à l'évanouissement. Avec chute de tension.
- **Rheum 5 CH** si les diarrhées sont acides et brûlantes, en particulier lors d'une poussée dentaire ou après l'ingestion de fruits pas assez mûrs.

  Posologie : 2 granules du ou des médicaments 3 fois par jour, jusqu'à amélioration des symptômes (éventuellement dilués dans un biberon d'eau).

En fonction de leur cause

- **Chamomilla 5 CH** si les diarrhées sont liées à une poussée dentaire.
- **Antimonium crudum 5 CH** si la diarrhée est due à une indigestion et qu'elle s'accompagne de nausées.
- **Aethusa cynapium 5 CH** si la diarrhée est due à une intolérance au lait.

- **Arsenicum album 5 CH** si la diarrhée est due à une intoxication alimentaire, qu'elle s'accompagne de vomissements et de douleurs abdominales soulagées par une bouillotte.
- **Argentum nitricum 5 CH** si la diarrhée est due au trac, votre enfant est nerveux et agité.
- **Gelsemium 5 CH** si la diarrhée est due au trac, votre enfant est abattu et perd ses moyens (le trac l'inhibe).

Posologie : 2 granules du ou des médicaments 3 fois par jour, jusqu'à amélioration des symptômes (éventuellement dilués dans un biberon d'eau).

Pour mieux récupérer

- **China rubra 5 CH** en cas de fatigue intense et prolongée liée à la diarrhée.
Posologie : 2 granules 3 fois par jour jusqu'à amélioration des symptômes (éventuellement dilués dans un biberon d'eau).

MES CONSEILS EN +

- La plupart du temps, la diarrhée est bénigne et guérit en quelques jours grâce à des mesures hygiéno-diététiques adaptées. Son seul danger : la déshydratation, surtout chez le nourrisson et l'enfant de moins de 2 ans.
- Consultez, surtout s'il s'agit d'un bébé. Commencez par supprimer le lait de l'alimentation et proposez régulièrement une solution de réhydratation adaptée.
- Donnez du riz, des carottes cuites, des pommes crues et des bananes.
- Lavez-vous plusieurs fois par jour les mains car la diarrhée est très contagieuse.
- Lavez-vous systématiquement les mains avant de vous occuper de votre bébé.

DOULEURS

Chute, douleur de croissance, mal de dos, mal à la tête, mal au ventre… l'enfant a souvent mal quelque part mais, heureusement, cette douleur est rarement le signe d'une affection grave. Ce qui ne signifie nullement qu'il ne faut pas la soulager au plus vite.

SOULAGER AU PLUS VITE

SELON LES CARACTÉRISTIQUES DE LA DOULEUR

- **Ledum palustre 5 CH** si la douleur est soulagée par le froid ou la glace.
- **Apis mellifica 5 CH** si la douleur est soulagée par le froid et s'accompagne d'un œdème.
- **Arsenicum album 5 CH** si la douleur est soulagée localement par le chaud (bouillotte, compresses chaudes…).
- **Mercurius solubilis 5 CH** si la douleur est aggravée par le chaud et le froid et se manifeste plutôt de nuit.
- **Aconitum napellus 5 CH** si la douleur est déclenchée par un coup de froid sec.
- **Dulcamara 5 CH** si la douleur est déclenchée par l'humidité (pluie) ou par un séjour en milieu humide (piscine, mer, lac…).
- **Rhus toxicodendron 5 CH** si la douleur est soulagée par le mouvement et aggravée par l'humidité froide.
- **Pulsatilla 5 CH** si la douleur est soulagée par le mouvement lent.
- **Sepia 5 CH** si la douleur est soulagée par le mouvement rapide, voire brusque.
- **Valeriana 5 CH** si la douleur est renforcée par l'immobilité et empêche l'enfant de dormir.
- **Arnica montana 5 CH** si la douleur ressemble à une contusion, une contracture ou des courbatures, et est soulagée par le repos.
- **Magnesia phosphorica 5 CH** si la douleur est spasmodique et améliorée par la pression ou en étant plié en deux.

- **Dioscorea 5 CH** si l'enfant est amélioré en extension.
- **Bryonia 5 CH** si la douleur est soulagée par le repos et la pression, aggravée au moindre mouvement.
- **Belladonna 5 CH** si la douleur s'accompagne de fièvre et de rougeurs.

Posologie : 2 granules du ou des médicaments 3 fois par jour, jusqu'à amélioration des symptômes.

SELON LE COMPORTEMENT DE L'ENFANT FACE À LA DOULEUR

Aux remèdes précédents, ajoutez :

- **Gelsemium 9 CH** si la douleur le laisse tremblant, abattu physiquement et psychiquement.
- **Ignatia amara 9 CH** si la distraction le soulage et que l'intensité de la douleur change selon son humeur.
- **Natrum muriaticum 9 CH** s'il souffre en silence, stoïque il préfère l'isolement à la compagnie.
- **Sepia 9 CH** si la douleur le déprime, il a tendance à s'isoler.
- **Chamomilla 9 CH** si la douleur le rend hypersensible et agressif.

Posologie : 2 granules du ou des médicaments 3 fois par jour, jusqu'à amélioration des symptômes.

SELON LA LOCALISATION DE LA DOULEUR

Ajoutez selon l'endroit où il souffre :

Cheville

Voir Entorse (p 174).

Cou

Voir Torticolis (p. 276).

Dents

Voir Poussée dentaire (p. 241) et Caries dentaires (p. 123).

Dos

Voir Mal au dos (p. 204).

Tendons

- **Ruta graveolens 5 CH + Arnica montana 9 CH.**
  Posologie : 2 granules du ou des médicaments 3 fois par jour, jusqu'à amélioration des symptômes.

Tête

Voir Mal de tête/Migraine (p. 206).

Ventre

Voir Mal au ventre (p. 205).

Membres supérieurs

- **Actea racemosa 5 CH + Kalmia latifolia 5 CH** contre les douleurs cervico-brachiales.
- **Rhus toxicodendron 5 CH + Lachesis 5 CH + Kalmia latifolia 5 CH** contre les douleurs du bras gauche.
- **Lycopodium 5 CH** contre les douleurs du bras droit.

Posologie : 2 granules du ou des médicaments 3 fois par jour, jusqu'à amélioration des symptômes.

Os

- **Aurum metallicum 5 CH** si les douleurs se situent dans la partie externe des os longs et sont aggravées la nuit.
- **Eupatorium perfoliatum 5 CH** si les douleurs osseuses sont généralisées, avec des courbatures, la position allongée soulage.
- **Luesinum 5 CH** si les douleurs sont plus intenses la nuit.

Posologie : 2 granules du ou des médicaments 3 fois par jour, jusqu'à amélioration des symptômes.

Voir aussi Croissance (p. 147) et Fracture (p. 183).

A B C D E F G H I J K L M N O P Q R S T U V W X Y Z

DYSLEXIE

Les troubles dyslexiques nécessitent une rééducation orthophonique parfois associée à une prise en charge par un psychologue ou un pédopsychiatre. L'homéopathie est un complément pour permettre à l'enfant de s'exprimer et de surmonter plus facilement sa dyslexie.

SOULAGER AU PLUS VITE

- **Agaricus 9 CH** chez un enfant agité, qui présente des tics, écrit en inversant les syllabes et « avale » les mots ou les syllabes en lisant.
- **Kalium bromatum 9 CH** si l'enfant est perturbé par ses mouvements incessants des mains qui l'empêchent de se concentrer.
- **Argentum nitricum 9 CH** chez l'enfant précipité, déconcentré, qui saute des mots ou des phrases lorsqu'il lit ou oublie des lettres lorsqu'il écrit.
- **Tarentula hispanica 9 CH** chez l'enfant distrait par son hyperactivité physique ; il est étourdi et n'arrive pas à se concentrer sur son travail.
- **Gelsemium 9 CH** chez l'enfant anxieux débordé par le trac, qui n'arrive plus à retrouver ses mots, bégaie, tremble et devient dyslexique.

Posologie : 2 granules du ou des médicaments 3 fois par jour, jusqu'à amélioration.

MES CONSEILS EN +

- Soyez patient avec votre enfant et restez pédagogue. Demandez-lui de lire à haute voix quelques pages tous les jours, faites-lui relire ou écrire les mots difficiles. Si vous n'êtes pas suffisamment disponible, demandez à un étudiant de le faire à votre place.

E

ÉCHARDE

L'enfant a vite fait de se planter une écharde dans la peau lorsqu'il joue dans le jardin, en forêt ou avec un bout de bois. C'est parfois la croix et la bannière pour la lui ôter car il a peur d'avoir mal.

SOULAGER AU PLUS VITE

DANS TOUS LES CAS

- **Calendula TM** ou **Echinacea TM** en compresse pour désinfecter puis essayez d'enlever l'écharde avec une pince à épiler elle-même désinfectée.

AJOUTEZ

- **Silicea 5 CH** si l'écharde n'est pas entièrement sortie.
- **Belladonna 5 CH** en cas de simple inflammation avec rougeur, chaleur et douleur vive même à l'effleurement.
- **Pyrogenium 9 CH + Hepar sulfur 5 CH** s'il y a une légère suppuration, pour accélérer l'élimination du pus.

  Posologie : 2 granules 3 fois par jour jusqu'à ce que l'écharde sorte.

- **Hypericum 5 CH** si la douleur persiste après l'extraction de l'écharde.
  Posologie : 2 granules 3 fois par jour jusqu'à amélioration.

MES CONSEILS EN +

- Très souvent, l'écharde sortira d'elle-même grâce à **Silicea**. Dans le cas contraire, consultez afin que le médecin pratique une petite intervention pour l'enlever.

ÉCORCHURE

En tombant, votre enfant s'est éraflé les genoux, il s'est piqué le doigt avec une épine…

SOIGNER AU PLUS VITE

LE 1ER RÉFLEXE

- **Calendula TM** en application locale pour désinfecter.

DANS TOUS LES CAS :

- **Pyrogenium 9 CH** pour stimuler les défenses de l'organisme. *Posologie :* 2 granules 3 fois par jour jusqu'à amélioration des symptômes.

AJOUTEZ

- **Silicea 5 CH + Hypericum perforatum 5 CH** si votre enfant s'est écorché avec une aiguille ou une épine.
- **Silicea 5 CH** si des échardes ou des morceaux de verre restent localisés sous la peau.
- **Nitricum acidum 5 CH** si l'écorchure se couvre de petites fissures jaunâtres.
- **Argentum nitricum 5 CH** si l'écorchure commence à s'ulcérer.

Posologie : 2 granules 3 fois par jour jusqu'à amélioration des symptômes.

MES CONSEILS EN +

- Avant de désinfecter, nettoyez bien la plaie avec de l'eau et du savon et vérifiez qu'il n'y reste aucun petit débris (petits cailloux, épine, écharde, grain de sable…).

ECZÉMA

Cette maladie de peau est de plus en plus fréquente chez les enfants. Elle apparaît chez les nourrissons au terrain dit « atopique » vers l'âge de 3 mois et disparaît généralement entre 4 et 6 ans. Mais le terrain atopique demeure et peut se manifester autrement (asthme, rhinite allergique, rhume des foins...).

LES SYMPTÔMES

- Chez le nourrisson, les plaques sont rouges couvertes de petites vésicules qui ont tendance à suinter et grattent beaucoup. Elles siègent surtout au niveau du front, des joues et des pommettes.
- Chez l'enfant plus grand, les lésions sont généralement sèches et desquament (la peau pèle). Elles se localisent surtout au niveau des plis des coudes, l'arrière des genoux, de l'oreille, au niveau des membres et parfois du thorax.
- La maladie évolue par poussées entre lesquelles la peau est normale mais fragile et sèche.

SOIGNER AU PLUS VITE

SELON L'ASPECT

ECZÉMA SEC

- **Arsenicum album 5 CH** si l'eczéma provoque une sensation de brûlure, soulagée par l'application de chaleur locale (compresse chaude, bouillotte). La peau desquame. L'eczéma alterne avec des problèmes digestifs ou respiratoires.
- **Berberis aquifolium 5 CH** s'il y a des démangeaisons et que la peau desquame. Il y a souvent des problèmes hépatiques associés (ictère, nausées, selles claires et décolorées).
- **Natrum muriaticum 5 CH** si l'eczéma est aggravé en bord de mer. La peau est sèche et se fendille.

- **Sepia 5 CH** si la peau a un aspect jaune et ridée avec des taches noirâtres.

Posologie : 2 granules 3 fois par jour jusqu'à amélioration.

ECZÉMA SUINTANT

- **Graphites 5 CH** si l'eczéma suinte légèrement et provoque des croûtes en séchant ; l'enfant est frileux et cicatrise mal.
- **Staphylococcinum 9 CH** ou **Pyrogenium 9 CH** si l'eczéma est infecté.
- **Petroleum 5 CH** en cas d'eczéma « d'hiver » aggravé par le froid, douloureux et fissuré de noir.

SELON LA LOCALISATION

- **Calcarea picrata 5 CH** si l'eczéma se situe dans le conduit auditif.
- **Actaea spicata 5 CH** si l'eczéma se situe sur les mains.
- **Staphysagria 5 CH** si l'eczéma se situe au niveau du cuir chevelu et du visage et s'accompagne de démangeaisons.
- **Lilium tigrinum 5 CH** s'il siège au niveau des parties génitales.
- **Croton tiglium 5 CH** s'il siège au niveau des parties génitales et s'accompagne de démangeaisons intenses et de brûlures, avec des vésicules ; il alterne avec des diarrhées.
- **Graphites 5 CH** s'il siège au niveau des plis du genou ou du coude.

Posologie : 2 granules 3 fois par jour jusqu'à amélioration des symptômes.

MES CONSEILS EN +

- Les médicaments cités ci-dessus sont symptomatiques. Ils doivent être accompagnés d'un traitement de fond visant à soigner le terrain atopique afin de prévenir les poussées et de les espacer. Pour cela, consultez votre médecin homéopathe.
- La peau atopique est très sèche. Cette sécheresse favorise l'inflammation, l'irritation et les poussées d'eczéma. Il faut donc l'hydrater tous les jours avec des produits adaptés émollients, hydratants et hypoallergéniques, sans parfum ni conservateur.

ÉLECTROSENSIBILITÉ

Voir Hypersensibilité (p. 194).

ÉLONGATION MUSCULAIRE

Le muscle est étiré anormalement lors d'un effort sportif, provoquant une douleur qui empêche de poursuivre la pratique.

SOIGNER AU PLUS VITE

DANS TOUS LES CAS

- Appliquez localement de l'**Arnica TM** sur des compresses imbibées d'eau fraîche. À renouveler toutes les heures au début puis toutes les 3 heures.

AJOUTEZ

- **Arnica montana 9 CH + Cuprum metallicum 5 CH + Lacticum acidum 5 CH.**
  Posologie : 2 granules de chaque à prendre le plus rapidement possible et à renouveler 3 fois par jour jusqu'à amélioration.

- **Ruta graveolens 5 CH** si les tendons sont douloureux.
- **Ledum palustre 5 CH** si la douleur est soulagée par l'application de glace.

Posologie : 2 granules de l'un ou des médicaments 3 fois par jour, jusqu'à amélioration.

Mes conseils en +

- Appliquez de la glace ou des compresses glacées pour soulager tout en protégeant la peau avec un linge pour éviter les brûlures.
- Arrêtez le sport et mettez le muscle au repos pendant 4 à 7 jours pour éviter que l'élongation ne se transforme en claquage ou franche déchirure musculaire.

ENFANT MORDEUR

Voir Agressivité (p. 87).

ENFANT « POT DE COLLE »

Il est tout le temps dans les jupes de sa mère et recherche la consolation dès qu'il a une petite contrariété. L'homéopathie peut aider l'enfant à prendre de l'assurance et à s'ouvrir plus facilement aux autres.

Soulager au plus vite

- **Pulsatilla 9 CH** chez un enfant émotif et impressionnable, qui recherche la présence d'une personne en qui il a confiance, souvent sa mère (ou à défaut, son doudou). Ce contact physique le rassérène.
- **Ambra grisea 9 CH** chez un enfant timide qui pleure souvent. Même la musique le fait pleurer. Il est collé à sa mère et fuit la société car il a peur des inconnus.
- **Silicea 9 CH** chez un enfant affaibli, maigre et déminéralisé, hypersensible, qui a besoin d'affection pour trouver confiance en lui.

Posologie : 2 granules du ou des médicaments 3 fois par jour jusqu'à amélioration.

MES CONSEILS EN +

- L'enfant « pot de colle » a du mal à couper le cordon ombilical. Ne renforcez pas cette tendance en le surprotégeant. Incitez-le en douceur à aller vers les autres en lui faisant pratiquer un sport ou une activité artistique comme le théâtre ou la danse. Ou faites-lui consulter un psychologue.

A B C D E F G H I J K L M N O P Q R S T U V W X Y Z

ENROUEMENT

Les enfants vivent dans un environnement bruyant (cours de récréation, cantine), où ils ont naturellement tendance à élever la voix pour se faire entendre. À force de trop crier, la voix peut lâcher.

LES SYMPTÔMES

- La voix est rauque, un peu voilée ou éraillée. Elle perd de sa clarté.

SOIGNER AU PLUS VITE

- **Arnica montana 9 CH** si l'enfant est enroué après avoir parlé, chanté ou crié trop longtemps.
- **Causticum 7 CH** si votre enfant est enroué le matin et le soir, boire froid améliore sa voix.
- **Rhus toxicodendron 5 CH** s'il est aphone le matin mais que parler lui fait retrouver la voix.
- **Phosphorus 7 CH** s'il est enroué le soir.
- **Arum triphyllum 5 CH** s'il passe du grave à l'aigu sans maîtriser sa voix (consultez : un kyste des cordes vocales peut être en cause).

- **Aconitum napellus 5 CH** s'il s'est enroué brutalement après un coup de froid sec.
- **Dulcamara 5 CH** s'il s'est enroué brutalement après un coup de froid humide.

Posologie : 2 granules du ou des médicaments 3 fois par jour jusqu'à amélioration.

MES CONSEILS EN +

- Le manque d'hydratation est souvent en cause. Faites boire à votre enfant beaucoup d'eau ou du thé léger sucré au miel pour lubrifier ses cordes vocales.
- Humidifiez l'air de sa chambre car la sécheresse de l'air favorise l'enrouement.

ENTORSE

L'enfant n'est pas à l'abri de se tordre la cheville : une mauvaise chute en faisant du sport ou en courant, et c'est l'entorse.

LES SYMPTÔMES

- Douleur articulaire.
- Gonflement de la cheville.
- Éventuellement apparition d'un hématome en cas d'entorse grave.

SOULAGER AU PLUS VITE

DANS TOUS LES CAS

- **Arnica montana 9 CH.**
  Posologie : 2 granules 3 fois par jour jusqu'à amélioration des symptômes.

AJOUTEZ

- **Ruta graveolens 5 CH** si les tendons sont atteints.
- **Bryonia 5 CH** si la douleur est soulagée par la pression et par le repos.
- **Rhus toxicodendron 5 CH** si la douleur est soulagée par le mouvement.
- **Ledum palustre 5 CH** si la douleur est soulagée par le froid ou la glace.
- **Apis mellifica 5 CH** en cas d'œdème soulagé par l'application de compresses fraîches.

Posologie : 2 granules 3 fois par jour jusqu'à amélioration des symptômes.

EN CAS D'ENTORSES À RÉPÉTITION

- **Calcarea fluorica 9 CH**.
  Posologie : 1 dose toutes les semaines.

- **Natrum carbonicum 5 CH** si l'enfant souffre d'un relâchement ligamentaire ou articulaire.
  Posologie : 2 granules 3 fois par jour jusqu'à amélioration des symptômes.

MES CONSEILS EN +

- Appliquez le plus rapidement possible de la glace pour limiter l'œdème.
- Immobilisez l'articulation par un bandage ou une attelle pendant quelques jours.
- Dans tous les cas, même bénins, consultez : une rééducation de kinésithérapie est conseillée pour renforcer la proprioception et les muscles de la cheville afin d'éviter la récidive.

ÉNURÉSIE

Voir Pipi au lit (p. 236).

ÉPILEPSIE

Cette maladie est très souvent régulée par des médicaments neurologiques. L'homéopathie a néanmoins son intérêt comme traitement adjuvant des crises.

Les symptômes

- Convulsions avec mouvements désordonnés des membres qui aboutissent à une crise de tétanie avec raideur musculaire.
- La crise se termine par un relâchement musculaire complet, y compris des muscles involontaires, avec émission d'urine.

Soulager au plus vite

AU MOMENT DE LA CRISE

- **Ignatia 5 CH** pour l'état de tétanie et de raideur.
- **Tarentula hispanica 5 CH** pour l'état d'agitation générale.
- **Cicuta virosa 5 CH** pour les spasmes généralisés aggravés par la moindre stimulation sensorielle (bruit, lumière, odeur), avec raidissement de tout le corps, tétanie et tendance à l'hystérie.
- **Oenanthe crocata 5 CH** en cas de crise épileptique après un traumatisme, avec chute en arrière et inconscience profonde.
- **Belladonna 5 CH** en cas de crise déclenchée par une poussée de fièvre, les pupilles sont dilatées.
- **Stramonium 5 CH** si la crise est déclenchée par une lumière vive.

Theridion 5 CH si la crise est déclenchée par le moindre bruit.

Posologie : administrez 1 à 2 granules dès les premiers signes de la crise entre la gencive et la lèvre inférieure. Donnez 2 granules 3 fois par jour entre les crises, pour les espacer.

Voir aussi Convulsions (p. 138).

APRÈS LA CRISE

China rubra 7 CH pour surmonter la fatigue après la crise d'épilepsie.
Posologie : 2 granules 3 fois par jour pendant 2 à 3 jours.

MES CONSEILS EN +

- Dès le début de la crise, mettez un mouchoir dans la bouche de l'enfant pour éviter qu'il se morde la langue.
- Évitez de vous affoler, la crise se termine toujours au bout d'une quinzaine de minutes.

ÉRYTHÈME FESSIER DU BÉBÉ

La peau du bébé est fragile et encore immature. Aussi est-elle facilement agressée par l'humidité et l'acidité des urines et des selles qui macèrent dans la couche.

LES SYMPTÔMES

- Fesses rouges, irritées par le frottement de la couche et la macération de l'urine et des excréments.
- L'irritation peut se transformer en érosion de la peau, avec l'apparition de petites cloques ou de petits boutons.

SOIGNER AU PLUS VITE

DANS TOUS LES CAS

- **Belladonna 5 CH** si les fesses de votre bébé sont rouges, chaudes et douloureuses.

AJOUTEZ

- **Medorrhinum 9 CH** si l'érythème est dû à une macération de l'urine et des selles ; le bébé dort sur le ventre.
- **Chamomilla 5 CH** si l'érythème est dû à une diarrhée associée à une poussée dentaire.
- **Aethusa cynapium 5 CH + Iris versicolor 5 CH** si l'érythème est dû à des irritations acides (notamment en cas d'intolérance au lait).

Posologie : 2 granules 3 fois par jour jusqu'à amélioration des symptômes, dilués dans un petit biberon d'eau.

MES CONSEILS EN +

- Changez souvent la couche de votre bébé, même si elle s'affiche « super-absorbante ». Faites-le systématiquement après chaque selle. Préférez les couches en coton à jeter ou à laver au savon de Marseille.
- Lavez-lui les fesses à l'eau tiède avec un peu de coton.
- Évitez les lingettes qui peuvent être allergisantes et dont la plupart contiennent des produits chimiques (perturbateurs endocriniens).
- Choisissez des produits d'hygiène hypoallergéniques, sans savon et sans parfum.

ÉTERNUEMENT

Voir Rhinopharyngite (p. 252) et Rhume des foins (p. 255).

EXCITATION

Voir Agitation (p. 85).

F

FATIGUE

L'hiver a été long et votre enfant a enchaîné les petits soucis de santé (rhume, otite, rhino…). L'année scolaire n'est pas encore finie et la fatigue se fait ressentir. Il faut réagir !

Soulager au plus vite

- **Natrum muriaticum 5 CH** pour récupérer d'une maladie infectieuse.
- **Gelsemium 9 CH** si la fatigue est due à une forte fièvre (sans soif), qui laisse l'enfant abattu.
- **China rubra 9 CH** si la fatigue est liée à une diarrhée, à des vomissements ou à de la fièvre avec beaucoup de transpiration.
- **Silicea 9 CH** si la fatigue est liée à une déminéralisation chez un enfant maigre et frileux.
- **Kalium phosphoricum 9 CH** si l'enfant grandit trop vite ou si l'enfant ou l'ado est épuisé par le travail scolaire. C'est la fatigue du 2e trimestre.
- **Anacardium orientalis 9 CH** si la fatigue et le surmenage le poussent au grignotage qui calme l'enfant.
- **Baryta carbonica 9 CH** si la fatigue scolaire engendre de la lenteur et un ralentissement autant physique que psychique, voire un retard scolaire.

- **Arnica montana 9 CH + Lacticum acidum 5 CH** si la fatigue fait suite à un effort physique ou sportif important.

  Posologie : 2 granules du ou des médicaments 3 fois par jour, jusqu'à amélioration des symptômes.

MES CONSEILS EN +

- Chez l'enfant, le simple repos suffit la plupart du temps à remonter la pente. Cela signifie des heures de coucher pas trop tardives et régulières. Y compris le week-end ou pendant les vacances scolaires car les changements de rythme sont souvent une source de fatigue.
- Ne multipliez pas trop les activités extrascolaires, qui rajoutent des contraintes aux enfants. L'activité physique doit rester le plus possible une détente, sans viser la performance.
- L'enfant a aussi besoin de jouer longuement et librement pour se ressourcer.

FATIGUE OCULAIRE

Les longues heures passées à regarder le tableau dans la journée, la télé et l'ordinateur fatiguent les yeux. On réagit avec l'homéopathie.

LES SYMPTÔMES

- Les yeux piquent, sont secs et larmoient.
- La vision peut devenir floue
- L'enfant a du mal à supporter la lumière vive.

SOIGNER AU PLUS VITE

- **Arnica montana 9 CH** si votre enfant a lu ou travaillé trop longtemps sur ordinateur.

- **Ruta graveolens 5 CH** s'il a des difficultés d'accommodation.
- **Euphrasia 5 CH** s'il a les yeux rouges, larmoyants et irrités.
- **Dubosia 5 CH** s'il ne supporte pas la lumière et que ses pupilles sont dilatées.
- **Stramonium 5 CH** s'il ne supporte pas la lumière vive, qui le rend agressif mais a besoin d'une petite lumière pour se rassurer.
- **Manganum metallicum 5 CH** s'il ne supporte pas la lumière et que ses yeux sont secs.

Posologie : 2 granules du ou des médicaments 3 fois par jour, jusqu'à amélioration des symptômes.

MES CONSEILS EN +

- Une fatigue oculaire peut être liée à un surmenage ponctuel des yeux : trop de lecture, trop d'ordinateur, trop de télé. Faites décrocher votre enfant en l'envoyant jouer dans le jardin !
- S'il continue de se plaindre, ne tardez pas à consulter un ophtalmologue. La fatigue visuelle est peut-être liée à une hypermétropie ou à un astigmatisme. Une paire de lunettes adaptée est alors nécessaire.

FIÈVRE

Les épisodes de fièvre sont très fréquents chez l'enfant et témoignent du fait que son organisme se défend contre un virus ou un microbe. La fièvre stimule en effet le processus immunitaire. Elle ne doit donc pas vous alarmer puisqu'elle est signe de bonne santé : le corps réagit contre l'infection. Par conséquent, il faut savoir la respecter et lui donner le temps d'agir sans vouloir à tout prix la faire baisser. À moins qu'elle n'atteigne d'emblée des températures très élevées, au-delà de 39,5 °C, en particulier chez un bébé. L'homéopathie aide à la réguler.

A B C D E F G H I J K L M N O P Q R S T U V W X Y Z

Les symptômes

- Une température prise par voie rectale qui dépasse les 38 °C.

Soulager au plus vite

- **Aconitum napellus 7 CH** en cas de forte fièvre soudaine, tant que votre enfant ne transpire pas.
- **Belladonna 7 CH** en cas de forte fièvre, si l'enfant transpire, a la bouche sèche et ne supporte pas la lumière.
- **Ferrum phosphoricum 5 CH** si la température est peu élevée chez un enfant très fatigué et au visage pâle (tendance à l'anémie).
- **Bryonia 7 CH** si la fièvre de votre enfant est accompagnée de soif de grandes quantités d'eau.
- **Stramonium 15 CH** si la fièvre provoque des cauchemars accompagnés d'agressivité.
- **Thuya 5 CH** si la poussée de fièvre est liée à un vaccin.
- **Chamomilla 7 CH** si la température est consécutive à une poussée dentaire.

Posologie : 2 granules 3 fois par jour jusqu'à amélioration des symptômes (éventuellement dilués dans un biberon d'eau).

Mes conseils en +

- Consultez toujours en cas de fièvre car elle est signe d'une infection dont il est important de connaître la cause. Celle-ci peut être bénigne (un simple rhume, une percée dentaire) mais peut aussi cacher une maladie plus sérieuse. Un diagnostic s'impose.
- Ne faites pas à tout prix baisser la fièvre mais restez vigilant. Certains symptômes doivent vous alerter immédiatement : votre enfant dort sans arrêt, il vomit tout liquide absorbé, il a la diarrhée, il a du mal à respirer, etc.
- Ne couvrez pas trop votre enfant et faites-le dormir dans une chambre à 19 °C. Si la température de l'enfant dépasse 39 °C, donnez un bain à 37 °C pendant un quart d'heure pour la faire baisser.

FRACTURE (CONSOLIDATION DE)

Les fractures sont fréquentes chez l'enfant. Heureusement, elles se consolident plus vite que chez l'adulte !

SOIGNER AU PLUS VITE

- **Arnica montana 9 CH** pour traiter les conséquences du choc qui a causé la fracture.
- **Calcarea carbonica 5 CH + Calcarea phosphorica 5 CH + Calcarea fluorica 5 CH + Silicea 5 CH** pour renforcer les os.
- **Symphytum 9 CH** pour accélérer la soudure des os.

Posologie : 2 granules du ou des médicaments 3 fois par jour, pendant 2 mois.

MES CONSEILS EN +

- L'homéopathie n'intervient qu'après la prise en charge médicale (radio + plâtre, voire chirurgie). Elle ne guérit pas la fracture mais accélère la consolidation de l'os).

G

GALE

Cette maladie de peau très contagieuse est malheureusement en recrudescence. Elle est liée à un parasite, le sarcopte de la gale, qui se multiplie sous l'épiderme.

Les symptômes

- Démangeaisons intenses.
- Traînées rougeâtres sur la peau.

Soigner au plus vite

DANS TOUS LES CAS

- Appliquer une lotion spécifique de type **Ascabiol** ou **Aphtiria** (benzoate de benzyle).

AJOUTEZ

- **Psorinum 9 CH** en alternance avec **Sulfur 5 CH** pour renforcer les défenses de l'organisme et limiter les démangeaisons.
  Posologie : 2 granules de chaque 3 fois par jour pendant toute la durée des démangeaisons (en général 10 à 15 jours).

Mes conseils en +

- Traitez préventivement l'entourage, même en l'absence de signe clinique.
- Désinfectez les vêtements et la literie avec une poudre insecticide.

GASTRO-ENTÉRITE

Cette infection de l'estomac et des intestins est très fréquente chez l'enfant. Et pour cause : elle est aussi très contagieuse et se répand à grande vitesse en cas d'épidémie.

Les symptômes

- Nausées, vomissements.
- Diarrhées répétées.
- Douleurs dans le ventre.
- Perte d'appétit.
- Fièvre.

Soigner au plus vite

- **Arsenicum album 5 CH** en cas de gastro-entérite virale (gastro-entérite de l'hiver).
- **Arsenicum album 15 CH** si la gastro-entérite s'accompagne d'anxiété et d'agitation.
- **Baptisia tinctoria 5 CH** en cas de gastro-entérite due à une intoxication alimentaire, avec atteinte de l'état général.
- **Aconitum napellus 9 CH** si la gastro-entérite est apparue après un coup de froid sec.
- **Dulcamara 7 CH** si elle apparaît par temps humide.
- **China rubra 5 CH** en cas de forte transpiration, avec fatigue et température élevée.
- **Veratrum album 7 CH** si l'enfant transpire beaucoup et fait un malaise, avec hypotension.

Posologie : 2 granules du ou des médicaments 3 fois par jour, jusqu'à amélioration.

- **Phosphorus 9 CH** en cas de vomissements intenses, irrépressibles, clairs comme de l'eau et aggravés le soir.
Posologie : 1 dose par jour pendant 3 jours.

Voir aussi Diarrhée (p. 160) et Vomissement (p. 290).

Mes conseils en +

- Pas d'affolement, la « gastro » est souvent plus impressionnante que grave. Le danger principal est la déshydratation, surtout chez les bébés. Faites boire le petit malade régulièrement et en petites quantités. Chez le bébé, optez pour une solution de réhydratation (en pharmacie) et consultez s'il a plusieurs selles liquides par jour.
- Si l'enfant n'a pas faim, ne le forcez pas à manger. Contre la diarrhée, privilégiez les carottes cuites, le riz blanc (boire l'eau de cuisson) et les bananes.
- Lavez-vous plusieurs fois par jour les mains surtout après avoir changé la couche avant de préparer le repas et avant de manger.

GAZ

Voir Ballonnements (p. 110) et Coliques du nourrisson (p. 132).

GERÇURE

Plus fine et plus perméable que la peau de l'adulte, la peau du bébé et de l'enfant est fragile. En hiver, le froid ou l'humidité favorisent sa déshydratation.

Les symptômes

- Fissures plus ou moins profondes de la peau qui prend un aspect fendillé.
- Elles s'accompagnent généralement de douleur.

Soigner au plus vite

Crevasses au niveau des lèvres

- **Natrum muriaticum 9 CH** si la gerçure est située sur la lèvre inférieure en son milieu.
- **Natrum muriaticum 9 CH + Nitricum acidum 5 CH** si la gerçure est située sur la commissure des lèvres, elle est brûlante et jaunâtre, les muqueuses sont sèches.
- **Bryonia 5 CH** en cas de peau généralement sèche, associée à une constipation et à une sensation de soif permanente.

Au niveau des mains

- **Alumina 5 CH** si la peau est sèche et fine.
- **Petroleum 5 CH** si la gerçure est noirâtre et aggravée en hiver.
- **Arsenicum album 5 CH** si la peau desquame, brûle et est soulagée par des compresses chaudes.
- **Graphites 5 CH** si la gerçure se transforme en crevasse avec des suintements comme du miel.

Posologie : 2 granules du ou des médicaments 3 fois par jour, jusqu'à amélioration.

Mes conseils en +

- Appliquez localement une pommade composée à base de **Calendula TM** à 5 % ou de **Castor equi 4 CH** à 5 %.
- Chez les bébés qui bavent ou sucent beaucoup la tétine, essuyez bien la peau pour éviter qu'elle soit humide en permanence, sinon la gerçure est quasi inévitable.

GINGIVITE

Les enfants ne sont pas épargnés par cette inflammation de la gencive qu'il ne faut pas laisser traîner sous peine de voir s'installer une franche infection, beaucoup plus compliquée à soigner (parodontite).

Les symptômes

- Les gencives sont enflammées, rouges et saignent facilement au brossage.

Soigner au plus vite

DANS TOUS LES CAS

- **Phytolacca TM** et **Calendula TM** pour soulager immédiatement la douleur, en attendant de consulter.
  Posologie : 20 gouttes de chaque diluées dans un verre d'eau pour réaliser des bains de bouche 2 à 3 fois par jour, à partir de 5 ans.

AJOUTEZ

- **Belladonna 5 CH** si les gencives sont très rouges, enflammées et douloureuses.
- **China Rubra 5 CH + Phosphorus 5 CH** si les gencives saignent en brossant les dents ou en croquant un aliment dur.
- **Mercurius corrosivus 5 CH** s'il y a de petites ulcérations sur les gencives, l'enfant a la langue blanche et mauvaise haleine.
- **Nitricum acidum 5 CH** s'il y a des fissurations jaunâtres sur les gencives.
- **Aurum metallicum 5 CH** si en plus l'enfant se plaint de douleurs osseuses.

Posologie : 2 granules du ou des médicaments 3 fois par jour, jusqu'à amélioration.

MES CONSEILS EN +

- Comme pour la carie, l'origine du problème se trouve dans l'accumulation de la plaque dentaire (mélange de débris alimentaire, de salive et de microbes) qui se dépose sur les dents et la gencive. Un brossage régulier s'impose pour la déloger. Au cabinet dentaire, le dentiste peaufine par un détartrage à effectuer au moins 1 fois par an.
- En cas de saignement, on a souvent le réflexe de moins bien brosser les dents par peur d'irriter les gencives. Erreur, car cela ne fait qu'aggraver la situation. Donnez à votre enfant une brosse à dents à poils souples et apprenez-lui à se brosser toujours verticalement du haut vers le bas pour la mâchoire supérieure, et du bas vers le haut pour la mâchoire inférieure, en douceur pour bien masser les gencives.

GRIGNOTAGE

Voir Appétit (excès d') (p. 102).

GRIPPE

En période d'épidémie, il faut un solide système immunitaire pour y échapper, à moins d'avoir préparé le terrain en pensant traitement préventif. L'homéopathie aide à prévenir la grippe, à accélérer la guérison et à se remettre plus facilement d'un épisode grippal.

LES SYMPTÔMES

- Début brutal, avec fortes fièvres (souvent supérieure à 39 °C).
- Douleurs musculaires (courbatures) et articulaires diffuses.
- Fatigue intense.
- Maux de tête.
- Toux sèche.

Soigner au plus vite

EN PRÉVENTION

DANS TOUS LES CAS

- **Influenzinum 9 CH + Serum de Yersin 9 CH + Thymuline 9 CH**.
  Posologie : 1 dose de chaque par semaine en octobre, puis 1 dose par mois jusqu'en février pour prévenir la grippe.

Mes conseils en +

- Vous pouvez compléter ce traitement en faisant une cure de Cuivre-Or-Argent en oligothérapie.

POUR SOIGNER

DANS TOUS LES CAS

- **Influenzinum 9 CH** (souche de l'année).
  Posologie : 1 dose tous les jours pendant 3 jours.

Puis

- **Influenzinum 15 CH** (souche de l'année).
  Posologie : 1 dose le 4e jour.

AJOUTEZ

- **Aconitum napellus 9 CH** si la grippe est apparue après un coup de froid sec, avec forte fièvre mais peu de transpiration.
- **Belladonna 9 CH** en cas de transpiration mais avec une fièvre qui reste limitée entre 38 et 39 °C.
- **Belladonna 15 CH** si l'enfant délire, surtout la nuit.
- **Gelsemium 5 CH** en cas de forte fièvre, abattement et tremblement, sans soif.
- **Arnica montana 9 CH** en cas de courbatures musculaires grippales.

- **Eupatorium perfoliatum 5 CH** si les douleurs sont plus profondes (douleurs dans les os, au niveau des globes oculaires sensibles au toucher).
- **China rubra 5 CH** en cas de température fluctuante, avec fatigue, transpiration importante et éventuellement diarrhées et vomissements.

Posologie : 2 granules du ou des médicaments 3 fois par jour, jusqu'à amélioration.

POUR SE REMETTRE DE LA GRIPPE

DANS TOUS LES CAS (À PARTIR DE 5 ANS)

- **Rosa canina bourgeon macérat glycériné 1 DH + Ribes nigrum bourgeon macérat glycériné 1 DH + Ginseng TM** pour accélérer la convalescence.
  Posologie : 20 gouttes de chaque diluées dans un verre d'eau 3 fois par jour.

AJOUTEZ

- **China rubra 5 CH** pour retrouver l'appétit en cas de fatigue intense et si l'enfant a beaucoup transpiré.
- **Natrum muriaticum 5 CH** en cas d'amaigrissement surtout du haut du corps, malgré un appétit conservé.
- **Silicea 5 CH** en cas de frilosité et amaigrissement, avec transpiration des pieds.
- **Ferrum phosphoricum 5 CH** si l'enfant est anémié.

Posologie : 2 granules 3 fois par jour du ou des médicaments jusqu'à amélioration.

MES CONSEILS EN +

- Le vaccin n'est recommandé que chez les enfants présentant une maladie chronique type diabète, mucoviscidose, cardiopathie, insuffisance rénale ou hépatique, déficit immunitaire.
- Pour booster les défenses immunitaires et lutter contre la fatigue, donnez des fruits et légumes riches en vitamine C (agrumes, kiwis, chou vert...).

H

HARCÈLEMENT

La cour de récré n'est pas toujours un vert paradis. S'il est normal que des querelles passagères éclatent, il n'est pas admissible que les enfants y soient victimes du harcèlement des autres (racket, violence verbale ou physique, stigmatisation, mise à l'écart). Celui-ci laisse des traces psychologiques parfois durables.

SOULAGER AU PLUS VITE

DANS TOUS LES CAS

- **Arnica 15 CH** pour soulager le choc psychique qui peut avoir des conséquences telles que baisse de confiance en soi, pleurs, dépression, terreurs nocturnes...
  Posologie : 1 dose le plus rapidement possible.

AJOUTEZ

- **Gelsemium 9 CH** si l'enfant est abattu.

- **Opium 9 CH** si l'enfant est obnubilé, paralysé et endormi dans la journée mais insomniaque la nuit.
- **Staphysagria 15 CH** si l'enfant ne s'extériorise pas ; il garde sa rancœur en lui ; il peut être déprimé ; il peut présenter des somatisations (brûlures d'estomac, éruptions cutanées…).
- **Mercurius solubilis 15 CH** si l'enfant devient agressif, pique des crises de nerfs, mord, s'automutile, etc.
- **Ambra grisea 9 CH** si l'enfant pleure de façon quasi continue.
- **Natrum muriaticum 9 CH** chez un enfant qui s'isole, refuse de parler, est aggravé par la consolation.
- **Pulsatilla 9 CH** si l'enfant cherche à être consolé et épaulé.

Posologie : 2 granules du ou des médicaments 3 fois par jour, jusqu'à amélioration.

Mes conseils en +

- Prévenez immédiatement la maîtresse ou le directeur d'école. Il est de leur devoir d'intervenir rapidement afin que cessent ces conflits d'enfants qui ont dégénéré.

HÉMATOME

Voir Bleu (p. 113).

HÉPATITE

Voir Ictère du nourrisson (p. 198).

HERPÈS

Voir Bouton de fièvre (p. 115).

A B C D E F G H I J K L M N O P Q R S T U V W X Y Z

HOQUET

Le hoquet est lié à un spasme du diaphragme qui se contracte brutalement. Il est fréquent chez le bébé qui boit goulûment son biberon ou pleure de façon prolongée.

Soulager au plus vite

- **Cuprum metallicum 5 CH** contre le hoquet et le spasme.
- **Arnica 5 CH** si le hoquet est provoqué par une crise de larmes prolongée.
- **Aethusa cynapium 5 CH** en cas d'intolérance au lait.

Posologie : 2 granules du ou des médicaments, toutes les 10 minutes, dissous dans le biberon, jusqu'à amélioration.

Mes conseils en +

- Bercez lentement l'enfant pour le calmer.
- Faites-lui toujours faire un rot après son biberon, en le tenant à la verticale contre votre épaule.

HYPERACTIVITÉ

Voir Agitation (p. 85).

HYPERSENSIBILITÉ

Les sens toujours en éveil, hyperstimulés par l'environnement, certains enfants en développent une hypersensibilité aux bruits, aux odeurs, à la lumière et même au toucher. Avec la multiplication des nouvelles technologies, on voit aussi apparaître des enfants hypersensibles aux ondes Wifi ou des téléphones portables (électrosensibilité).

Soulager au plus vite

- **Nux vomica 9 CH** chez un enfant irritable, aggravé au moindre bruit, au toucher, aux odeurs qui le rendent agressif.
- **Ignatia 9 CH** chez un enfant dont les réflexes sont exagérés (il sursaute) en présence de bruits ou d'odeurs, surtout s'il est entouré de personnes qui lui sont désagréables
- **Bryonia 9 CH** chez un enfant hypersensible à l'effleurement ou à la caresse mais paradoxalement amélioré par la pression.
- **Gelsemium 9 CH** chez un enfant hypersensible aux bruits, au toucher ; le bruit le rend abattu physiquement et psychiquement.
- **Phosphorus 9 CH** chez l'enfant qui ne supporte pas la nuit tombante, qui le rend nerveux et anxieux ; il a une hypersensibilité sensorielle générale.
- **Belladonna 9 CH** chez un enfant hypersensible à la lumière, dont les pupilles sont dilatées surtout en cas de fièvre (mydriase).
- **Silicea 9 CH** chez un enfant hypersensible aux rayonnements de la pleine lune, surtout lorsqu'il a des vers (dans ce cas, l'associer à **Cina 5 CH**).
- **Stramonium 9 CH** chez l'enfant que l'obscurité ou la forte lumière rend violent et agressif ; il a besoin d'une petite veilleuse la nuit pour s'apaiser.
- **Theridion 9 CH** chez un enfant excité par le bruit ; le bruit l'agace tellement qu'il en a mal aux dents.
- **Asarum 9 CH** chez un enfant affaibli et fatigué par le moindre petit bruit, par ailleurs hypersensible du cuir chevelu.
- **Lachesis 9 CH** chez un enfant qui ne supporte rien qui le sert (cagoule, col roulé, écharpe, bijou, ceinture…).
- **Chamomilla 9 CH** chez un enfant hypersensible à la douleur, amélioré par le mouvement passif (bercement des bras, de la voiture, du train…).

- **Argentum nitricum 9 CH** chez un enfant nerveux et agité, aux sens exacerbés, désireux de tout faire rapidement.
- **Tabacum 9 CH** chez un enfant qui ne supporte pas l'odeur de tabac.
- **Pulsatilla 9 CH** si l'enfant ne supporte pas la chaleur.
- **Tarentula hispanica 9 CH** chez un enfant hyperactif aggravé par toutes formes de stimulations sensorielles qui peuvent provoquer de l'agitation violente et désordonnée pouvant aller jusqu'à la crise de convulsion. Seule la musique très rythmée arrive à le calmer.
- **Natrum carbonicum 9 CH** chez un enfant qui ne supporte pas la chaleur rayonnante du soleil ; la musique le rend triste.
- **Colocynthis 9 CH** chez un enfant hypersensible aux bruits et aux agressions verbales, qui lui provoquent des spasmes abdominaux.
- **Coffea 9 CH** chez l'enfant hypersensible aux bruits et aux odeurs, ce qui l'empêche de s'endormir paisiblement.
- **Ambra grisea 9 CH** chez l'enfant qui pleure dès qu'il entend de la musique.

Posologie : 2 granules du ou des médicaments 3 fois par jour, selon l'état d'excitation, jusqu'à amélioration.

ÉLECTROSENSIBILITÉ

Nous voyons de plus en plus de sujets, hypersensibles d'une façon générale, devenir également électrosensibles, plus notre environnement se charge en ondes. Cette électrosensibilité peut provoquer des insomnies, de l'anxiété, des maux de tête et aggraver l'hypersensibilité générale.

DANS TOUS LES CAS

- **Nux vomica 9 CH** en cas d'irritabilité (voir Hypersensibilité, p. 194).

Ou

- **Ignatia 9 CH** en cas d'excitation paradoxale (voir Hypersensibilité, p. 194).

Ou

- **Tarentula hispanica 9 CH** en cas d'hypersensibilité générale et d'hyperactivité (voir plus haut).
  Posologie : 2 granules 3 fois par jour selon l'état d'excitation, jusqu'à amélioration.

AJOUTEZ

- **Isothérapique des ondes 7 CH**.
  Posologie : 2 granules 3 fois par jour la 1re semaine.

- **Isothérapique des ondes 9 CH**.
  Posologie : 2 granules 3 fois par jour la 2e semaine.

- **Isothérapique des ondes 12 CH**.
  Posologie : 2 granules 3 fois par jour la 3e semaine.

- **Isothérapique des ondes 15 CH**.
  Posologie : 2 granules 3 fois par jour la 4e semaine.

À noter : l'**Isothérapique des ondes** peut être fabriqué par un pharmacien spécialisé en homéopathie, disposant d'un préparatoire *(voir p. 19)*. Pour cela, donnez-lui un flacon rempli d'alcool éthylique à 70° que vous avez exposé pendant 24 heures devant la source d'ondes incriminée (ordinateur, téléphone portable, box Wifi…).

Mes conseils en +

- Limitez les sources d'excitation chez l'enfant. Évitez autant que faire se peut les baladeurs, les séances prolongées devant les écrans (ordinateur, tablette, télévision…). Placez la box Wifi à distance de sa chambre et ne le laissez pas dormir avec son portable près de l'oreiller.
- Le soir avant le coucher, privilégiez une ambiance calme et détendue. Tamisez la lumière, bannissez la télévision après le dîner pour privilégier les jeux, la lecture, etc.

I

ICTÈRE DU NOURRISSON

La jaunisse du nourrisson est quasi physiologique dans les jours qui suivent la naissance. Les bébés naissent avec un stock très élevé de globules rouges peu à peu éliminés. L'hémoglobine se transforme alors en bilirubine qui pigmente le sang en jaune et colore la peau.

Les symptômes

- Le teint et/ou le blanc des yeux du nourrisson sont jaunes.

Soigner au plus vite

DANS TOUS LES CAS

Phosphorus 9 CH.
Posologie : 2 granules dilués dans un petit biberon d'eau, 3 fois par jour jusqu'à amélioration.

AJOUTEZ

- **Lycopodium 7 CH** si la peau est jaune et ridée et a l'air vieillie prématurément.
  Posologie : 2 granules dilués dans un petit biberon d'eau, 3 fois par jour jusqu'à amélioration.

MES CONSEILS EN +

- Si la jaunisse est importante, votre nourrisson aura quelques séances de photothérapie à la maternité pour détruire la bilirubine en excès. Ne vous inquiétez pas, il ne sent rien, même si cette séparation ponctuelle peut vous donner le blues.
- Vous pouvez parfaitement allaiter votre bébé, même si le nourrir au sein peut prolonger un peu l'ictère, ce qui est sans gravité. Vous pouvez prendre vous-même les granules recommandés, ils passeront alors dans votre lait.

INSOLATION

Votre enfant a joué trop longtemps en plein soleil. Le voilà tremblant et frisant le malaise.

LES SYMPTÔMES

- Maux de tête, nausées, vomissements, vertige et sensation d'avoir les jambes coupées.

SOULAGER AU PLUS VITE

- **Belladonna 9 CH** si l'enfant a chaud, très soif et de la fièvre. Son visage est rouge, ses pupilles dilatées, il ne supporte pas la lumière et il transpire.
- **Belladonna 15 CH** si en plus des symptômes précédents, il délire.

- **Glonoïnum 5 CH** si ses tempes sont battantes.
- **Gelsemium 9 CH** s'il est abattu et comme « abruti », avec une forte température sans soif et des tremblements.
- **Aconitum napellus 9 CH** s'il souffre d'une forte fièvre sans transpiration. Il est angoissé et agité.

Posologie : 2 granules du ou des médicaments toutes les 15 minutes, puis toutes les 2 heures jusqu'à amélioration.

Voir aussi Déshydratation (p. 159).

MES CONSEILS EN +

- Placez l'enfant à l'ombre, donnez-lui régulièrement de l'eau par petites gorgées pour le réhydrater.
- Mettez-lui un linge frais sur le visage.
- S'il a moins de 2 ans, consultez sans tarder.

INTOLÉRANCE AU LAIT

Si un bébé jusque-là nourri au sein vomit systématiquement tous ses biberons de lait artificiel, il faut envisager une allergie aux protéines du lait de vache.

SOIGNER AU PLUS VITE

DANS TOUS LES CAS

- **Aethusa cynapium 7 CH + Magnesia carbonica 7 CH**.
  Posologie : 2 granules 3 fois par jour, dilués dans un petit biberon d'eau, jusqu'à amélioration des symptômes.

MES CONSEILS EN +

- Consultez dans tous les cas, car il faudra envisager un changement de lait ou le passage à une préparation infantile à base de protéines de soja (à ne pas confondre avec du jus de soja !). N'improvisez pas. Le conseil du pédiatre est indispensable.
- Les jus de soja, d'amande, de riz ou de noisette sont à la mode et souvent abusivement appelés « laits » végétaux. Leur composition nutritionnelle n'a cependant rien à voir avec le lait d'origine animale. Ils ne sont en aucun cas adaptés à l'alimentation des nourrissons.

INTOXICATION ALIMENTAIRE

Voir Diarrhée (p. 160) et Vomissement (p. 290).

J

JALOUSIE

Les motifs de jalousie ne manquent pas au cours de l'enfance : naissance d'un petit frère ou d'une petite sœur, jalousie envers un camarade de classe qui a de meilleures notes ou plus de copains, compétition entre frères et sœurs pour l'attention des parents, avec le sentiment pas toujours justifié d'être le « mal-aimé ».

SOULAGER AU PLUS VITE

- **Lachesis 9 CH** si la jalousie se traduit par des violences verbales (comportement « langue de vipère »), un comportement querelleur, agité et provocateur.

- **Hyocyamus niger 9 CH** si la jalousie provoque des insomnies, une surexcitation, une agressivité physique. L'enfant est soupçonneux, il est pathologiquement jaloux de son entourage.
- **Platina 9 CH** si l'enfant est envieux du succès des autres. Sa jalousie se manifeste par un comportement hautain.
- **Staphysagria 9 CH** quand l'enfant ne peut exprimer sa jalousie, il présente des maux de ventre, une diarrhée, une toux, urine dans son lit alors qu'il était propre auparavant.

Posologie : 2 granules 3 fois par jour jusqu'à amélioration.

MES CONSEILS EN +

- Ne comparez pas vos enfants entre eux.
- Accordez-leur individuellement du temps en tête à tête dès que l'occasion se présente.

JAUNISSE

Voir Ictère du nourrisson (p. 198).

L

LARYNGITE

Cette inflammation du larynx est le plus souvent d'origine virale et atteint surtout les enfants allergiques.

Les symptômes

- L'enfant a la voix éraillée.
- Son inspiration est bruyante, il semble avoir du mal à respirer.
- Il tousse beaucoup. Sa toux est rauque et gêne la respiration.
- Cette crise passe en général au bout d'une heure ou deux.

Soigner au plus vite

Dans tous les cas

- **Phytolacca TM** à 5 % + **Calendula TM** 5 %
  Posologie : 1 vingtaines de gouttes du mélange à parts égales à partir de 5 ans ou 1 cuillère à café à partir de 10 ans dans un verre d'eau en gargarisme, 2 fois par jour jusqu'à disparition des symptômes.

Ajoutez

- **Argentum nitricum 5 CH** si la gorge gratte, avec impression d'y sentir une épine.
- **Arnica montana 9 CH** si la laryngite se manifeste après avoir trop parlé.
- **Arum triphyllum 5 CH** si la laryngite est douloureuse et s'accompagne d'un enrouement bitonal : la voix passe de l'aigu au grave et se brise sur une note ou une intonation élevée.
- **Manganum 5 CH** en cas de laryngite chronique avec douleur irradiant aux oreilles et enrouement le matin.
- **Phosphorus 5 CH** si la laryngite et l'enrouement sont aggravés le soir et au moindre froid.
- **Rumex crispus 5 CH** si la gorge pique, ce qui provoque de la toux.
- **Causticum 5 CH** en cas d'enrouement matinal, et le soir avec une toux rauque et brûlante soulagée par le fait de boire. La toux peut faire uriner involontairement.

- **Spongia tosta 8 CH** si la laryngite est aggravée au froid sec, associée à une dyspnée et de l'anxiété, aggravée la nuit avec une toux rauque, laryngée, sifflante.
- **Coralium rubrum 5 CH** si la laryngite s'accompagne d'une toux coqueluchoïde, l'enfant a la face rouge.

Posologie : 2 granules du ou des médicaments 3 fois par jour, jusqu'à amélioration.

Mes conseils en +

- Consultez pour confirmer le diagnostic de laryngite.
- Installez l'enfant dans une pièce humide (salle de bains où coule l'eau chaude, cuisine où vous faites bouillir de l'eau) pour soulager l'inflammation et faciliter la respiration.
- Faites-lui boire des boissons chaudes sucrées au miel pour adoucir la gorge et lubrifier les cordes vocales.

M

MAL AU DOS

La plupart des médicaments indiqués sont décrits en p. 263 (Scoliose). Cependant, des expressions populaires telles que : « J'en ai plein le dos », « J'ai un poids sur les épaules », « Je l'ai sur le dos » montrent bien que certaines douleurs dorsales peuvent être d'origine psychosomatique. L'homéopathie, prenant en compte le sujet dans sa totalité, soigne également cet aspect spécifique des maux de dos de l'enfant.

Soulager au plus vite

- **Staphysagria 15 CH** si l'enfant souffre de ne pas pouvoir s'exprimer ; il peut présenter des douleurs dorsales d'origine psychosomatique.
- **Sepia 15 CH** si l'enfant a l'impression d'avoir un poids sur les épaules qui rejaillit sous forme de douleurs dorsales. Il peut s'isoler, voire déprimer en broyant du noir.
- **Dioscorea 9 CH** en cas de douleurs de la colonne vertébrale améliorées en s'étirant.
- **Actaea racemosa 9 CH** si les douleurs dorsales se manifestent lorsque l'enfant est bien dans sa peau. Elles disparaissent lorsqu'il est contrarié ou perturbé psychologiquement.
- **Kalium phosphoricum 9 CH** quand l'enfant grandit trop rapidement et se voûte.

Posologie : 2 granules du ou des médicaments 3 fois par jour, jusqu'à amélioration.

Mes conseils en +

- Évitez de faire porter des charges importantes aux enfants pendant la croissance. Si son cartable est trop lourd, optez pour un cartable à roulettes.
- Favorisez les exercices d'étirement et d'élongation (espaliers, piscine, gym corrective contrôlée par un kiné) et ceux qui musclent les abdominaux.

MAL AU VENTRE

Le mal de ventre peut avoir de nombreuses causes. Un diagnostic médical est nécessaire.

Voir Colique du nourrisson (p. 132), Constipation (p. 137), Gastro-entérite (p. 184), Ballonnements (p. 110), Anxiété (p. 98).

MAL DE TÊTE

Le mal de tête est fréquent chez l'enfant et n'a généralement rien d'inquiétant. Ses causes sont multiples, d'où la diversité des médicaments homéopathiques préconisés.

Soulager au plus vite

- **Belladonna 5 CH** si le mal de tête est causé par la fièvre, avec rougeur, transpiration et soif.
- **Antimonium crudum 5 CH** si le mal de tête est lié à des troubles digestifs, avec vomissements et langue blanche.
- **Anacardium orientalis 5 CH** si les maux de têtes sont améliorés en mangeant.
- **Lycopodium 5 CH** si le mal de tête est lié à des problèmes hépatiques et est plus intense du côté droit.
- **Ipeca 5 CH** si le mal de tête s'accompagne de troubles de la digestion et de nausées.
- **Arnica montana 9 CH + Actaea racemosa 5 CH** si le mal de tête fait suite à un choc.
- **Aconitum napellus 5 CH** si le mal de tête est dû à un coup de froid sec ou à une chaleur excessive.
- **Ignatia amara 5 CH** si l'enfant se plaint de douleurs en clou, qui apparaissent et disparaissent.
- **Cyclamen 5 CH** si le mal de tête s'accompagne de troubles de la vue.
- **Sepia 9 CH** si le mal de tête lui fait broyer du noir et l'incite à l'isolement.
- **Rhododendron 5 CH** si le mal de tête est toujours plus intense la nuit et par temps chaud, humide et orageux.
- **Coca 5 CH** si les maux de tête sont liés à l'altitude.
- **Kalium phosphoricum 7 CH** si les maux de tête sont liés à un effort intellectuel soutenu.
- **Arnica montana 9 CH + Rhus toxicodendron 7 CH** si les maux de tête sont liés à un effort physique important.

Posologie : 2 granules du ou des médicaments 3 fois par jour, jusqu'à amélioration des symptômes.

Mes conseils en +

- Le mal de tête peut être lié à un manque de sommeil. Veillez à coucher votre enfant suffisamment tôt et à des heures régulières.
- Faites boire votre enfant régulièrement car une très légère déshydratation peut déclencher des maux de tête.
- Laissez-le jouer et se défouler suffisamment (sport, sortie au square ou dans le jardin) pour se libérer des tensions accumulées au long de la journée.
- Limitez, en revanche, le temps passé devant la télé et les écrans.

MAL DES MONTAGNES

Lors d'un séjour à la montagne, l'organisme doit s'adapter à l'altitude où la quantité d'oxygène est moindre. Plus on grimpe vite et haut, plus le mal des montagnes peut se déclencher (chez 15 % des gens à 2 000 mètres et 60 % à 4 000 mètres).

Les symptômes

- Nausées, vomissements, céphalées, vertiges, fatigue et insomnie.
- Les symptômes disparaissent au bout de quelques jours d'adaptation.

Soigner au plus vite

DANS TOUS LES CAS

Coca 5 CH.
Posologie : 2 granules 3 fois par jour jusqu'à amélioration des symptômes.

AJOUTEZ

- **Cocculus indicus 5 CH** si le mal des montagnes se traduit par des nausées.
- **Arsenicum album 5 CH** si l'altitude provoque anxiété et insomnie.

Posologie : 2 granules d'un ou des médicaments 3 fois par jour, jusqu'à amélioration des symptômes.

MES CONSEILS EN +

- N'effectuez pas la montée trop rapidement. Mieux vaut faire une pause-déjeuner vers 1 200 mètres pour donner au corps le temps de s'adapter.
- Avec un bébé, ne montez pas plus haut que 1 800 mètres.
- L'air est très sec en altitude. Pour faciliter le sommeil et éviter les rhinos et maux de tête, pensez à humidifier les chambres et à faire boire régulièrement votre enfant.

MAL DES TRANSPORTS

L'enfant est particulièrement sensible au mal des transports.

LES SYMPTÔMES

- Nausées, vomissements, sensations de vertiges en voiture, en bateau, en avion, etc.

SOULAGER AU PLUS VITE

- **Tabacum 5 CH** si les nausées sont soulagées par l'air frais (en ouvrant les fenêtres de la voiture, sur le pont du bateau...), mais aggravées dans un endroit confiné.

- **Cocculus indicus 5 CH** si le mal des transports est moins fort dans une atmosphère confinée et amélioré au repos.
- **Petroleum 5 CH** si le mal des transports est soulagé en mangeant.
- **Ignatia 7 CH** si l'enfant a paradoxalement des nausées avant ou après le voyage.

Posologie : 2 granules de l'un ou l'autre des médicaments 30 minutes avant le départ, à renouveler au cours du voyage dès que l'enfant se plaint.

MES CONSEILS EN +

- Incitez votre enfant à porter son regard vers un point fixe (ligne d'horizon en voiture).
- Évitez qu'il ne lise ou qu'il ne joue à un jeu vidéo en voiture car les mouvements des yeux aggravent les nausées.

MASTURBATION

La masturbation est un phénomène naturel chez le petit enfant qui explore les zones érogènes de son corps. Chez l'adolescent, elle permet de libérer une pulsion sexuelle. Elle ne nécessite pas de traitement particulier sauf si elle devient perturbante pour l'enfant ou gênante pour l'entourage.

SOIGNER AU PLUS VITE

- **Rana bufo 9 CH** si l'enfant se masturbe en public avec des impulsions sexuelles incontrôlées pouvant provoquer une crise épileptique (souvent associé à un retard mental).
- **Kalium bromatum 9 CH** chez un enfant asthénique qui mobilise souvent ses mains et les porte instinctivement sur ses organes

génitaux. Ses obsessions érotiques l'enferment dans son monde imaginaire et ont tendance à le couper des autres.

- **Phosphoricum acidum 9 CH** chez un enfant fatigué intellectuellement, qui perd la mémoire et dont l'état est aggravé par la masturbation. Il présente des pertes séminales nocturnes.
- **Staphysagria 9 CH** chez un enfant présentant une hypersensibilité sexuelle refoulée, ce qui le rend renfermé et triste.
- **Platina 9 CH** chez l'adolescente hautaine, hypersexuée qui voudrait faire femme avant l'âge. Elle est hypersensible au moindre effleurement qui provoque chez elle une excitation sexuelle. Elle fait des rêves érotiques.
- **Origanum 9 CH** chez une adolescente qui a les mêmes pulsions sexuelles que Platina sans cependant présenter de tendance hautaine et méprisante.
- **Cantharis 9 CH** chez un enfant qui se masturbe jusqu'à en avoir mal.

Posologie : 2 granules du ou des médicaments 3 fois par jour, jusqu'à amélioration.

MES CONSEILS EN +

- La masturbation n'est pas une maladie, comme on l'a longtemps affirmé. Chez le petit, expliquez-lui qu'il peut se masturber mais pas devant tout le monde, pour développer chez lui un sentiment de pudeur. Chez l'ado, restez discret mais ouvert à la discussion si l'enfant a des questions sur la sexualité. Dans tous les cas, évitez de culpabiliser l'enfant.

MAUVAISE HALEINE

Contrairement à ce qu'on pense souvent, les problèmes d'haleine sont dans 80 % des cas d'origine bucco-dentaire et dans 20 % seulement d'origine hépatique ou digestive.

Les symptômes

- Une haleine chargée, généralement signe d'une mauvaise hygiène dentaire.

Soigner au plus vite

EN ENTRETIEN QUOTIDIEN, À PARTIR DE 5 ANS

Calendula TM + Plantago TM + Sauge TM.
Posologie : diluez 40 gouttes de chaque dans un verre d'eau à donner sous forme de bains de bouche 2 à 3 fois par jour.

AJOUTEZ

Mercurius solubilis 5 CH en cas d'haleine fétide, avec hypersalivation, tendance aux nausées et langue blanche.

Iris versicolor 5 CH ou **Robinia 5 CH** si la mauvaise haleine s'accompagne d'éructations et de brûlures d'estomac.

Pyrogenium 5 CH + Calcarea fluorica 5 CH si la mauvaise haleine est due à une infection dentaire.

Mercurius corrosivus 5 CH si la mauvaise haleine s'accompagne d'ulcérations et de saignements des gencives.

Kreosotum 5 CH si les dents sont noires et l'haleine fétide.

Posologie : 2 granules 3 fois par jour jusqu'à amélioration.

Mes conseils en +

- Initiez votre enfant au gratte-langue, à utiliser après le brossage des dents. En effet, 80 % des bactéries responsables des mauvaises odeurs logent sur le devant de la langue. Le seul moyen de les déloger est de brosser la langue de l'arrière vers l'avant avec cet ustensile approprié.
- Emmenez votre enfant au moins une fois par an chez votre dentiste, une infection dentaire peut provoquer une haleine putride.

MÉMOIRE (TROUBLES DE LA)

L'année scolaire est longue et fatigante. Dans ces conditions, il n'est pas toujours facile de garder une mémoire au top. L'homéopathie est alors d'un grand recours.

Soigner au plus vite

- **Lycopodium 9 CH** chez un enfant qui manque de mémoire (il oublie les lettres, les mots, les rendez-vous), est autoritaire bien que peu sûr de lui. Son manque de mémoire s'accentue au fil du temps. Il est grognon et parfois violent. Il a souvent des problèmes hépatiques.
- **Silicea 9 CH** chez un enfant fatigable, ce qui favorise ses troubles de la mémoire et le rend peu sûr de lui. Cependant, il compense ses difficultés par son intelligence.
- **Mercurius solubilis 9 CH** chez un enfant qui dort peu et présente des troubles de la mémoire en calcul et en mathématiques.
- **Medorrhinum 9 CH** chez un enfant endormi dans la journée mais tonique le soir. Il oublie les noms propres et les faits récents.
- **Kalium phosphoricum 9 CH** chez un enfant asthénique, qui a trop travaillé, ce qui provoque des troubles de la mémoire. Il est fatigué surtout à partir du 2e trimestre.
- **Phosphoricum acidum 9 CH** chez un enfant qui souffre de fatigue nerveuse et en perd ses moyens intellectuels et sa mémoire. Il a des céphalées aggravées par le travail intellectuel.
- **Baryta carbonica 9 CH** chez un enfant lent et mou, en surpoids, frileux qui perd facilement la mémoire.
- **Luesinum 9 CH** chez un enfant qui a la phobie des microbes, perd la mémoire des chiffres et n'arrive plus à calculer.
- **Argentum nitricum 9 CH** chez un enfant précipité qui fait trop de choses à la fois et en perd la mémoire.
- **Anacardium orientalis 9 CH** si l'enfant compense ses troubles de la mémoire en mangeant. Il a besoin de grignoter en

travaillant pour se donner de l'énergie et améliorer ses facultés intellectuelles.

- **Rana bufo 9 CH** chez un enfant obnubilé par la masturbation, ce qui aggrave son retard scolaire et ses troubles de la mémoire.

Posologie : 2 granules du ou des médicaments 3 fois par jour, jusqu'à amélioration.

MES CONSEILS EN +

- Le sommeil, l'activité physique et une alimentation équilibrée sont les bases d'une bonne mémoire.
- Veillez à limiter le temps passé devant les écrans. À petites doses, la télé, les jeux vidéo et les surfs sur Internet sont une bonne distraction. En excès, ils favorisent la dispersion, les troubles du sommeil, de la mémorisation et de la concentration.

MIGRAINE

La migraine est un mal de tête spécifique d'origine circulatoire. L'enfant peut y être prédisposé si l'un ou l'autre de ses parents en souffre.

LES SYMPTÔMES

- La migraine survient sous forme de crise violente avec des douleurs dans une moitié du crâne.
- Dans certains cas, les douleurs se situent à l'arrière ou au sommet du crâne ou encore au-dessus de l'œil.
- Elles peuvent s'accompagner de nausées et de vomissements.
- Elles durent de quelques heures à quelques jours.

- Certaines formes de migraine s'accompagnent de troubles visuels (migraine avec aura) qui peuvent être impressionnants mais sont sans gravité.
- Elles peuvent être cycliques (soit tous les jours à la même heure, soit une fois par semaine, par mois...).

Soulagez au plus vite

Migraine à droite

Sanguinaria canadensis 5 CH si la migraine commence au-dessus de l'orbite de l'œil droit et est plus intense le matin que le soir (suit la courbe solaire avec un maximum d'intensité vers 12 heures pour régresser jusqu'au soir).
Posologie : 2 granules au moment de la crise, à renouveler au besoin.

Lycopodium 9 CH si la migraine est généralement localisée à droite et plus intense entre 16 heures et 20 heures. Elle est souvent chronique. L'enfant a souvent des troubles hépatiques.
Posologie : 1 dose par semaine.

Migraine à gauche

Spigelia 5 CH si la migraine commence au-dessus de l'orbite de l'œil gauche. Elle suit également la courbe solaire.
Posologie : 2 granules au moment de la crise, à renouveler au besoin.

Apis mellifica 9 CH si la migraine est à gauche et s'accompagne d'œdème au niveau du visage (paupière, front, nez...) amélioré par des compresses fraîches.
Posologie : 2 granules 3 fois par jour jusqu'à amélioration.

Migraine des deux côtés

Lac caninum 9 CH si la douleur passe d'un côté à un autre.

- **Pulsatilla 9 CH** si la migraine est plus intense dans une pièce confinée, bien que frileux l'enfant a besoin d'air frais pour se sentir mieux. Il est amélioré en marchant à l'air frais.

  Posologie : 2 granules au moment de la crise à renouveler au besoin.

- **Cedron 5 CH** si la migraine revient toujours à la même heure.
- **Psorinum 9 CH** si la migraine revient périodiquement, en alternance avec des problèmes cutanés. Souvent chez un sujet très frileux.

  Posologie : 2 granules 3 fois par jour jusqu'à amélioration.

MIGRAINE OPHTALMIQUE

- **Iris versicolor 7 CH**, surtout si la migraine est accompagnée de brûlures digestives et de vomissements. Elle survient de façon périodique (par exemple toutes les semaines).
  Posologie : 2 granules 3 fois par jour jusqu'à amélioration.

Mes conseils en +
• Si les migraines reviennent régulièrement, un traitement de fond s'impose. Demandez conseil à votre médecin homéopathe.

MONONUCLÉOSE INFECTIEUSE

Cette infection virale, appelée familièrement « maladie du baiser », se transmet par la salive et touche surtout les adolescents. Elle débute comme une angine et se caractérise par un déséquilibre sanguin. Elle guérit en 3 semaines mais laisse l'enfant fatigué pendant plusieurs mois. L'homéopathie peut soigner l'angine et les ganglions *(voir Angine, p. 94)* et aider à surmonter plus vite la fatigue.

Soigner au plus vite

DANS TOUS LES CAS

- **Sulfur iodatum 9 CH** pour prévenir la fatigue.
  Posologie : 1 dose dès la fin de l'épisode aigu.

AJOUTEZ

- **Natrum muriaticum 7 CH** chez un enfant qui maigrit (surtout du haut du corps) malgré son appétit conservé, il a les muqueuses sèches, il est très fatigué et anémié. Il souffre d'une constipation opiniâtre qui le fatigue encore plus.
- **Silicea 7 CH** chez un jeune asthénique avec des défenses immunitaires effondrées. Il est frileux, même s'il transpire, surtout des pieds.
- **Kalium phosphoricum 7 CH** si l'ado a du mal à reprendre le rythme scolaire. Sa mémoire est défaillante et sa fatigue intense.

Posologie : 2 granules du ou des médicaments 3 fois par jour, jusqu'à amélioration.

Mes conseils en +

- En soignant la maladie dès les premiers symptômes (angine et ganglion), on évitera dans certains cas la fatigue persistante qui s'installe après la phase aiguë.
- On peut compléter le traitement homéo par de l'oligothérapie : une dose de Cuivre-Or-Argent le matin, une ampoule de magnésium le midi et une ampoule le lithium le soir pour surmonter la fatigue et favoriser un sommeil récupérateur.

MUGUET DU NOURRISSON

Le muguet, ou candidose de la bouche, est une affection due à la présence d'une levure, le *Candida albicans*. Fréquente, cette candidose affecte surtout le nourrisson dont le système immunitaire est encore immature. Elle peut aussi se développer s'il est sous antibiothérapie ou se contracter lors de l'allaitement (si la maman prend des antibiotiques ou présente elle-même un muguet).

Les symptômes

- Présence de points ou de plaques ayant l'aspect de fromage blanc ou de lait caillé dans la bouche du bébé. Ils peuvent toucher l'intérieur des joues, la langue, les gencives et le palais.

Soigner au plus vite

DANS TOUS LES CAS

- **Candida albicans 5 CH + Borax 5 CH.**
  Posologie : 2 granules de chaque 3 fois par jour jusqu'à amélioration (dissous dans un petit biberon d'eau).

AJOUTEZ

- **Nitricum acidum 5 CH** s'il y a une ulcération fine jaunâtre.
- **Mercurius corrosivus 5 CH** si les ulcérations sont profondes, saignant facilement, avec une langue blanche et une hypersalivation accompagnées de mauvaise haleine.

  Posologie : 2 granules 3 fois par jour jusqu'à amélioration (dissous dans un petit biberon d'eau).

MES CONSEILS EN +

- Stérilisez les tétines et autres objets en contact avec la bouche du bébé.
- Si vous allaitez, sachez que le muguet du bébé peut provoquer des crevasses. Soyez prudente : nettoyez bien le mamelon avant et après chaque tétée avec une compresse imbibée d'eau puis séchez.

MYCOSE

Il s'agit d'un trouble dû au développement de champignons microscopiques qui peut atteindre la peau, les ongles, le cuir chevelu ou le tube digestif (dans ce cas, elle peut être favorisée par la prise d'antibiotiques ou par un aliment contaminé par un champignon).

LES SYMPTÔMES

- *Au niveau cutané :* démangeaisons, modification de l'aspect de la peau, altération des ongles ou des cheveux.
- *Au niveau intestinal :* diarrhées et vomissements.

SOIGNER AU PLUS VITE

DANS TOUS LES CAS

Hydrastis 5 CH + Helonias 5 CH + Candida albicans 5 CH pour drainer les muqueuses et renforcer les défenses.
Posologie : 2 granules de chaque 3 fois par jour, pendant 7 jours.

- **Psorinum 9 CH** chez un enfant sujet aux mycoses ou aux parasites (terrain souvent familial).
  Posologie : 1 dose par semaine pendant 15 jours.

AJOUTEZ

- **Helonias 5 CH** en cas de mycose vaginale avec des démangeaisons au niveau de la vulve.
- **Hydrastis 5 CH** qui agit comme draineur des muqueuses.
- **Sepia 7 CH** en cas de mycose, surtout si l'enfant est fatigué, s'il déprime et veut rester dans le noir. Il a un dégoût pour le lait qui aggrave sa diarrhée. Il est attiré par les mets acides, le vinaigre. Particulièrement indiqué en cas de leucorrhée (pertes blanches) irritante chez la petite fille ou d'ongles déformés et cassants.
- **Silicea 7 CH** en cas de mycose des pieds, surtout si l'enfant transpire beaucoup des pieds. La mycose engendre amaigrissement et frilosité.
- **Arsenicum album 7 CH** si la mycose est améliorée par la chaleur locale mais aggravée entre 1 heure et 3 heures du matin.
- **Isothérapique de l'antibiotique utilisé 5 CH** ou **Penicillinum 9 CH** en cas de prise d'antibiotique qui a pu provoquer un développement de mycoses, surtout si l'enfant est asthénique et frileux et présente une température constante. Particulièrement indiqué en cas de mycose entre les doigts après la prise de l'antibiotique. On peut simplement utiliser **Penicillinum 9 CH**.
- **Thuya 5 CH** en cas de baisse des défenses immunitaires après prise d'antibiotiques ou de corticoïdes chez un enfant aggravé par l'humidité. Aussi bien utilisé pour des mycoses cutanées que génitales ou unguéales, et parfois respiratoires ou digestives.
- **Calcarea carbonica 7 CH** chez un enfant glouton et obèse, qui présente une mycose au niveau des plis cutanés.
- **Borax 5 CH + Candida albicans 5 CH** en cas de mycose buccale *(voir Muguet p. 217).*

Posologie : 2 granules du ou des médicaments 3 fois par jour, jusqu'à amélioration.

MES CONSEILS EN +

- En cas de mycose persistante ou provoquant des problèmes respiratoires, n'hésitez pas à recourir à un antimycosique classique.
- En cas de prise d'antibiotiques, associez toujours des probiotiques pour protéger la flore intestinale et éviter la colonisation par des champignons pathogènes.

N

NERVOSITÉ

Ultra-réactif, votre enfant est toujours sur le qui-vive. Il part au quart de tour à la moindre contrariété. Un bruit inhabituel le fait sursauter. Il semble en permanence sous tension, il s'agite et ne tient pas en place.

SOULAGER AU PLUS VITE

- **Nux vomica 9 CH** si votre enfant est stressé et nerveux, tendance soupe au lait et très actif intellectuellement.
- **Rhus toxicodendron 5 CH** s'il a besoin de bouger pour évacuer sa nervosité. Il est aggravé par le repos.
- **Kalium bromatum 5 CH** si sa nervosité se manifeste par une agitation incessante des mains.
- **Zincum metallicum 5 CH** si sa nervosité se manifeste par une agitation incessante des jambes.
- **Tarentula hispanica 9 CH** s'il ne tient pas en place et bouge sans cesse. C'est l'enfant touche-à-tout et hyperactif.

- **Argentum nitricum 9 CH** s'il est toujours hyper-pressé avec l'envie de tout terminer avant même d'avoir commencé, ce qui le rend très désordonné.
- **Natrum muriaticum 9 CH** si sa nervosité le pousse à se renfermer sur lui-même.
- **Ambra grisea 9 CH** si sa nervosité se manifeste par des crises de larmes, de l'insomnie, une tendance à se renfermer sur soi.
- **Staphysagria 9 CH** s'il s'énerve car il est dans l'impossibilité d'exprimer ce qu'il ressent ou ce qu'il pense.
- **Sepia 9 CH** si le stress et la nervosité le font déprimer, s'il n'a pas d'enthousiasme et accomplit tout par devoir plus que par goût. Si c'est une fille, elle recherche à travers ses amis ce qu'elle admire chez son père.
- **Lycopodium 9 CH** si la nervosité le fait ballonner, en particulier entre 16 heures et 20 heures.
- **Ignatia 7 CH** s'il a la sensation d'avoir une boule dans la gorge et/ou au plexus, souffre souvent de céphalées en clou et a tendance aux crises de spasmophilie.

Posologie : 2 granules 3 fois par jour du ou des médicaments, jusqu'à amélioration des symptômes.

MES CONSEILS EN +

- Votre enfant a besoin de s'extérioriser. S'il est agressif, optez pour un sport de combat. S'il a besoin de se défouler, emmenez-le au parc, à la piscine, en forêt, inscrivez-le à un club multisports…
- Limitez en revanche les moments passifs devant la télé. Calme et comme « hypnotisé » sur le moment, il n'en sera que plus excité quand vous lui demanderez d'éteindre.
- Quelques séances de relaxation lui feraient certainement le plus grand bien. Parlez-en à votre médecin qui pourra vous orienter vers un professionnel (sophrologue, psychologue…).

A B C D E F G H I J K L M N O P Q R S T U V W X Y Z

NEZ BOUCHÉ

C'est souvent le corollaire du rhume. Il empêche de respirer correctement, ce qui est surtout gênant la nuit. L'enfant ronfle, dort mal ou se réveille avec la bouche toute sèche ou la sensation d'étouffer.

LES SYMPTÔMES

- La muqueuse nasale réagit à la présence d'un virus : elle gonfle, ce qui provoque nez bouché et ronflement.

SOIGNER AU PLUS VITE

- **Sambucus nigra 5 CH** si le nez est bouché le jour comme la nuit.
- **Nux vomica 5 CH** si le nez est bouché la nuit et coule pendant la journée.
- **Ammonium carbonicum 5 CH** si le nez est bouché la nuit, provoquant des difficultés respiratoires. Il y a beaucoup de mucosités, ce qui fait tousser l'enfant surtout vers 2 à 3 heures du matin.
- **Dulcamara 5 CH** si le nez se bouche par temps humide ou à proximité d'un milieu aquatique (mer, piscine, lac...).
- **Sticta pulmonaria 5 CH** si le nez se bouche suite à un rhume avec toux sèche et sifflante, et éternuements.
- **Cinnabaris 5 CH** en cas de nez bouché avec des douleurs au niveau des sinus frontaux.

Posologie : 2 granules du ou des médicaments 3 fois par jour, jusqu'à amélioration des symptômes.

MES CONSEILS EN +

- Nettoyez régulièrement les fosses nasales de votre enfant avec de l'eau de mer ou du sérum physiologique et apprenez-lui à bien se moucher.
- La nuit, humidifiez l'air de sa chambre pour éviter une déshydratation des muqueuses.
- Si vous diffusez des huiles essentielles dans sa chambre avant de le coucher, donnez-lui son traitement homéo une heure avant, pour qu'il n'y ait pas d'interférence entre les deux traitements.

O

ŒIL AU BEURRE NOIR

Voir Coup, choc (p. 141).

OPÉRATION CHIRURGICALE (PRÉPARATION ET SUITE)

Une opération chirurgicale constitue toujours un choc physique et psychique. S'il ne s'agit pas d'une urgence, vous pouvez préparer votre enfant à mieux la vivre grâce à l'homéopathie. Après l'intervention, elle lui permettra de mieux récupérer.

AVANT L'INTERVENTION

- **Gelsemium 9 CH** si votre enfant est angoissé, inhibé. Il tremble et a des troubles intestinaux (diarrhées).

Posologie : 1 dose ou 5 granules la veille de l'intervention et 1 dose ou 5 granules le jour même.

- **Ignatia amara 9 CH** s'il a déjà une boule dans la gorge ou dans le plexus 2 à 3 jours avant.
- **Argentum nitricum 5 CH** s'il est impatient et voudrait que tout soit terminé au plus vite.

Posologie : 2 granules 3 fois par jour jusqu'à l'intervention.

APRÈS L'INTERVENTION

- **Arnica montana 9 CH** le lendemain de l'intervention, pour se remettre du choc. (Ne pas utiliser **Arnica montana 5 CH** qui pourrait provoquer des hémorragies.)
- **Staphysagria 5 CH** pour mieux cicatriser après la coupure du bistouri.
- **Hypericum perforatum 5 CH** pour se remettre des traumatismes liés à un objet pointu (piqûres, perfusion…).
- **Nux vomica 5 CH** pour se désintoxiquer de l'anesthésie.
- **Opium 5 CH** pour mieux se remettre d'une anesthésie si elle cause une somnolence dans la journée et un état d'éveil la nuit, souvent accompagnés de constipation.
- **Raphanus sativus 5 CH** si l'enfant est constipé après l'opération.
- **Graphites 5 CH** s'il a tendance à mal cicatriser (cicatrice chéloïde).

Posologie : 2 granules 3 fois par jour pendant les 3 jours qui suivent l'opération.

MES CONSEILS EN +

- Ne vous angoissez pas outre mesure et faites confiance au chirurgien et à l'anesthésiste. La chirurgie pédiatrique est parfaitement rodée et tout se passe toujours très bien dans l'immense majorité des cas.

OREILLONS

Cette maladie virale infantile se traduit par une inflammation des parotides, les glandes salivaires situées en avant des oreilles. Sans gravité pour l'enfant, elle peut cependant entraîner des complications graves à l'âge adulte, notamment une stérilité chez l'homme si elle atteint les testicules (orchite). D'où la politique de vaccination largement pratiquée à l'heure actuelle. Certains parents préfèrent cependant ne pas vacciner leur enfant. S'il contracte la maladie, l'homéopathie facilite la guérison.

Les symptômes

- Gonflement douloureux d'une ou des deux glandes parotides.
- Fièvre entre 38 °C et 39,5 °C.
- Maux de tête.
- Fatigue importante.
- Perte d'appétit.
- Difficultés à manger et à parler.

Soulager au plus vite

DANS TOUS LES CAS

- **Parotidinum 5 CH**.
  Posologie : 2 granules 3 fois par jour jusqu'à amélioration des symptômes.

AJOUTEZ

- **Belladonna 5 CH** si les parotides sont enflées, rouges, chaudes, sensibles au toucher avec une douleur battante au niveau des oreilles et une fièvre élevée chez un enfant qui a la bouche sèche.

- **Mercurius solubilis 5 CH** si les parotides sont enflées et sensibles, si votre enfant salive beaucoup, a soif, la langue blanche et épaisse.
- **Pulsatilla 5 CH** si les parotides sont congestionnées, si votre enfant n'a pas soif mais a besoin d'air frais sur le visage pour se sentir soulagé.
- **Bryonia 5 CH** si votre enfant a la bouche très sèche, besoin de boire de grandes quantités d'eau, si son état est aggravé par le moindre mouvement mais amélioré par la pression et le repos.
- **Rhus toxicodendron 5 CH** si votre enfant est agité et amélioré par le mouvement, avec une forte température.

Posologie : 2 granules 3 fois par jour du ou des médicaments jusqu'à amélioration des symptômes.

MES CONSEILS EN +

- La maladie est très contagieuse. Isolez l'enfant et limitez les contacts avec les personnes non immunisées.
- Une surveillance médicale est conseillée.

ORGELET

Cette petite infection du follicule pilo-sébacé du cil touche surtout l'adulte, mais l'enfant peut aussi en être affecté.

LES SYMPTÔMES

- Petit bouton blanchâtre sur la paupière au niveau de la ligne des cils.

Soigner au plus vite

DANS TOUS LES CAS

- **Pyrogenium 9 CH.**
  Posologie : 2 granules 3 fois par jour jusqu'à amélioration.

AJOUTEZ

- **Staphylococcinum 9 CH + Hepar sulfur 5 CH** s'il y a un écoulement de pus.
- **Belladonna 5 CH** si la paupière est rouge, chaude et douloureuse.
- **Apis mellifica 9 CH** si la paupière est enflée, rosée et soulagée par l'application d'une compresse fraîche.
- **Silicea 5 CH + Staphysagria 5 CH** si les orgelets reviennent de façon chronique.

  Posologie : 2 granules du ou des médicaments 3 fois par jour, jusqu'à amélioration.

Mes conseils en +

- Dites à votre enfant de ne pas toucher son orgelet et de ne surtout pas chercher à le percer.
- Nettoyez 2 à 3 fois par jour les paupières avec de l'eau florale de bleuet sur une compresse stérile.

ORTHODONTIE

Voir Dents qui poussent de travers (p. 155).

OTITE

Cette inflammation de l'oreille est très courante chez l'enfant. Elle peut survenir à la suite d'une infection respiratoire, un rhume le plus souvent. En été, des baignades répétées, la tête sous l'eau, sont également en cause. L'otite peut être purulente ou séreuse, les traitements sont alors différents. Dans tous les cas, consultez votre médecin pour contrôler l'état de son oreille. Une otite mal soignée peut conduire à la surdité.

Symptômes de l'otite séreuse

- Inflammation de l'oreille moyenne sans écoulement (à tympan fermé), généralement liée à une otite aiguë mal résorbée qui a laissé des sérosités à l'arrière du tympan.
- Peut provoquer des douleurs au contact, à la succion chez le bébé ou à la mastication chez l'enfant plus grand mais la douleur n'est pas forcément présente.
- Elle atteint entre 10 et 20 % des enfants de 2 à 4 ans.
- Elle peut provoquer une baisse de l'audition.
- Le diagnostic se fait à l'examen de l'oreille avec un otoscope.

Symptôme de l'otite purulente (aiguë)

- Otite à tympan ouvert, qui se manifeste par un écoulement de pus (otorrhée).
- Associée ou non à une douleur et à de la fièvre.
- Le diagnostic se fait à l'examen de l'oreille avec un otoscope.

Soigner au plus vite

Dans tous les cas

- **Belladonna 5 CH** si le tympan est chaud, rouge, douloureux et enflammé.
- **Apis mellifica 5 CH** si le tympan est bombé et gonflé et la douleur soulagée par des compresses froides.
- **Capsicum 5 CH** en cas de douleur brûlante.

- **Aurum metallicum 5 CH** s'il y a atteinte osseuse (uniquement sur prescription médicale)

Posologie : 2 granules de l'un ou l'autre de ces médicaments 3 fois par jour, jusqu'à amélioration.

OTITE SÉREUSE

- **Kalium muriaticum 5 CH + Mercurius dulcis 5 CH + Ferrum phosphoricum 5 CH**.
- **Baryta carbonica 5 CH** si l'otite séreuse est associée à une hypertrophie des végétations.

Posologie : 2 granules de chaque 3 fois par jour jusqu'à amélioration.

OTITE PURULENTE

- **Hepar sulfuricum 5 CH + Pyrogenium 9 CH** si l'oreille coule (si l'oreille ne coule pas, **Hepar sulfuricum** peut aggraver l'otite). *Posologie :* 2 granules de chaque 3 fois par jour jusqu'à amélioration.

AJOUTEZ

- **Mercurius solubilis 5 CH** si l'écoulement est verdâtre, associé éventuellement à une angine blanche et une mauvaise haleine.
- **Arsenicum album 5 CH** si l'otite est soulagée par la chaleur locale. **Arsenicum album 9 CH** si l'otite est aggravée entre 1 heure et 3 heures du matin chez un enfant anxieux.
- **Silicea 9 CH** si l'oreille coule en permanence.
- **Kalium bichromicum 5 CH** si l'écoulement est épais avec une douleur ponctiforme (en un point précis).

Posologie : 2 granules du ou des médicaments 3 fois par jour, jusqu'à amélioration.

AUX REMÈDES PRÉCÉDENTS, AJOUTEZ

- **Aviaire 5 CH** si l'enfant souffre d'une fragilité respiratoire avec une petite immunodépression, des affections ORL à répétition ou dans les cas d'otites chroniques.
  Posologie : 5 granules 1 fois par semaine pendant 2 à 3 mois.

MES CONSEILS EN +

- Vous pouvez appliquer localement sur l'oreille des compresses de teinture-mère glycérinée de Calendula à 5 %, 2 fois par jour.
- Évitez les transports aériens en cas d'otite purulente.

P

PANARIS

Voir Abcès cutané (p. 79).

PEAU GRASSE

Votre enfant grandit et entre dans la préadolescence. Sa peau se modifie et devient plus épaisse et plus grasse, avec l'apparition de petites imperfections. C'est l'un des signes d'entrée dans la puberté.

LES SYMPTÔMES

- Une hypersécrétion de sébum souvent associée à des points noirs et à des petits boutons d'acné.
- La peau s'épaissit et devient luisante.

Soigner au plus vite

DANS TOUS LES CAS

- **Pyrogenium 9 CH** ou **Staphylococcinum 9 CH**.
  Posologie : 2 granules 3 fois par jour jusqu'à amélioration.

AJOUTEZ

- **Sulfur 7 CH** si la peau est grasse avec de petites imperfections (boutons, comédons, suppurations cutanées…).
- **Graphites 7 CH** en cas de peau grasse avec des sécrétions de sébum épais.
- **Thuya 5 CH** si la peau est mixte, grasse autour des ailes du nez et sèche ailleurs.
- **Antimonium crudum 7 CH** en cas de peau grasse avec eczéma suintant au niveau du cuir chevelu et sec derrière les oreilles chez un enfant ayant tendance à faire des abus alimentaires ou des indigestions répétées.

Posologie : 2 granules 3 fois par jour jusqu'à amélioration des symptômes

Mes conseils en +

- Taponnez les zones grasses avec une eau florale d'hamamélis ou de rose pour adoucir la peau et provoquer une vasoconstriction diminuant les sécrétions de sébum.

PEAU SÈCHE

La peau du nourrisson et du petit enfant est fine et fragile, en moyenne 20 à 30 % moins épaisse que celle de l'adulte. Elle est donc très vulnérable aux agressions extérieures et s'irrite facilement. La barrière cutanée encore immature est également plus perméable et la peau se déshydrate très vite. D'où une fragilité, particulièrement en hiver lorsque le froid devient source d'agression.

Les symptômes

- Une peau rugueuse au toucher, qui pèle et desquame.
- Cette sécheresse peut s'accompagner de dartres (petites plaques ovales rugueuses et blanchâtres).

Soigner au plus vite

- **Natrum muriaticum 5 CH** si la sécheresse de la peau s'accompagne de sécheresse du nez, des yeux et des lèvres, la lèvre supérieure se fendille dans sa partie médiane.
- **Alumina 5 CH** si votre enfant souffre aussi de constipation.
- **Bryonia 5 CH** s'il a en permanence soif de grandes quantités d'eau.

Posologie : 2 granules 3 fois par jour jusqu'à amélioration des symptômes

Voir aussi Dartre (p. 152) et Gerçure (p. 186).

Mes conseils en +

- Matin et soir, hydratez soigneusement la peau de votre enfant avec de l'huile d'amande douce ou du lait au calendula.
- N'employez que des produits d'hygiène spécifiquement élaborés pour la peau du bébé et du petit enfant (pain dermatologique, savon surgras).

PEUR

L'enfance est une période propice aux peurs multiples, souvent amplifiées par l'imagination débordante qui caractérise l'âge tendre.

SOULAGER AU PLUS VITE

- **Borax 9 CH** chez un enfant effrayé par le bruit et l'orage ; il a également peur de descendre les escaliers.
- **Phosphorus 9 CH** chez un enfant effrayé par la nuit tombante et par l'orage.
- **Stramonium 9 CH** chez l'enfant nerveux, effrayé par l'obscurité complète et par la solitude ; il a besoin de dormir avec une petite veilleuse ; il fait facilement des terreurs nocturnes.
- **Carbo vegetabilis 9 CH** si l'enfant est affaibli sur le plan respiratoire (asthme, insuffisance respiratoire) et a peur de l'obscurité.
- **Hydrophobinum 9 CH** en cas de peur de l'eau, associée à une hypersensibilité générale.
- **Natrum muriaticum 9 CH** si l'enfant a peur des voleurs et des chiens.
- **Silicea 9 CH** si l'enfant a peur des objets pointus (épingles, piqûres…).
- **Alumina 9 CH** chez un enfant qui a peur d'être attaqué par un couteau.
- **Baryta carbonica 9 CH** si l'enfant a peur des étrangers.
- **Ambra grisea 9 CH** chez l'enfant qui a peur des étrangers, ce qui le fait pleurer.
- **Belladonna 9 CH** en cas de peur et d'hallucinations chez un enfant fiévreux.
- **Argentum nitricum 9 CH** si l'enfant a peur de la foule et des hauteurs ; il a le vertige ; il a peur de rester seul.
- **Aconit 9 CH** en cas de peur de la mort et des fantômes, surtout en début de nuit. L'enfant se réveille et appelle au secours.

- **Arsenicum album 9 CH** chez un enfant qui se réveille entre 1 heure et 3 heures du matin avec une angoisse de mort et une peur des fantômes. Il est abattu et prostré par sa peur.
- **Lachesis 9 CH** si l'enfant a peur que l'un de ses proches meure.
- **Lachesis 9 CH** ou **Pulsatilla 9 CH** chez un enfant qui a peur d'être enfermé.
- **Causticum 9 CH** chez l'enfant qui a peur pour autrui ; il s'inquiète pour ses parents, pour ses frères et sœurs.
- **Thuya 9 CH** chez un enfant qui a des idées fixes, pouvant provoquer des insomnies.
- **Ignatia 9 CH** chez un enfant qui a peur de l'avion et panique avant le décollage ou une fois arrivé.
- **Gelsemium 9 CH** si l'enfant a peur des examens ou des contrôles jusqu'à en présenter des vertiges.
- **Opium 9 CH** si l'enfant est paralysé par une frayeur subite ; il en a des vertiges, est abattu dans la journée et excité le soir.

Posologie : 2 granules au moment où l'enfant manifeste sa peur.

MES CONSEILS EN +

- Discutez avec l'enfant de ses peurs pour l'aider à prendre du recul. Chez les petits, n'hésitez pas à lire des histoires drôles tournant en dérision les sorcières, les monstres ou les fantômes afin qu'il apprenne à rire de ses peurs.

PHOBIE SCOLAIRE

Rien à voir avec de la paresse ou le refus d'aller à l'école par caprice. L'enfant est comme paralysé, bloqué. Certes, il aimerait pouvoir aller à l'école, mais au dernier moment il s'en trouve physiquement incapable, bloqué par son angoisse et des troubles physiques d'origine psychosomatique (maux de ventre, migraine, boule dans la gorge, etc.).

Soulager au plus vite

- **Silicea 9 CH** chez un enfant qui manque totalement de confiance en lui malgré son intelligence.
- **Staphysagria 9 CH** chez un enfant susceptible, victime d'injustices qu'il n'arrive pas à exprimer ; il se sent persécuté par son enseignant ou par ses condisciples.
- **Lachesis 9 CH** chez un enfant jaloux du succès des autres au point de ne plus vouloir aller à l'école. Il verbalise sa jalousie.
- **Kalium carbonicum 9 CH** chez un enfant qui a peur de la nouveauté, peur d'apprendre.
- **Gelsemium 9 CH** chez un enfant qui a le trac, est inhibé, paralysé par la peur de l'échec ; il peut en avoir les jambes coupées.
- **Argentum nitricum 9 CH** chez l'enfant qui fait l'école buissonnière (pulsion de fuite) et ne supporte pas de rester en classe de façon attentive.
- **Baryta carbonica 9 CH** chez un enfant lent, dont la mémoire est médiocre et qui se sent submergé par les apprentissages scolaires. Sa timidité est extrême, il se cache même sous la table en présence d'étrangers.
- **Iodum 9 CH** chez un enfant qui s'ennuie à l'école si les enseignements sont trop statiques et intellectuels. Il maigrit malgré un appétit conservé et a toujours chaud. Il a besoin de sortir de la classe pour s'aérer.
- **Phosphoricum acidum 9 CH** chez un enfant qui manque de mémoire. Il laisse tomber tous ses projets, y compris scolaires, suite à un chagrin ou une contrariété majeure.

Mes conseils en +

- Ne prenez pas cette phobie à la légère car elle ne passe pas d'elle-même. Elle nécessite une prise en charge globale de l'enfant dans laquelle l'homéopathie constitue un des éléments. La psychothérapie et les TCC (thérapies cognitives et comportementales) sont généralement efficaces.

PIPI AU LIT

Ce n'est pas avant l'âge de 5 ans que l'on peut parler réellement d'énurésie nocturne. Avant cet âge, l'enfant ne maîtrise pas bien sa vessie et des « accidents » peuvent se produire. L'énurésie est un véritable casse-tête pour les familles, plus fréquent qu'on ne pense puisque 10 % des enfants de 7 ans seraient concernés.

Les symptômes

- Mictions nocturnes involontaires qui touchent deux fois plus les garçons que les filles.
- Les fuites ont généralement lieu en début de sommeil et peuvent se répéter plusieurs fois dans la nuit.
- L'enfant énurétique a un sommeil très lourd et ne se réveille pas malgré son envie d'uriner.

Soigner au plus vite

- **Ignatia amara 9 CH** chez un enfant qui fait pipi au lit par distraction.
- **Pulsatilla 9 CH** s'il fait pipi au lit pour attirer l'attention sur lui. Il ne peut s'endormir sans son « doudou ».

- **Staphysagria 9 CH** s'il fait pipi au lit à cause de quelque chose qu'il n'arrive pas à exprimer (jalousie après la naissance d'un petit frère…).
- **Arnica montana 9 CH** s'il fait pipi au lit après un traumatisme physique.
- **Arnica montana 15 CH + Gelsemium 9 CH** s'il fait pipi au lit après un choc psychique, s'il est angoissé et qu'il tremble.
- **Arnica montana 9 CH + Opium 5 CH** s'il fait pipi au lit après une anesthésie générale.
- **Opium 5 CH + Causticum 9 CH** si l'enfant ne se réveille pas lorsqu'il fait pipi au lit.
- **Sepia 9 CH** s'il fait pipi au lit dès qu'il s'endort et rêve qu'il urine.

Posologie : 2 granules 3 fois par jour jusqu'à amélioration des symptômes.

Mes conseils en +

- Rien ne sert de gronder ou pire de ridiculiser l'enfant car il ne le fait pas exprès ! Soyez patient, dédramatisez et déculpabilisez l'enfant, il a besoin d'être rassuré et de savoir que cela peut arriver aux autres aussi.
- Facilitez-vous la vie en mettant une alèse imperméable sur le matelas et responsabilisez-le en lui apprenant à changer ses draps, à les mettre à laver et à prendre sa douche seul.
- Limitez les boissons après 18 heures et en particulier les sodas qui sont très diurétiques.

PIQÛRES D'INSECTES

Ça gratte, ça pique, ça brûle ou ça gonfle. Quel que soit l'insecte en cause, la piqûre est souvent douloureuse ou désagréable.

Soulager au plus vite

LE 1ER RÉFLEXE

- Désinfectez la zone et appliquez **Calendula TM** en compresse pour apaiser.
  Posologie : appliquez 3 fois par jour.

DANS TOUS LES CAS

- **Hypericum perforatum 5 CH**.
  Posologie : 2 granules 3 fois par jour jusqu'à amélioration.

AJOUTEZ

- **Belladonna 5 CH** si la zone piquée est rouge, chaude et douloureuse et hypersensible au toucher.
- **Apis mellifica 5 CH + Ledum palustre 5 CH** si la piqûre provoque un gonflement ou un œdème soulagé par l'application de glace ou de compresses froides.
- **Vespa grabo 5 CH** s'il s'agit d'une piqûre de guêpe qui provoque une très grosse inflammation.
- **Tarentula cubensis 5 CH** si l'œdème s'enflamme et la zone devient violacée.
- **Histaminum 5 CH** quand la piqûre provoque une allergie plus ou moins généralisée.

Posologie : 2 granules 3 fois par jour jusqu'à amélioration.

MES CONSEILS EN +

- Avant de désinfecter, assurez-vous que le dard n'est pas resté dans la plaie.
- Appliquez du froid sur la piqûre (compresse d'eau glacée ou glaçon), cela soulage instantanément.
- Si la piqûre a eu lieu en forêt, demandez conseil à votre médecin ou votre pharmacien. Il peut s'agir d'une tique porteuse de la maladie de Lyme. Un traitement antibiotique s'impose alors.
- Consultez immédiatement s'il s'agit d'une piqûre de guêpe ou d'abeille près de la bouche, du cou ou, pire encore, dans la bouche ou la gorge, pouvant provoquer une gêne respiratoire ou un œdème de Quincke.

PLAIE

Voir Coup, choc (p. 141).

POIDS (ENFANT QUI NE PREND PAS ASSEZ DE)

Un enfant peut ne pas prendre de poids pour des raisons très diverses : un manque d'appétit, une intolérance alimentaire (avec diarrhée et vomissement) pouvant aller jusqu'à la déshydratation, une infection microbienne ou virale, une malnutrition… Quelle que soit la cause, il convient de réagir en consultant rapidement son médecin. En attendant, on peut s'aider des médicaments suivants.

Soigner au plus vite

- **Aethusa cynapium 7 CH** si l'enfant est intolérant au lait, ce qui provoque des vomissements après chaque biberon. Un changement de lait s'impose (voir avec le pédiatre).
- **Abrotanum 7 CH** si l'enfant perd du poids malgré un appétit conservé. Cette perte de poids s'accompagne souvent de diarrhées, de déshydratation, d'épuisement.
- **Lycopodium 7 CH** si l'enfant maigrit du haut du corps tout en étant ballonné. Il est vite rassasié.
- **Silicea 5 CH** si l'enfant a des infections répétées avec déminéralisation, frilosité et amaigrissement.
- **Natrum muriaticum 5 CH** suite à une infection ; l'enfant maigrit surtout du haut du corps malgré un appétit conservé. Il reste fatigué, a les muqueuses sèches et une attirance pour les aliments salés.

Posologie : 2 granules du ou des médicaments 3 fois par jour, jusqu'à amélioration.

- **Tuberculinum 9 CH** chez un enfant affaibli qui perd du poids malgré un appétit conservé. Il est sujet aux infections ORL et respiratoires.
Posologie : 1 dose par semaine jusqu'à amélioration.

Mes conseils en +

- Un enfant qui ne prend pas de poids ou qui maigrit doit être placé sous stricte surveillance. Il peut en effet être sujet à la déshydratation ou à une carence vitaminique qui pourrait rejaillir sur son état de santé.

POINTS DE SUTURE

Voir Cicatrice (p. 129).

POUSSÉES DENTAIRES

Aïe, les premières dents ! Si bébé mâchouille tout ce qu'il trouve à sa portée, s'il bave, s'il est grognon et énervé, c'est que la dent ne va pas tarder à percer. Mais en attendant, c'est douloureux !

Les symptômes

- Les premières dents commencent à percer vers 6 mois mais l'inconfort voire les douleurs peuvent débuter vers 2 mois, bien avant la sortie effective des dents.
- Les poussées dentaires peuvent s'accompagner de fièvre, d'agitation, de toux, de vomissements et de diarrhées.

Soulager au plus vite

- **Chamomilla 9 CH** si la poussée dentaire provoque un énervement, avec une joue rouge et chaude et l'autre blanche et froide, avec parfois des diarrhées verdâtres. Si le bébé est agité et coléreux, on préférera **Chamomilla 15 CH**, ce dernier est amélioré par le bercement ou un mouvement passif comme un voyage en voiture ou en train.
- **Belladonna 5 CH** s'il y a inflammation, avec gencives rouges, chaudes et douloureuses, et que la bouche reste sèche.

  Posologie : 2 granules 3 fois par jour jusqu'à amélioration des symptômes, dilués dans un petit biberon d'eau.

Voir aussi Diarrhée (p. 160) et Fièvre (p. 181).

MES CONSEILS EN +

- Avec votre doigt bien propre, massez délicatement la mâchoire douloureuse. Bébé adore ! Cela le soulage, « use » la gencive et aide la dent à percer plus vite.
- Vous pouvez dès cet âge lui acheter une petite brosse à dents en caoutchouc (en pharmacie) afin qu'il la mordille, ce qui aidera la dent à percer.

POUX

Certains enfants sont plus réceptifs aux parasites que d'autres. On les appelle d'ailleurs des « têtes à poux ». En homéopathie, cela correspond au terrain psorique *(voir p. 31)*. La médecine d'Hahnemann ne tue pas les poux. Elle modifie cependant le terrain pour rendre l'enfant moins réceptif.

RÉAGIR AU PLUS VITE

- **Psorinum 9 CH** en médicament de fond chez un enfant qui attrape régulièrement des poux, pour le rendre moins réceptif. Agit comme un répulsif et évite de se gratter.
  Posologie : 2 granules 3 fois par jour pendant 15 jours.

AJOUTEZ

- **Dolichos prurens 5 CH** pour limiter les grattages, même après avoir traité car le cuir chevelu a été irrité.
  Posologie : 2 granules 3 fois par jour (et plus en cas de démangeaisons).

- Un shampooing phytothérapique naturel à base de pyrèthre (Chrysanthemum) pour tuer les poux et les lentes.

MES CONSEILS EN +

- Après avoir traité l'enfant, passez sa chevelure au peigne fin pour éliminer les poux et les lentes mortes.
- Passez les habits, les serviettes et les draps à la machine à laver à 60 °C.

R

REFLUX ACIDE DU NOURRISSON

Le reflux gastro-œsophagien est très fréquent chez le nourrisson car il se peut que la jonction entre l'œsophage et l'estomac ne soit pas parfaitement étanche ou que sa tonicité soit encore immature. Dans ce cas, le contenu de l'estomac a tendance à remonter le long de l'œsophage plutôt que de descendre vers les intestins, pouvant occasionner des douleurs et des rejets de lait.

LES SYMPTÔMES

- Rejet plus ou moins important de lait caillé après chaque biberon ou entre deux biberons.
- Ces reflux peuvent être accompagnés de douleurs, mais ce n'est pas systématique.

SOIGNER AU PLUS VITE

DANS TOUS LES CAS

Robinia 5 CH en cas de reflux gastro-œsophagien.

Posologie : 2 granules 3 fois par jour jusqu'à amélioration des symptômes, dilués dans un petit biberon d'eau.

AJOUTEZ

- **Iris versicolor 5 CH** si le reflux s'accompagne de mauvaise haleine avec hypersalivation, éructations acides et érythème fessier. Tout le tube digestif brûle, de la bouche à l'anus.
- **Magnesia carbonica 5 CH** si le reflux acide s'accompagne de crampes, le bébé a envie de lait qu'il ne digère pas (il vomit des caillots de lait non digérés). Souvent le reflux s'accompagne de diarrhées.

Posologie : 2 granules 3 fois par jour, jusqu'à amélioration des symptômes dilués dans un petit biberon d'eau.

MES CONSEILS EN +

- Consultez votre médecin. Bien souvent, de simples mesures hygiéno-diététiques (épaississement du lait) suffisent pour régler le problème.
- Si les vomissements sont très importants et empêchent le bébé de prendre correctement du poids, des examens complémentaires seront nécessaires.
- Même s'ils sont sans gravité et indolores, les reflux méritent d'être soignés car ils peuvent être à l'origine de toux et de bronchites à répétition.
- Faites dormir votre bébé sur le côté sur un plan incliné pour soulager son reflux

RÈGLES

Chez les jeunes filles, les premières règles se déclenchent en moyenne entre 12 et 15 ans. Mais elles peuvent tarder à s'installer, survenir de façon irrégulière ou provoquer des douleurs difficiles à vivre à l'adolescence. L'homéopathie aide à régulariser les cycles et à les rendre plus harmonieux.

Soulager au plus vite

Règles tardives

- **Pulsatilla 9 CH** chez une jeune fille dont les règles tardent à s'installer et qui, parallèlement, souffre de troubles circulatoires (elle a les jambes marbrées, les extrémités froides, elle est améliorée par le mouvement lent et l'air frais).
- **Baryta carbonica 9 CH** si les règles sont longues à s'installer chez une jeune fille qui présente un ralentissement glandulaire général, avec une tendance à l'hypothyroïdie et au surpoids.
- **Graphites 9 CH** chez une jeune fille frileuse, obèse, présentant parfois des problèmes cutanés (acné, eczéma, ongles déformés).
- **Silicea 9 CH** chez une jeune fille amaigrie, déminéralisée, timide, manquant de confiance en soi, hypersensible et irritable.

Posologie : 2 granules 3 fois par jour jusqu'à l'arrivée des premières règles.

Règles irrégulières

- **Pulsatilla 9 CH** si les règles sont présentes la journée mais s'arrêtent de couler la nuit. Elles sont très espacées. Elles peuvent s'arrêter après un bain en piscine ou en mer.
Posologie : 2 granules 3 fois par jour à partir du 14e jour du cycle, jusqu'à l'arrivée des règles.

- **Pulsatilla 9 CH** si l'abondance du flux menstruel varie d'un cycle à l'autre (soit très abondant soit quasi inexistant).
Posologie : 1 dose 1 fois par mois vers le 14e jour du cycle.

A B C D E F G H I J K L M N O P Q R S T U V W X Y Z

- **Cyclamen 9 CH** si les règles surviennent de façon irrégulière ou s'arrêtent brusquement, ce qui provoque déprime et maux de tête.
  Posologie : 2 granules 3 fois par jour dès que les règles disparaissent. Arrêter lorsqu'elles reprennent.

- **Kalium carbonicum 9 CH** si les cycles sont irréguliers avec une fatigue intense après les règles.
  Posologie : 2 granules 3 fois par jour jusqu'à amélioration.

- **Staphysagria 15 CH** si les règles tardent à venir après une contrariété que la jeune fille n'a pas pu verbaliser.
  Posologie : 1 dose le plus rapidement possible.

ARRÊT DES RÈGLES

- **Aconit 7 CH** si les règles s'arrêtent après une peur ou un coup de froid sec, avec anxiété et agitation.
- **Dulcamara 9 CH** si les règles s'arrêtent suite à une exposition à l'humidité.
- **Apis mellifica 9 CH** si les règles s'arrêtent après une peur. L'arrêt des règles est associé à un œdème au niveau des paupières ou des chevilles.
- **Arnica 15 CH** si les règles s'arrêtent après un accident, un choc, voire un traumatisme psychique (deuil, séparation...).
- **Thuya 5 CH** si les règles s'arrêtent après une vaccination, avec rétention d'eau dans la partie inférieure du corps.
- **Opium 9 CH** si l'arrêt des règles survient après une anesthésie.

Posologie : 2 granules 3 fois par jour jusqu'au retour des règles.

RÈGLES TRÈS ABONDANTES

- **China rubra 5 CH** en cas de règles abondantes qui fatiguent énormément la jeune fille.
- **Sabina 5 CH** en cas de saignements rouges et abondants.

- **Phosphorus 9 CH** en cas de saignements proches de l'hémorragie (en attendant de consulter).

Posologie : 2 granules 3 fois par jour pendant la durée des règles.

RÈGLES DOULOUREUSES

- **Magnesia phosphorica 5 CH** si les douleurs sont spasmodiques (comme des crampes), améliorées par la pression et en position pliée en deux.
- **Colocynthis 5 CH** si les douleurs sont déclenchées par l'indignation ; elles sont spasmodiques (comme des crampes), améliorées par la pression et en position pliée en deux.
- **Actaea racemosa 5 CH** si les douleurs varient en fonction du flux menstruel : plus il est important, plus elles sont fortes.

Posologie : 2 granules 3 fois par jour jusqu'à amélioration.

MES CONSEILS EN +

- Lorsqu'il existe un réel trouble endocrinologique (hypo ou hyperfolliculinie), consultez votre gynécologue. Un diagnostic précis, accompagné d'un dosage d'hormones et d'examens radiologiques peut se révéler nécessaire.

RÉGURGITATIONS DU NOURRISSON

Il est normal qu'un bébé rejette un peu de lait après avoir bu son biberon et au moment de faire son rot : c'est le trop-plein qui ressort. Mais si ces régurgitations sont fréquentes et abondantes, il faut s'en préoccuper.

Les symptômes

- Le bébé rejette une grande quantité de lait après chaque biberon.

Soigner au plus vite

- **Aethusa cynapium 7 CH** si le bébé est intolérant au lait et qu'il régurgite du lait caillé juste après le repas.
- **Robinia 5 CH** si ses régurgitations sont liées à un reflux acide entre deux biberons.
- **Magnesia carbonica 5 CH** si les régurgitations sont liées à un reflux, chez un bébé qui présente en plus une intolérance au lait, des gaz douloureux et une diarrhée verdâtre, mousseuse.
- **Antimonium crudum 5 CH** si le bébé est glouton et régurgite car il a avalé trop de lait.
- **Argentum nitricum 5 CH** s'il est trop pressé de boire son biberon et avale trop d'air en même temps. Il fait des rots.
- **Calcarea carbonica 5 CH** chez un bébé jovial, pale et mou, qui vomit facilement tout en gardant un solide appétit.

Posologie : 2 granules du ou des médicaments dilués dans un petit biberon d'eau, 3 fois par jour jusqu'à amélioration des symptômes.

Mes conseils en +

- Parlez du problème à votre pédiatre : il saura faire la part des choses entre une intolérance au lait, un reflux gastro-œsophagien et une simple erreur de régime alimentaire (excès d'apport en lait, mauvaise reconstitution du lait…).
- Ne couchez pas votre enfant sur le ventre, mais plutôt en position semi-assise pour éviter une fausse route.

RENFORCEMENT DES DÉFENSES IMMUNITAIRES

Avant l'âge de 6-7 ans, le système immunitaire de l'enfant est immature et se construit peu à peu en rencontrant les microbes et virus de l'environnement. Il est donc normal qu'il tousse souvent ou soit régulièrement enrhumé. Mais l'homéopathie peut l'aider à être moins fréquemment malade. À l'automne, pour aider votre enfant à passer un bon hiver, mais aussi lorsqu'il entre en crèche, pensez à stimuler ses défenses immunitaires.

DANS TOUS LES CAS

- **Thymuline 9 CH**.
  Posologie : 1 dose ou 5 granules 1 fois par semaine pendant tout l'hiver (½ dose chez le bébé).

+

- **Echinacea 4 CH**.
  Posologie : 2 granules tous les matins.

AJOUTEZ

- **Silicea 7 CH** si l'enfant est immunodéprimé et perd du poids. Utile en cas de déminéralisation.
- **China rubra 5 CH** si l'enfant est affaibli par l'élimination de liquides biologiques (transpiration, diarrhée, vomissements), pour favoriser sa convalescence (suite à une gastro-entérite, une grippe…).
- **Natrum muriaticum 5 CH** si l'enfant est fatigué, perd du poids malgré un appétit conservé, sa peau est sèche, il est souvent constipé.
- **Ferrum phosphoricum 5 CH** si l'enfant est anémié et manque d'appétit.

Posologie : 2 granules 3 fois par jour jusqu'à amélioration des symptômes.

AJOUTEZ

- **Aviaire 9 CH** si l'enfant fait des affections ORL à répétition.
  Posologie : 5 granules 1 fois par semaine.

Voir aussi Grippe (prévention et traitement) (p. 189).

MES CONSEILS EN +

- Habituez votre enfant à manger régulièrement des fruits et légumes riches en vitamine C (jus de fruits pressés, smoothies, milk-shakes maison…). Limitez en revanche les produits sucrés.
- N'hésitez pas à demander un dosage de la vitamine D à votre médecin. Elle stimule l'immunité. Or, les enfants, une fois passée la supplémentation des premières années, présentent souvent des déficiences. Et pour cause : les aliments qui en sont riches (huile de foie de morue, poissons gras, beurre, céréales, œufs, foie d'animaux) ne sont pas toujours à leur goût !
- Après un traitement antibiotique, vous pouvez compléter l'approche homéopathique par des probiotiques. Ils sont particulièrement indiqués alors pour restaurer la barrière intestinale.

RETARD SCOLAIRE

Il existe de nombreuses causes de retard scolaire. En homéopathie, on distingue deux grands types d'enfants : ceux qui présentent des difficultés à l'école en raison d'une hyperactivité et ceux qui accumulent les retards en raison du ralentissement de leurs facultés intellectuelles.

CHEZ L'ENFANT HYPERACTIF

- **Tarentula hispanica 9 CH** si l'enfant ne tient pas en place, touche à tout, n'arrive pas à se concentrer. Seule la musique arrive à le calmer. Il est hypersensible à la douleur.

- **Kalium bromatum 9 CH** chez l'enfant distrait qui a toujours besoin de bouger les mains, de triturer des objets, ce qui l'empêche de se concentrer sur son travail scolaire. L'effort mental l'épuise rapidement.
- **Zincum metallicum 9 CH** chez l'enfant qui agite en permanence les jambes et les pieds. Le moindre bruit le distrait.
- **Theridion 9 CH** chez l'enfant qui n'arrive pas à se concentrer dès qu'il y a du bruit autour de lui. Le bruit le rend agressif et coléreux.
- **Agaricus 9 CH** chez l'enfant agité et maladroit qui présente des tics nerveux de la face et un retard scolaire.
- **Chamomilla 9 CH** chez l'enfant qui ne peut pas rester immobile à sa table pour travailler. Seul le mouvement passif (type bercement ou trajet en voiture) arrive à le calmer.
- **Mercurius solubilis 9 CH** chez un enfant agité, chef de bande, agressif. Il présente une faiblesse en mathématiques.
- **Argentum nitricum 9 CH** chez l'enfant qui se précipite, veut tout terminer avant d'avoir commencé, bâcle son travail et n'a pas la patience d'écouter les explications de son enseignant.
- **Medorrhinum 9 CH** si le sujet est en forme le soir, abattu le jour.

Posologie : 2 granules 3 fois par jour jusqu'à amélioration.

CHEZ L'ENFANT LENT

- **Baryta carbonica 9 CH** chez un enfant ralenti physiquement, intellectuellement, gras et mou (tendance à l'obésité et à l'hypothyroïdie).
- **Rana bufo 9 CH** chez un enfant ralenti intellectuellement, obnubilé par ses organes sexuels, au comportement puéril, parfois violent.
- **Kalium phosphoricum 9 CH** si l'enfant est fatigable (fatigue du « 2e trimestre ») et en perd ses moyens intellectuels.
- **Phosphoricum acidum 9 CH** chez l'enfant qui a de faibles capacités de mémorisation.

- **Anacardium orientalis 9 CH** si l'enfant a besoin de manger constamment pour se concentrer et être capable de fournir un effort intellectuel.
- **Gelsemium 9 CH** chez un enfant qui ne réussit pas à l'école car il est paralysé par le trac (devant un exercice, un exposé, un examen). Il en perd ses moyens intellectuels.

Posologie : 2 granules 3 fois par jour jusqu'à amélioration.

AUTRES CAS

- **Capsicum 9 CH** si le retard scolaire est dû à un changement des habitudes de vie (exemple : un déménagement, une émigration...).
Posologie : 2 granules 3 fois par jour jusqu'à amélioration.

MES CONSEILS EN +

- Soyez vigilant si les notes de votre enfant baissent. Discutez avec son enseignant et consultez votre médecin traitant afin d'identifier précisément la cause de ce retard scolaire. Une aide orthophonique peut être nécessaire s'il y a des troubles de l'apprentissage. Un soutien psychologique s'impose si des troubles dépressifs sont sous-jacents.

RHINOPHARYNGITE

Rien de plus banal : le nez coule chez le petit enfant en pleine construction de son immunité. Dès qu'un virus se balade dans l'air, il l'attrape. C'est en se défendant contre l'intrus qu'il développe peu à peu ses défenses et on estime qu'un enfant de moins de 6 ans « attrape » en moyenne 6 rhinos par an. Mais il faut le soigner vite car si la rhinopharyngite traîne, elle peut se transformer en infection bactérienne type otite, sinusite ou laryngite.

Les symptômes

- Les muqueuses nasales et pharyngées sont enflammées et congestionnées.
- Le nez coule ou est bouché et l'enfant a du mal à respirer ; la nuit il ronfle.
- L'écoulement se fait aussi dans l'arrière-gorge, ce qui entraîne de la toux.
- Ces symptômes s'accompagnent souvent d'une fièvre modérée.

Soigner au plus vite

- **Dulcamara 5 CH** si le rhume fait suite à un coup de froid humide.
- **Aconit 5 CH** si le rhume fait suite à un coup de froid sec.
- **Allium cepa 5 CH** si l'écoulement nasal ressemble à de l'eau et que les narines sont irritées.
- **Euphrasia 5 CH** si l'écoulement ressemble à de l'eau et que les yeux sont irrités.
- **Aralia racemosa 5 CH** si l'écoulement ressemble à de l'eau, est irritant et s'accompagne d'éternuements. Déclenché par un courant d'air froid.
- **Badiaga 5 CH** si l'écoulement ressemble à de l'eau et s'accompagne d'une toux spasmodique et asthmatiforme.
- **Naphtalinum 5 CH** si le nez et les yeux coulent comme de l'eau et sont irrités.
- **Hydrastis canadensis 5 CH** si l'écoulement est jaune et irritant.
- **Pulsatilla 5 CH** si l'écoulement est jaune et non irritant.
- **Mercurius solubilis 5 CH** si l'écoulement est verdâtre.
- **Mercurius corrosivus 5 CH** si l'écoulement est vert avec quelques saignements.
- **Kalium bichromicum 5 CH** si l'écoulement est épais et forme des croûtes.
- **Nux vomica 5 CH** si le nez coule la journée et est bouché la nuit.
- **Ammonium carbonicum 5 CH** si le nez est bouché surtout la nuit et que l'enfant éprouve des difficultés à respirer.

- **Sabadilla 5 CH** si le rhume provoque des éternuements en salves.
- **Sambucus nigra 5 CH** si le nez est constamment bouché.
- **Ferrum phosphoricum 5 CH** si le rhume provoque une toux sèche, des difficultés à respirer et une légère anémie.

Posologie : 2 granules du ou des médicaments 3 fois par jour, jusqu'à amélioration des symptômes.

APRÈS UNE VACCINATION

- **VAB 9 CH** quand l'affection démarre suite à une vaccination du BCG.

  Posologie : 1 dose le plus rapidement possible,

SUIVI DE

- **Thuya 9 CH.**

  Posologie : 1 dose le lendemain.

POUR ÉVITER LES RÉCIDIVES

- **Aviaire 9 CH.**

  Posologie : 1 dose par semaine ou 5 granules pendant les mois d'hiver.

Voir aussi Toux (p. 277), Fièvre (p. 181) et Renforcement des défenses immunitaires (p. 249).

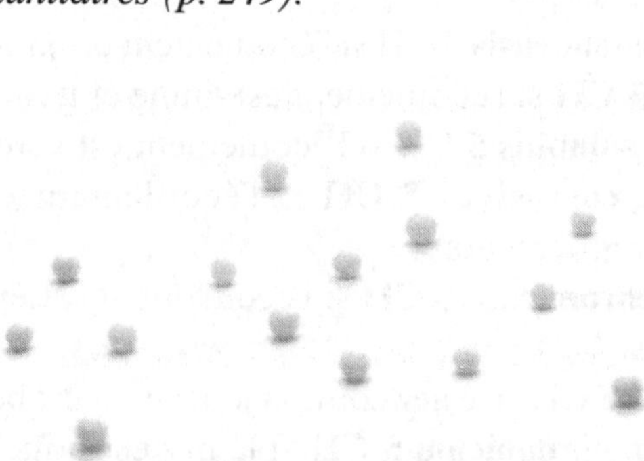

MES CONSEILS EN +

- Pour éviter que le rhume se transforme en otite ou bronchiolite, il faut nettoyer très scrupuleusement le nez de votre enfant. Apprenez-lui à se moucher le plus tôt possible. S'il est trop petit pour souffler correctement dans le mouchoir, rincez-lui plusieurs fois par jour les narines avec du sérum physiologique. Pour aspirer les mucosités, utilisez un mouche-bébé (en vente en pharmacie).
- Ne surchauffez pas votre habitation en hiver et humidifiez la chambre de votre enfant, cela l'aidera à respirer plus facilement.
- Les antibiotiques sont inutiles contre la rhinopharyngite, dont l'origine est virale.

RHUME DES FOINS

Voir Allergies ORL (p. 89).

RONFLEMENTS

Il est lié à une sécheresse des muqueuses, chez le bébé et l'enfant qui ne savent pas se moucher correctement. Le mucus accumulé se dessèche et obstrue le nez. Le ronflement peut aussi être lié à des végétations ou des amygdales trop volumineuses qui empêchent le passage sans encombre de l'air à travers les voies aériennes supérieures.

SOIGNER AU PLUS VITE

- **Sambucus nigra 5 CH** si le nez est bouché toute la nuit et dans la journée.
  Posologie : 2 granules 3 fois par jour jusqu'à amélioration.

- **Nux vomica 5 CH** si le nez est bouché la nuit mais coule librement dans la journée.
  Posologie : 2 granules le soir jusqu'à amélioration.

- **Baryta carbonica 5 CH** si l'enfant a des végétations et des amygdales volumineuses, surtout s'il a pris du poids et est ralenti.
  Posologie : 2 granules 3 fois par jour jusqu'à amélioration des symptômes.

MES CONSEILS EN +

- Humidifiez l'air de la chambre de votre enfant (humidificateur d'air, coupelle d'eau posée sur le chauffage) et maintenez la température à 20 °.
- Utilisez un mouche-bébé pour nettoyer le nez de votre bébé avant de le mettre au lit et apprenez à votre enfant plus grand à bien souffler dans le mouchoir lorsqu'il se mouche.
- Vérifiez qu'il ne fait pas d'apnée du sommeil dans un service spécialisé.

ROT

Voir Régurgitations (p. 247).

ROUGEOLE

Il s'agit d'une maladie virale très contagieuse qui se manifeste sous forme d'épidémie immunisante. Fréquente surtout chez les enfants, elle est en régression en France grâce à la vaccination. Elle est due à un virus transmis par contagion directe, surtout pendant la période d'incubation qui dure une dizaine de jours. Les complications respiratoires et encéphaliques sont heureusement rares mais souvent très graves. Elles sont à l'origine des mesures de vaccination préventive.

Les symptômes

- Fièvre.
- Écoulement des muqueuses oculaires, nasales et pharyngo-laryngées provoquant une irritation de la gorge et de la toux.
- Taches rouges à la face interne des joues.
- Éruptions cutanées qui surviennent 4 à 5 jours plus tard, formées de petites papules saillantes.

Soigner au plus vite

En période d'invasion

- Voir les remèdes de Fièvre (p. 181) : **Aconit 5 CH**, **Belladonna 5 CH**, **Ferrum phos 5 CH** et **Mercurius solubilis 5 CH**.

En période d'éruption

- **Belladonna 5 CH** si l'enfant est rouge ou ne supporte pas la lumière. Il a une température importante, transpire beaucoup et a soif.
- **Bryonia 5 CH** si les boutons sortent facilement. La fièvre est importante, l'enfant tousse et est amélioré par le repos complet et la pression au niveau du thorax. Il a soif de grande quantité d'eau.
- **Gelsemium 7 CH** si l'enfant est abattu physiquement et psychiquement. Malgré sa fièvre, il n'a pas soif. La fièvre le fait trembler.
- **Stramonium 9 CH** si l'enfant délire la nuit, est très agité, crie. Son anxiété est telle qu'il ne supporte pas l'obscurité de sa chambre. Il réclame une petite veilleuse pour se calmer.
- **Zincum metallicum 7 CH** chez un enfant agité, qui ne cesse de remuer surtout les membres inférieurs.
- **Euphrasia 5 CH** si l'enfant a un écoulement oculo-nasal, avec des yeux très irrités provoquant une conjonctivite.

Posologie : 2 granules 3 fois par jour jusqu'à amélioration.

SI L'ÉRUPTION NE SORT PAS BIEN

- **Sulfur 5 CH** pour favoriser la sortie des boutons. Préférez **Sulfur iodatum 5 CH** chez l'enfant très sensible (il a de l'eczéma).
  Posologie : 2 granules 3 fois par jour jusqu'à ce que l'éruption sorte.

AU BESOIN, RAJOUTEZ AUX REMÈDES PRÉCÉDENTS

- **Arsenicum album 9 CH** chez un enfant qui présente des complications respiratoires (asthme) ou dermatologiques (eczéma) aggravées surtout entre 1 heure et 3 heures du matin. Il est frileux, agité, anxieux et respire mieux avec de l'air frais sur le visage.
  Posologie : 2 granules le soir au coucher jusqu'à amélioration.

- **Ipeca 5 CH** chez un enfant qui présente une toux avec des nausées et vomissements qui aggravent son état. Sa langue reste propre.
- **Apis mellifica 9 CH** chez un enfant qui présente des amygdales transparentes et gonflées avec une fièvre importante. Pourtant il n'a pas soif. La douleur est améliorée par le frais.

  Posologie : 2 granules 3 fois par jour jusqu'à amélioration.

- **Lachesis 7 CH** si l'enfant ne supporte rien autour de son cou.
  Posologie : 2 granules matin et soir.

CONVALESCENCE

- **Pulsatilla 9 CH** si l'enfant reste fatigué et se remet lentement (remède à éviter en cas d'otite).
- **Sulfur iodatum 5 CH** si l'enfant est amaigri et agité.
- **Natrum muriaticum 9 CH** si l'enfant est épuisé, anémique, replié sur lui-même et a tendance à s'isoler.

  Posologie : 2 granules 3 fois par jour pendant 1 semaine.

MES CONSEILS EN +

- Le sujet peut présenter des complications (oculaires, respiratoires, nerveuses...). Dans ce cas, consultez votre médecin.
- Donnez **Morbillinum 9 CH** pour renforcer les défenses d'une personne en contact avec un enfant malade, si elle n'est pas vaccinée ou n'a pas encore eu la maladie, afin de renforcer ses défenses. 2 granules 3 fois par jour pendant une semaine.

RUBÉOLE

Il s'agit d'une maladie infectieuse d'origine virale bénigne chez l'enfant mais très grave chez la femme enceinte. Comme la rougeole, elle est immunisante (l'enfant ne pourra pas l'avoir une deuxième fois).

LES SYMPTÔMES

- Hypertrophie des ganglions lymphatiques du cou.
- Éruption cutanée sur tout le corps.

SOIGNER AU PLUS VITE

PÉRIODE D'INVASION

- Voir les remèdes de Fièvre (p. 181) : **Aconit 5 CH, Belladonna 5 CH, Ferrum phos 5 CH** et **Gelsemium 5 CH**.

+

- **Sulfur iodatum 7 CH** dès l'apparition des ganglions.

Posologie : 2 granules 3 fois par jour jusqu'à disparation de la fièvre et des ganglions.

PÉRIODE D'ÉRUPTION

- On retrouve les mêmes médicaments que pour la rougeole : **Bryonia, Ipeca** et **Zincum** (voir p. 256).

CONVALESCENCE

- **Pulsatilla 9 CH** si l'enfant reste fatigué et se remet lentement (évitez en cas d'otite).
- **Sulfur iodatum 5 CH** pour drainer la peau après les éruptions si l'enfant est amaigri et agité.
- **Sulfur 7 CH** pour drainer la peau après les éruptions chez un enfant qui reste dynamique malgré la maladie (évitez en cas d'otite).

Posologie : 2 granules 3 fois par jour pendant 1 semaine.

MES CONSEILS EN +

- Isolez l'enfant car il est très contagieux !

S

SAIGNEMENT

Voir Plaie (p. 239).

SAIGNEMENT DU NEZ

Il n'est pas rare que l'enfant ou l'adolescent saigne du nez. Ce saignement est dû à la rupture de petits vaisseaux capillaires au niveau d'une varice située dans la cloison du nez. Un choc, une exposition solaire, un mouchage un peu trop fort peuvent provoquer cette rupture qui n'est jamais grave.

Soulager au plus vite

- **Phosphorus 9 CH.**
  Posologie : 1 dose dès que le nez commence à saigner.

AJOUTEZ

- **China rubra 5 CH + Melilotus 5 CH.**
  Posologie : 2 granules 3 fois par jour jusqu'à amélioration.

Mes conseils en +

- Faites asseoir l'enfant la tête penchée en avant et comprimez les deux ailes du nez pendant quelques minutes jusqu'à ce que le saignement s'arrête.
- Si cela ne suffit pas, placez une mèche de coton imbibée d'eau oxygénée à 10 volumes dans chacune des narines.
- Dans un deuxième temps, consultez un ORL si les saignements reviennent régulièrement. Il procédera à la cautérisation de la petite varice pour éviter les récidives.

SCARLATINE

C'est une maladie infectieuse généralement bénigne, due à un microbe, le streptocoque hémolytique. Mais il peut y avoir des complications de type ORL, rénales, articulaires. L'antibiothérapie est indispensable. L'homéopathie peut atténuer les symptômes et aider l'enfant à récupérer plus rapidement.

Les symptômes

- Fièvre élevée et angine.
- Au bout de 24 à 48 heures apparaissent de larges plaques rouges épaisses surtout aux plis de flexion.
- Au bout d'une semaine, les plaques desquament.

Soigner au plus vite

Période d'invasion

- **Belladonna 5 CH** si l'enfant a une fièvre d'emblée élevée, est rouge, transpire, a soif et les muqueuses sèches. Il ne supporte pas la lumière.
- **Apis 9 CH** si l'enfant présente des œdèmes et n'éprouve pas le besoin de boire malgré sa fièvre élevée.
- **Arum triphyllum 5 CH** si les muqueuses bucco-laryngées sont rouge vif et brûlantes. La langue est rouge, dépapillée. L'enfant a du mal à déglutir et présente des douleurs en avalant.

Posologie : 2 granules 3 fois par jour jusqu'à amélioration.

Période d'éruption

Si l'éruption sort bien

- **Bryonia 5 CH** si les boutons sortent facilement. La fièvre est importante, l'enfant tousse et est amélioré par le repos complet et la pression au niveau du thorax. Il a soif de grande quantité d'eau.
- **Gelsemium 7 CH** si l'enfant est abattu physiquement et psychiquement. Malgré sa fièvre, il n'a pas soif. La fièvre le fait trembler.
- **Zincum metallicum 7 CH** chez un enfant agité, qui ne cesse de remuer surtout les membres inférieurs.

Posologie : 2 granules 3 fois par jour jusqu'à amélioration.

SI L'ÉRUPTION NE SORT PAS BIEN

- **Sulfur 5 CH + Zincum metallicum 7 CH** pour favoriser la sortie des boutons (à éviter en cas d'otite).
  Posologie : 2 granules 3 fois par jour jusqu'à amélioration.

PÉRIODE DE DESQUAMATION

- **Arsenicum album 5 CH** si la peau desquame, est fine comme de la poudre de riz. L'enfant est amélioré par la chaleur locale.
- **Sulfur 5 CH** si l'enfant présente des démangeaisons aggravées par la chaleur du lit et par l'eau.
- **Streptococcinum 9 CH** pour renforcer l'immunité de l'enfant face à la présence du streptocoque.

  Posologie : 2 granules 3 fois par jour jusqu'à amélioration.

MES CONSEILS EN +

- Les complications pouvant être nombreuses, il est toujours recommandé de consulter.

SCOLIOSE

Cette déviation de la colonne vertébrale peut être provoquée par une hyperlaxité ligamentaire, le poids du cartable porté sur une seule épaule, une mauvaise position assise, etc.

SOULAGER AU PLUS VITE

DANS TOUS LES CAS

- **Calcarea fluorica 9 CH** chez les enfants de constitution fluorique *(voir p. 29)*.

Posologie : 1 dose par semaine en cure de 3 mois. Arrêtez 1 mois puis reprendre 3 mois jusqu'à amélioration, associé à de la kinésithérapie rééducative.

AJOUTEZ

- **Luesinum 9 CH** chez un enfant hyperactif et asymétrique (déviation de la colonne vertébrale), sujet aux insomnies.
  Posologie : 1 dose par mois.

- **Ruta graveolens 5 CH** si l'enfant a tendance à faire des tendinites à répétition, aggravées par l'humidité froide.
- **Calcarea phosphorica 9 CH** si l'enfant grandit trop vite et présente des déformations du squelette dues à une déminéralisation.
- **Kalium phosphoricum 9 CH** s'il est fatigué physiquement et psychiquement et a tendance à se voûter ; associé souvent à une « crampe de l'écrivain ».
- **Silicea 9 CH** chez l'enfant déminéralisé, frileux, fatigable, ce qui amoindrit sa confiance en lui. Sa fragilité osseuse peut conduire à des déformations du squelette.
- **Kalium carbonicum 9 CH** chez l'enfant carbonique fluorique *(voir p. 29)* qui présente une grande faiblesse générale, des douleurs de toute la colonne vertébrale, mais surtout dorsale, avec besoin de s'étirer.
- **Dioscorea 9 CH** si les douleurs sont améliorées par l'étirement.
- **Natrum muriaticum 9 CH** si l'enfant est maigre surtout du haut du corps avec asthénie et douleurs dans le dos aggravées au toucher et améliorées par la pression forte ou le dos calé sur un plan dur.
- **Arnica 9 CH** si la scoliose a été aggravée par un accident, une chute, un traumatisme.
- **Actaea racemosa 9 CH** si la scoliose a été aggravée par un choc au niveau du cou (coup du lapin…).
- **Kalmia latifolia 9 CH** si la douleur irradie de la colonne vertébrale vers les membres supérieurs ou inférieurs.

- **Phosphorus 9 CH** chez l'enfant qui a grandi trop vite et qui présente des douleurs dorsales. Il se voûte, ce qui peut provoquer des insuffisances respiratoires.

  Posologie : 2 granules du ou des médicaments 3 fois par jour, jusqu'à amélioration.

- **Tuberculinum 9 CH** chez l'enfant amaigri malgré un appétit conservé, qui se déminéralise. Cette déminéralisation peut provoquer des douleurs dorsales.
  Posologie : 5 granules 1 fois par semaine.

MES CONSEILS EN +
• Outre les séances de rééducation, la piscine est fortement conseillée !

SINUSITE

Cette infection des sinus au-dessus et en dessous des yeux est une des complications courantes de la rhinopharyngite.

LES SYMPTÔMES

- Rhume avec des sécrétions purulentes.
- Maux de tête.
- Légère fièvre.
- Toux grasse surtout la nuit.
- Douleurs des sinus frontaux ou maxillaires.

SOIGNER AU PLUS VITE

- **Belladonna 5 CH** en cas de douleur avec fièvre peu élevée, bouche sèche et sensation d'être congestionné.

A B C D E F G H I J K L M N O P Q R S T U V W X Y Z

- **Aurum metallicum 5 CH** en cas de douleurs osseuses.
- **Cinnabaris 5 CH** en cas de sensation de barre au niveau du front. Les sinus frontaux et maxillaires sont douloureux, les mucosités sont filantes, les muqueuses nasales et pharyngées sont rouge intense.
- **Sticta pulmonaria 5 CH** si la sinusite est frontale avec le nez bouché, une toux sèche et sifflante. L'enfant présente une céphalée frontale.
- **Hepar sulfur 5 CH + Pyrogenium 9 CH** pour accélérer les éliminations, à condition que le nez coule.
- **Mercurius solubilis 5 CH** en cas de sécrétions verdâtres et de douleurs nocturnes.

Posologie : 2 granules du ou des médicaments 3 fois par jour, jusqu'à amélioration.

EN PRÉVENTION

- **Silicea 5 CH + Pyrogenium 9 CH** si les sinusites reviennent régulièrement (sinusites chroniques).
  Posologie : 2 granules de chaque 3 fois par jour.

MES CONSEILS EN +

- Plusieurs fois par jour, réalisez un nettoyage impeccable des sinus en les drainant avec de l'eau de mer isotonique.
- La sinusite peut mettre du temps à guérir complètement. Soignez parfaitement votre enfant pour éviter de garder un foyer infectieux qui repartira à la moindre occasion. Pour cela, il est préférable de consulter.

SOMMEIL (TROUBLES DU)

Près de 30 % des parents d'enfants en bas âge se plaignent du sommeil de leur chérubin. Soit parce qu'il n'arrive pas à s'endormir le soir. Soit parce qu'il se réveille la nuit. Pourtant, une fois éliminées les causes physiques (fièvre, toux, douleurs) ou psychiques (anxiété, cauchemars), ces troubles du sommeil sont la plupart du temps liés à de mauvaises habitudes acquises très tôt, dès les premiers mois du bébé.

SOULAGER AU PLUS VITE

DIFFICULTÉ À S'ENDORMIR

- **Coffea 9 CH** si l'enfant est trop excité pour s'endormir (après une soirée de fête, d'anniversaire, de Noël… après avoir reçu des cadeaux…).
- **Arnica 9 CH** s'il est trop fatigué physiquement pour trouver le sommeil.
- **Kalium phosphoricum 9 CH** si le surmenage intellectuel l'empêche de s'endormir.
- **Pulsatilla 9 CH** chez un enfant anxieux qui a besoin d'être rassuré (doudou, bercements, comptines) pour s'endormir.
- **Stramonium 9 CH** chez un enfant qui refuse de se coucher car il a peur du noir. Il crie la nuit et a besoin d'une petite lumière.
- **Rhus toxicodendron 9 CH** chez un enfant qui n'arrive pas à s'endormir car il a besoin de bouger sans cesse.
- **Tarentula hispanica 9 CH** chez un enfant hyperactif, touche-à-tout qui ne se calme qu'avec de la musique.
- **Staphysagria 9 CH** chez un enfant qui n'arrive pas à s'endormir après une réprimande.
- **Chamomilla 9 CH** si l'enfant refuse de dormir par caprice ou parce qu'il a une poussée dentaire douloureuse.

- **Opium 9 CH** chez un enfant abattu dans la journée et excité le soir.

Posologie : 2 granules le soir au coucher du ou des médicaments, dilués dans un petit biberon d'eau chez les bébés.

RÉVEILS NOCTURNES

- **Stramonium 9 CH** en cas de terreur nocturne, avec cri et agitation.
- **Natrum muriaticum 9 CH** en cas de réveil nocturne avec somnambulisme, l'enfant rêve de voleurs.
- **Coffea 9 CH** chez un enfant qui se réveille en pleine nuit et veut jouer.
- **Arsenicum album 9 CH** si l'enfant se réveille anxieux et agité entre 1 heure et 3 heures du matin.
- **Chamomilla 9 CH** en cas de réveil nocturne lié à une douleur dentaire, l'enfant est amélioré par le bercement *(voir Poussées dentaires, p. 241)*.
- **Drosera 5 CH** si l'enfant est réveillé par une quinte de toux.
- **Sambucus nigra 5 CH** s'il se réveille car il a le nez bouché.
- **Aconitum napellus 5 CH** si l'enfant est réveillé par la fièvre, vers minuit.
- **Aconitum napellus 15 CH** si la température est très élevée, avec anxiété et agitation.
- **Hyoscyamus niger 9 CH** si l'enfant tousse dès qu'il est allongé.

Posologie : 2 granules du ou des médicaments le soir au coucher, dilués dans un petit biberon d'eau chez les bébés.

Voir aussi Cauchemars (p. 125).

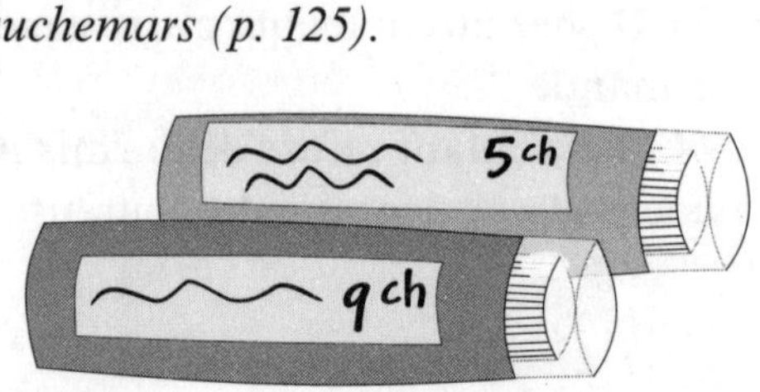

MES CONSEILS EN +

- Si votre enfant n'est pas malade, inutile d'accourir dans sa chambre au premier cri. Il s'est réveillé entre deux phases de sommeil profond et doit apprendre à se rendormir seul. Au besoin, rassurez-le à travers la porte entrebâillée.
- Ne cédez pas à la tentation de le prendre dans les bras ou de lui donner un biberon pour qu'il se rendorme. Il en prendrait vite l'habitude !
- Soyez très présent le soir au coucher, lisez-lui une histoire, faites-lui des câlins, etc. C'est parce qu'il aura eu sa « dose » de tendresse et de réassurance au moment de s'endormir qu'il pourra se rendormir seul en pleine nuit.

SPASMES

Voir Coliques du nourrisson (p. 132).

SPASMES DU SANGLOT

Il s'agit d'une crise de larmes qui « tourne mal ». Elle peut se déclencher chez des enfants nerveux et émotifs qui, à force de crier et de pleurer, n'arrivent plus à respirer. Ces crises très spectaculaires ne sont cependant jamais graves.

LES SYMPTÔMES

- Pleurs d'une forte intensité qui empêchent l'enfant de respirer correctement, ce qui provoque une forme d'étouffement avec parfois une brève perte de connaissance.
- La crise est passagère et la respiration revient vite à la normale sans qu'il y ait besoin d'intervenir.

Soulager au plus vite

- **Cuprum metallicum 5 CH** contre les spasmes avec étouffement et contre les fausses routes.
- **Ambra grisea 5 CH** en cas de crises de larmes qui ne s'arrêtent plus.
- **Ignatia 5 CH** si l'enfant présente un spasme nerveux avec crispation de tout le corps.
- **Magnesia phosphorica 5 CH** si la crise de larmes s'accompagne de spasmes respiratoires et digestifs.

Posologie : 2 granules toutes les 10 minutes pendant la durée de la crise.

Mes conseils en +

- Évitez de faire manger un enfant qui est en train de pleurer. Cela pourrait provoquer une fausse route, des vomissements ou un problème respiratoire. Faites-le toujours manger dans une ambiance la plus sereine possible.
- En pleine crise, isolez l'enfant pour qu'il se calme et gardez vous-même votre sang-froid. Dramatiser ne servirait qu'à amplifier la situation.

STRESS

Voir Nervosité (p. 220).

SURPOIDS

Le nombre d'enfants en surpoids ou obèses ne cesse d'augmenter dans les pays industrialisés. En cause : le grignotage, la consommation excessive d'aliments gras et sucrés ainsi que la sédentarité.

Les troubles fonctionnels endocrinologiques provoqués par des intoxications répétées (métaux lourds, pesticides, eau polluée par des hormones ou des médicaments…) sont également en augmentation.

En homéopathie, la constitution carbonique et le terrain sycotique prédisposent à l'obésité.

Soigner au plus vite

La constitution carbonique *(voir p. 28)*

- **Calcarea carbonica 9 CH** chez un enfant bréviligne, généralement glouton même pour des aliments indigestes. Petit, c'est un bébé potelé, plus grand, il est souvent trapu et costaud.
- **Kalium carbonicum 9 CH** chez un enfant carbonique fatigué.
- **Baryta carbonica 9 CH** chez un enfant carbonique dont la sédentarité accentue le ralentissement physique, psychique et glandulaire. Il est souvent hypothyroïdien, frileux et peut présenter un retard scolaire.
- **Sulfur 9 CH** chez un enfant carbonique qui présente des problèmes cutanés aggravés par la chaleur du lit ou par l'eau. Il alterne les maladies de peau (eczéma, acné…) et les problèmes internes (asthme, problèmes ORL, troubles digestifs…). Il est toujours amélioré par les éliminations (transpiration, selles, vomissements…). Son penchant pour les aliments sucrés aggrave son obésité.
- **Antimonium crudum 9 CH** chez l'enfant boulimique qui mange de façon gloutonne jusqu'à en avoir des vomissements.
- **Anacardium orientalis 9 CH** chez l'enfant qui grignote constamment pour se calmer. Il est sujet à l'indigestion.

Posologie : 2 granules 3 fois par jour jusqu'à amélioration.

A B C D E F G H I J K L M N O P Q R S T U V W X Y Z

LE TERRAIN SYCOTIQUE *(VOIR P. 32)*

Il s'agit d'une prédisposition à la rétention d'eau et à la prise de poids provoquée par une insuffisance d'élimination.

- **Thuya 7 CH** si l'enfant grossit du bas du corps (obésité gynoïde des cuisses et des fesses) suite à une succession de vaccinations ou à des traitements médicamenteux ou hormonaux.
  Posologie : 1 dose par semaine.

- **Natrum sulfuricum 5 CH** si l'enfant a une rétention d'eau généralisée. Il est hypersensible à l'humidité. Il a tendance à avoir des verrues ou des excroissances de peau.
  Posologie : 2 granules 3 fois par jour.

- **Medorrhinum 9 CH** chez un enfant qui a eu des affections ORL ou urogénitales à répétition (ou dont les parents ont souffert de ce type de pathologies) ayant provoqué des rétentions et des insuffisances d'élimination.
  Posologie : 1 dose par semaine.

MES CONSEILS EN +

- Un bilan médical est conseillé pour déterminer les causes endocrinologiques ou organiques éventuelles.
- En cas d'hypothyroïdie, ajoutez au traitement homéo un bain aux algues une fois par semaine et 4 à 5 gouttes de fucus en Teinture-Mère diluées dans un verre d'eau à boire le matin.
- Ne mettez pas l'enfant au régime hypocalorique sans avis médical préalable. En revanche, encouragez le plus possible l'exercice physique chez votre enfant et limitez bien sûr les aliments gras et sucrés et le grignotage !

T

TENDINITE

Voir Déchirure musculaire (p. 154) et Douleurs – tendons (p. 165).

TERREURS NOCTURNES

Voir Sommeil (troubles du) (p. 267).

TICS

Les tics sont assez fréquents chez l'enfant, surtout chez les garçons, et généralement liés au stress. Dans la plupart des cas, ils sont transitoires et disparaissent au fil du temps. L'homéopathie peut aider à les atténuer, ce qui limitera la souffrance de l'enfant souvent en proie aux moqueries des autres.

Les symptômes

- Spasmes soudains et involontaires de certains muscles qui touchent souvent le visage ou le haut du corps.

Soulager au plus vite

- **Nux vomica 5 CH** si les tics sont liés au stress.
- **Agaricus muscarius 5 CH** s'il s'agit de tics du visage.
- **Cuprum metallicum 5 CH** si les tics s'accompagnent de spasmes de la paupière supérieure.
- **Ignatia amara 9 CH** s'ils s'accompagnent de spasmes de la bouche.

- **Tarentula hispanica 5 CH** s'ils sont accompagnés d'hyperactivité, de mouvements de la tête.
- **Kalium bromatum 7 CH** s'ils s'accompagnent de mouvements des mains.
- **Zincum metallicum 7 CH** s'ils sont accompagnés de mouvements des pieds.

Posologie : 2 granules de l'un ou l'autre de ces médicaments 3 fois par jour, jusqu'à amélioration.

MES CONSEILS EN +

- Les tics constitueraient une soupape pour évacuer les tensions et les émotions retenues. Ils sont également exacerbés en cas de fatigue. Veillez à ce que votre enfant dorme suffisamment et s'exprime à travers le jeu, la danse, pourquoi pas le théâtre.
- Il faut aussi qu'il puisse se défouler à travers une activité sportive ludique mais pas forcément orientée vers la compétition.

TIMIDITÉ

Il n'ose pas lever le doigt en classe. Il rougit et se réfugie dans vos jupes dès qu'on lui adresse la parole, il se laisse mener par le bout du nez par ses copains… La timidité est un problème classique chez l'enfant dont les origines sont variées : manque de confiance en soi, émotivité, peur des étrangers, pudeur ou parce qu'on l'empêche systématiquement de s'exprimer. Aidez-le à surmonter cette timidité afin qu'il puisse trouver plus facilement sa place à l'école et dans son groupe d'amis.

Soulager au plus vite

- **Ambra grisea 9 CH** chez un enfant très gêné et troublé parce qu'il manque d'idées, ne trouve pas la bonne réponse en classe, est mal à l'aise en société. Il a souvent tendance à pleurer.
- **Baryta carbonica 9 CH** chez un enfant inhibé par une lenteur de compréhension et d'expression. Il manque de confiance en lui et a peur des étrangers. Il a parfois honte et se cache.
- **Gelsemium 9 CH** chez l'enfant rendu timide par le trac. Il a peur de s'exprimer en public ou de répondre aux questions de la maîtresse car il a tendance à bégayer ; sa timidité renforce son bégaiement.
- **Graphites 9 CH** chez un enfant apathique, craintif, frileux, irrésolu et triste.
- **Lycopodium 9 CH** chez l'enfant qui manque de confiance en lui, qui a peur de s'exposer en public. Il cache cependant son jeu en se montrant autoritaire et de mauvaise humeur. Il paraît plus vieux que son âge.
- **Pulsatilla 9 CH** chez l'enfant émotif, doux, timide et pudique, souvent gêné en présence du sexe opposé et des personnes qu'il ne connaît pas.
- **Silicea 9 CH** chez l'enfant faible, maigre et frileux, timide, hypersensible, affectueux ; cependant, il reste nerveux et parfois têtu.

Posologie : 2 granules de l'un ou l'autre de ces médicaments 1 fois par semaine.

Mes conseils en +

- Rassurez l'enfant sur ses capacités intellectuelles, laissez-le s'exprimer et incitez-le à aller vers les autres en lui faisant faire des activités extrascolaires telles que du judo, un sport collectif, du théâtre, etc.

TORTICOLIS

Les enfants ne sont pas épargnés par le torticolis qui peut apparaître suite à un faux mouvement, à une chute ou à un coup de froid.

Les symptômes

- Le cou est bloqué avec l'impossibilité de tourner la tête ni à droite ni à gauche.

Soigner au plus vite

DANS TOUS LES CAS

- **Lachnantes tinctoria 5 CH** contre les raideurs de la nuque et des trapèzes.

+

- **Actaea racemosa 5 CH** contre les douleurs cervicales.
  Posologie : 2 granules 3 fois par jour jusqu'à amélioration des symptômes.

AJOUTEZ

- **Arnica montana 9 CH** si la raideur est due à un faux mouvement, à un choc ou un traumatisme.
- **Aconit 9 CH** si le torticolis fait suite à un coup de froid sec.
- **Dulcamara 5 CH** s'il fait suite à un froid humide.

  Posologie : 2 granules 3 fois par jour jusqu'à amélioration des symptômes.

MES CONSEILS EN +

- Le port d'un collier cervical va soulager l'enfant, y compris la nuit.
- Si vous le savez fragile du cou, consultez un ostéopathe en dehors des crises douloureuses.

TOUX

La toux accompagne généralement une rhinopharyngite. Mais elle peut aussi se manifester lors d'une maladie infantile, d'un épisode grippal ou d'une affection ORL (bronchite, bronchiolite, laryngite...). Elle peut être liée à de l'asthme ou être d'origine allergique.

LES SYMPTÔMES

- La toux grasse est une toux dite « productrice » car elle libère les mucosités.
- La toux sèche est une toux d'irritation, généralement brève, quinteuse et parfois douloureuse.

SOIGNER AU PLUS VITE

TOUX SÈCHE

- **Bryonia 5 CH** en cas de toux très sèche accompagnée d'une forte soif. La position allongée soulage.
- **Hyoscyamus niger 5 CH** si votre enfant tousse dès qu'il est allongé.
- **Aralia racemosa 5 CH** si la toux se déclenche en position allongée et s'accompagne d'une rhinite avec écoulements irritants.
- **Chamomilla 5 CH** si l'enfant tousse la nuit mais sans se réveiller.

- **Coccus cacti 5 CH** en cas de toux sèche et irritante.
- **Sticta pulmonaria 5 CH** si la toux est sifflante et sèche, avec éternuements et nez bouché.
- **Poumon histamine 5 CH** en cas de toux allergique avec troubles respiratoires.
- **Ferrum phosphoricum 5 CH** si la toux s'accompagne de difficultés à respirer et d'une légère anémie.
- **Pertussinum 5 CH** si la toux rebelle ressemble à celle de la coqueluche.
- **Dulcamara 7 CH** si la toux se déclenche après une exposition à l'humidité (piscine, pluie…).
- **Aconit 7 CH** si la toux est déclenchée après une exposition au froid sec.
- **Spongia tosta 5 CH** si la toux est caverneuse.
- **Drosera 5 CH** s'il s'agit d'une toux nocturne.
- **Rumex crispus 5 CH** si la gorge est sèche et douloureuse, la glotte démange surtout au contact du froid.
- **Corallium rubrum 5 CH** si l'enfant devient tout rouge à cause d'une quinte de toux.
- **Blatta orientalis 5 CH + Badiaga 5 CH** en cas de quintes de toux asthmatiformes, spasmodiques et allergiques.
- **Cuprum metallicum 5 CH** si l'enfant a des spasmes et devient tout bleu en toussant. Il est soulagé en buvant une petite gorgée d'eau froide.

Posologie : 2 granules du ou des médicaments 3 fois par jour, jusqu'à amélioration des symptômes.

TOUX GRASSE

- **Antimonium tartaricum 5 CH** si l'enfant se sent mieux après avoir expectoré, il a la langue blanche et épaisse.
- **Ipeca 5 CH** si la toux est sèche au début puis devient grasse et provoque des vomissements qui aggravent son état.
- **Ammonium carbonicum 5 CH** si la toux gêne l'expiration.

- **Kalium carbonicum 5 CH** si l'enfant tousse surtout entre 2 heures et 4 heures du matin, ce qui engendre une grande faiblesse.

Posologie : 2 granules du ou des médicaments 3 fois par jour, jusqu'à amélioration des symptômes.

MES CONSEILS EN +

- Avant de vouloir stopper à tout prix une toux avec un sirop, demandez conseil à votre pharmacien ou à votre médecin. La toux peut en effet se révéler utile pour évacuer les mucosités et libérer les bronches.
- Bon à savoir : il existe des sirops homéopathiques contre la toux.

TRAC

Le trac n'épargne pas les enfants : peur de lever la main en classe ou de répondre devant toute la classe, trac avant un contrôle, un exposé ou un examen… L'homéopathie peut aider à surmonter ces situations pénibles.

SOULAGER AU PLUS VITE

- **Gelsemium 9 CH** si le trac bloque et inhibe l'enfant (« jambes coupées », trou de mémoire, abattement).
- **Pulsatilla 9 CH** si l'enfant a besoin du soutien d'un proche pour surmonter son trac.
- **Natrum muriaticum 9 CH** si la peur incite au repli sur soi, avec refus de toute consolation. Les nuits sont parfois perturbées par des rêves de voleurs.
- **Sepia 9 CH** si le trac rend l'enfant triste et renfermé.

- **Argentum nitricum 9 CH** si le trac le rend agité et inquiet, avec une peur du vide, de la foule, des hauteurs… L'enfant a parfois du trac par anticipation.
- **Agaricus muscarius 9 CH** si le trac se manifeste par des tics.
- **Staphysagria 9 CH** chez un enfant introverti qui somatise son trac par des troubles physiques (eczéma, ulcère d'estomac…).
- **Ambra grisea 9 CH** si le trac entraîne des crises de larmes.
- **Aconit 9 CH** en cas de peur soudaine, de panique.

Posologie : 2 granules du ou des médicaments 3 fois par jour, jusqu'à amélioration.

Mes conseils en +

- Le trac est souvent signe de manque de confiance en soi. Rassurez l'enfant sur ses capacités à bien faire, valorisez-le et encouragez-le à prendre des risques mesurés.

U

URTICAIRE

Cette réaction inflammatoire de la peau provoque d'intenses démangeaisons, d'où son nom : *urtica* signifie ortie en latin. Son origine peut être allergique (alimentaire, de contact, médicamenteuse), mais dans de nombreux cas, la cause reste indéterminée.

Les symptômes

- Des plaques rouges irrégulières, assez étendues et en léger relief sur la peau.

- Des démangeaisons et des picotements accompagnés d'une sensation de chaleur.
- Un gonflement des paupières ou des lèvres.

Soulager au plus vite

DANS TOUS LES CAS

Urtica urens 5 CH + Dolichos prurens 5 CH.
Posologie : 2 granules de chaque 3 fois par jour jusqu'à amélioration.

AJOUTEZ

Histaminum 5 CH s'il s'agit d'une urticaire allergique (de contact ou alimentaire).

Apis mellifica 5 CH si l'urticaire provoque un œdème soulagé par le froid.

Posologie : 2 granules 3 fois par jour jusqu'à amélioration.

Arsenicum album 5 CH si l'urticaire est améliorée par le chaud mais aggravée la nuit entre 1 heure et 3 heures du matin.
Posologie : 2 granules le soir au coucher (+ 2 granules la nuit si réveil nocturne).

Mes conseils en +

- Chez le tout-petit, l'urticaire peut traduire une allergie aux protéines de lait, à évoquer avec le pédiatre. Chez l'enfant plus grand, certains aliments peuvent déclencher des crises (fraises, œufs, cacahuètes, poissons et fruits de mer…).
- En cas d'urticaire, soulagez les démangeaisons en appliquant des compresses fraîches d'eau thermale sur les boutons.

V

VACCINATION

Un vaccin est un médicament qui stimule le système immunitaire et protège contre un ensemble de maladies, plus ou moins graves et parfois même mortelles. La vaccination peut avoir des effets secondaires, et nous vous conseillons de l'accompagner, à titre préventif ou a posteriori, d'un traitement homéopathique, surtout chez l'enfant.

DANS TOUS LES CAS

- **Thuya occidentalis 9 CH**.
  Posologie : 1 dose la veille de la vaccination.

Puis

- **Thuya occidentalis 5 CH + Isothérapique du vaccin concerné 5 CH**.
  Posologie : 2 granules de chaque 3 fois par jour pendant 3 jours.

AJOUTEZ SELON LE TYPE DE VACCIN

Vaccin contre la poliomyélite

- **Gelsemium 5 CH**.
  Posologie : 2 granules 3 fois par jour pendant 3 jours.

Vaccin contre la coqueluche

- **Pertussinum 5 CH**.
  Posologie : 2 granules 3 fois par jour pendant 3 jours.

Vaccin contre la rougeole et la rubéole

- **Morbillinum 5 CH**.
  Posologie : 2 granules 3 fois par jour pendant 3 jours.

BCG

- **VAB 5 CH.**
  Posologie : 2 granules 3 fois par jour pendant 3 jours.

Vaccin conte le tétanos

- **Nux vomica 5 CH** ou **Strychninum 5 CH**.
  Posologie : 2 granules 3 fois par jour pendant 3 jours.

Vaccin contre le pneumocoque

- **Isothérapique du vaccin 5 CH** ou **Pneumococcinum 9 CH**.
  Posologie : 2 granules 3 fois par jour pendant 3 jours.

Vaccin contre le méningocoque

- **Isothérapique du vaccin 5 CH**.
  Posologie : 2 granules 3 fois par jour pendant 3 jours.

Vaccin contre le cancer du col de l'utérus

- **Isothérapique du vaccin 5 CH**.
  Posologie : 2 granules 3 fois par jour pendant 3 jours.

Vaccin contre l'hépatite B

- **Isothérapique du vaccin 5 CH**.
  Posologie : 2 granules 3 fois par jour pendant 3 jours.

AJOUTEZ SELON LES SYMPTÔMES

- **Aconit 5 CH** en cas de poussée de fièvre importante sans transpiration, après un vaccin.
  Posologie : 2 granules 3 fois par jour.

- **Silicea 5 CH** si le lieu de l'injection suppure, chez un enfant qui maigrit.
  Posologie : 2 granules 3 fois par jour.

- **Aviaire 5 CH** si votre enfant est fragilisé par son vaccin et développe des rhinopharyngites à répétition.
  Posologie : 2 granules 3 fois par jour.

MES CONSEILS EN +

- Certaines vaccinations ne se discutent pas car elles protègent de maladies mortelles ou lourdement handicapantes (tétanos, poliomyélite, rubéole en cas de grossesse, méningite). D'autres doivent être étudiées au cas par cas, selon l'état de santé de l'enfant et son milieu de vie.

VARICELLE

Bénigne mais très contagieuse, la varicelle se manifeste par des vésicules qui démangent furieusement. Tout l'enjeu consiste à éviter que l'enfant se gratte, surtout au niveau du visage. Car sinon les boutons laissent de bien disgracieuses cicatrices.

LES SYMPTÔMES

- L'éruption des boutons se fait en 2 ou 3 poussées successives, d'abord au niveau du tronc puis sur l'ensemble du corps, du visage et du cuir chevelu.
- Les petits boutons d'abord rouges se couvrent d'une petite cloque remplie d'un liquide clair.
- Au bout de 1 à 2 jours, le liquide se trouble.
- Au bout de 3 à 4 jours, le bouton laisse la place à une croûte qui démange beaucoup.
- Au bout de 8 jours, la croûte disparaît sans laisser de trace si l'enfant ne s'est pas gratté.
- *Bon à savoir :* l'enfant est contagieux 2 jours avant l'apparition des premiers boutons. La période d'incubation est de 14 jours.

Soigner au plus vite :

DANS TOUS LES CAS

- **Vaccinotoxinum 9 CH**.
  Posologie : 1 dose 3 jours de suite.

AJOUTEZ

- **Rhus toxicodendron 5 CH** quand les vésicules sont remplies d'un liquide clair.
- **Mezereum 5 CH** lorsque les vésicules renferment un liquide épais et un peu visqueux et se transforment en croûtes.
- **Belladonna 5 CH** en cas de forte température, avec forte soif et sécheresse des muqueuses.
- **Urtica urens 5 CH** contre les démangeaisons au moment de la poussée vésiculaire, surtout si elles sont aggravées au contact de l'eau froide.
- **Dolichos prurens 5 CH** contre les démangeaisons intenses, aggravées la nuit et par la chaleur du lit.

Posologie : 2 granules du ou des médicaments 3 fois par jour, jusqu'à amélioration.

Mes conseils en +

- Aspirine et ibuprofène sont formellement contre-indiqués en cas de varicelle. N'utilisez que du paracétamol pour faire baisser la fièvre.
- Coupez les ongles de votre enfant pour éviter qu'il se gratte et provoque une infection des boutons (impétigo).
- Désinfectez les boutons avec une solution type Hexomédine.
- Le talc ou les poudres sont déconseillés car ils provoquent une macération des germes et augmentent donc le risque d'infection.

VERRUE

Il s'agit d'une petite tumeur bénigne de la peau causée par un virus. Elle ne nécessite pas de traitement particulier sauf en cas de douleur (la verrue se situe sur le pourtour des ongles ou sur un point d'appui du pied) ou de préjudice esthétique (verrues sur les mains ou sur le visage).

Les symptômes

- *Les verrues dites « vulgaires »* se présentent sous forme de petite excroissance dure de couleur blanche, jaunâtre ou grisâtre. Elles peuvent être isolées ou multiples.
- *Les verrues planes* sont rose foncé, arrondies et à peine saillantes. Elles se situent plutôt sur le front, les mains et les doigts.

Soigner au plus vite

DANS TOUS LES CAS

- **Thuya 5 CH**.
  Posologie : 2 granules 3 fois par jour jusqu'à disparition de la verrue.

AJOUTEZ

- **Dulcamara 5 CH** si la verrue est plane et molle, et apparue suite à une exposition à l'humidité (piscine).
- **Antimonium crudum 5 CH** en cas de verrues plantaires volumineuses chez un enfant bien en chair et qui a un solide appétit.
- **Mercurius corrosivus 5 CH** si la verrue est légèrement sanguinolente.
- **Nitricum acidum 5 CH** si la verrue est jaunâtre et fissurée.
- **Graphites 5 CH** si la verrue est localisée sur le pourtour des ongles.
- **Causticum 5 CH** si elle est localisée sous les ongles.

- **Medorrhinum 5 CH** si les verrues sont apparues après des affections ORL à répétition.

  Posologie : 2 granules du ou des médicaments 3 fois par jour, jusqu'à disparition de la verrue.

EN APPLICATION LOCALE

- **Thuya TM** ou **Chelidonium majus TM**.
  Posologie : 1 application par jour.

MES CONSEILS EN +

- Ne tripotez pas les verrues, ne cherchez pas à les couper ou à les limer, vous risqueriez de les faire saigner et de propager le virus en cause avec le risque de voir se développer de nouvelles verrues.
- Les verrues apparaissent généralement chez les enfants fatigués, dont les défenses immunitaires sont momentanément affaiblies. Elles touchent aussi les ados, en plein chamboulement physique et psychologique. La prévention passe par une bonne hygiène de vie (sommeil récupérateur, alimentation équilibrée riche en vitamines et minéraux). Une complémentation en magnésium peut être préconisée.
- Vous pouvez également couper la tige d'une chélidoine (il y en a partout, dans les champs, contre les murs en ville... dans les forêts de nos régions) et verser la sève très jaune directement sur la verrue.

VERS INTESTINAUX

Les fameux oxyures sont des parasites intestinaux que l'enfant attrape souvent parce qu'il joue au bac à sable et au contact des autres.

Les symptômes

- Petits vers blancs, ronds, longs d'environ 1 centimètre qui s'installent dans l'intestin et provoquent des démangeaisons au niveau de l'anus surtout le soir et pendant la nuit.
- L'enfant peut avoir mal au ventre.
- Il est souvent nerveux et irritable.
- Les vers sont visibles dans les selles.

Soulager au plus vite

DANS TOUS LES CAS

Cina 5 CH + Oxyure 5 CH contre la nervosité, les démangeaisons et les douleurs abdominales.
Posologie : 2 granules de chaque 3 fois par jour jusqu'à amélioration.

AJOUTEZ

Agaricus muscarius 5 CH si les vers provoquent agitation et tics.
Posologie : 2 granules 3 fois par jour jusqu'à amélioration.

Mes conseils en +

- L'homéopathie soulage les symptômes mais ne tuera pas les vers ! Pour cela, il faudra avoir recours à un produit vermifuge prescrit par le médecin, à prendre en 2 fois sur 3 semaines.
- Apprenez à votre enfant à se laver scrupuleusement les mains avant de passer à table et après être allé aux toilettes. C'est en mettant ses mains pas très propres à la bouche qu'il se contamine. Il risque aussi de passer ses petits parasites aux frères et sœurs. La prudence impose de vermifuger toute la fratrie en même temps !

VERTIGES

Chez les enfants, les vertiges sont souvent associés à des nausées, à une phobie du vide ou des hauteurs.

SOULAGER AU PLUS VITE

- **Argentum nitricum 7 CH** si l'enfant a souvent des nausées, est agité et a parfois même des brûlures d'estomac ; il a la phobie de la foule et des immeubles très hauts qui lui donnent le vertige et l'impression d'être emprisonné.
- **Conium maculatum 7 CH** si l'enfant a des vertiges rotatoires aggravés par les mouvements de la tête et couché.
- **China rubra 7 CH** s'il a des vertiges après élimination de liquides biologiques (saignement, diarrhée, vomissements), avec grande fatigue ; ses vertiges sont parfois aggravés par l'aspirine (associer alors **Natrum salicylicum 5 CH**).
- **Kalium phosphoricum 7 CH** en cas de fatigue intellectuelle qui se manifeste par des vertiges.
- **Gelsemium 9 CH** si l'enfant est épuisé physiquement et psychiquement ; il en a les jambes coupées et des vertiges.
- **Coca 7 CH** en cas de mal des montagnes avec vertiges.
- **Veratrum album 7 CH** si l'enfant est épuisé suite à une diarrhée ou des vomissements, avec vertiges et chute de tension pouvant provoquer un évanouissement.
- **Cocculus 7 CH** en cas de mal des transports avec vertiges et vomissements, améliorés par le repos et la chaleur.
- **Tabacum 7 CH** en cas de nausées, vomissements, vertiges pouvant être provoqués par des maux de transports ou par la fumée de cigarette, améliorés à l'air frais et au repos.
- **Petroleum 7 CH** en cas de vertiges, nausées et vomissements aggravés par l'odeur de l'essence.
- **Lachesis 7 CH** si les vertiges sont dus à une insolation, chez un sujet amélioré par les éliminations.

A B C D E F G H I J K L M N O P Q R S T U V W X Y Z

- **Anacardium orientalis 9 CH** si les vertiges sont améliorés en mangeant.
- **Borax 7 CH** si les vertiges se manifestent lorsque l'enfant descend les escaliers ou dans un ascenseur.
- **Theridion 7 CH** en cas de vertiges aggravés par le bruit.
- **Pulsatilla 7 CH** si les vertiges sont aggravés dans une chambre chaude.
- **Bryonia 7 CH** si les vertiges se manifestent lorsque l'enfant se lève de son lit.

Posologie : 2 granules du ou des médicaments 3 fois par jour, jusqu'à amélioration.

Voir aussi Peur (p. 233).

MES CONSEILS EN +

- En cas de vertiges prolongés, il est indispensable de consulter un ORL car les troubles peuvent être liés à un problème auditif ou d'oreille interne.

VOMISSEMENTS

Les vomissements sont fréquents lorsque l'enfant est malade. Ils peuvent aussi se produire lors d'une violente quinte de toux (coqueluche), une poussée dentaire chez le bébé ou pendant un voyage en voiture.

Soulager au plus vite

DANS TOUS LES CAS

- **Ipeca 5 CH**.
  Posologie : 2 granules 3 fois par jour jusqu'à amélioration.

AJOUTEZ

- **Arsenicum album 5 CH** si les vomissements sont soulagés par la chaleur (bouillotte) mais aggravés entre 1 heure et 3 heures du matin. Souvent liés à une intoxication alimentaire.
- **Robinia 5 CH** si les vomissements s'accompagnent de remontées acides.
- **Antimonium crudum 7 CH** si les vomissements sont liés à une petite indigestion suite à un excès alimentaire.
- **Aethusa cynapium 5 CH** s'il s'agit d'intolérance au lait.

  Posologie : 2 granules 3 fois par jour jusqu'à amélioration.

- **Phosphorus 9 CH** si les vomissements sont intenses, irrépressibles, clairs comme de l'eau et aggravés le soir.
  Posologie : 1 dose pendant 3 jours.

Voir aussi Crise d'acétone (p. 81), Mal des transports (p. 208), Gastro-entérite (p. 184).

Mes conseils en +

- Les vomissements sont la plupart du temps bénins mais peuvent être très angoissants pour l'enfant. Rassurez-le en lui disant qu'ils vont le soulager.
- Faites-lui boire de l'eau additionnée d'un peu de sucre, régulièrement et en petite quantité. Chez les plus jeunes enfants, une solution de réhydratation est indiquée en cas de vomissements abondants.

A B C D E F G H I J K L M N O P Q R S T U V W X Y Z

Y

YEUX

La plupart des troubles oculaires nécessitent une consultation chez l'ophtalmologiste car l'homéopathie ne soigne pas les troubles de la vue. Mais elle soulage différents maux qui peuvent leur être associés.

SOULAGER AU PLUS VITE

LARMOIEMENT

- **Euphrasia 5 CH** en cas de larmoiement irritant, aggravé par l'air froid.
- **Pulsatilla 5 CH** en cas d'écoulement non irritant, aggravé par l'air froid et la chaleur.
- **Aconitum napellus 5 CH** si le larmoiement est déclenché par un coup de froid avec une douleur soudaine et photophobie (ophtalmie des neiges).
- **Apis mellifica 5 CH** si le larmoiement s'accompagne d'œdème amélioré par des compresses fraîches.
- **Allium cepa 5 CH** en cas de larmoiement et d'écoulement nasal qui irrite.
- **Gelsemium 5 CH** en cas de larmoiement avec ptose des paupières.
- **Arnica montana 9 CH** en cas de larmoiement suite à un choc oculaire ou un objet étranger dans l'œil (associé à **Hypericum 5 CH** s'il s'agit d'un objet piquant).
- **Histaminum 5 CH** en cas de larmoiement allergique (associé à **Pollens 5 CH** au printemps).

Posologie : 2 granules 3 fois par jour jusqu'à amélioration.

ŒIL SEC

- **Alumina 5 CH** si l'œil est sec, de même que la peau chez un enfant souvent constipé.
- **Bryonia 5 CH** si l'œil est sec, surtout si l'enfant réclame souvent à boire.
- **Natrum muriaticum 5 CH** si l'enfant présente une sécheresse des muqueuses, est souvent constipé et attiré par le sel ; il a souvent la lèvre inférieure fendillée.

Posologie : 2 granules 3 fois par jour jusqu'à amélioration.

STRABISME

(En association avec une rééducation, si nécessaire.)

- **Cicuta 9 CH** en cas de strabisme ponctuel après une convulsion ou une peur (dans ce cas, l'associer à **Opium 9 CH**).
- **Chamomilla 9 CH** en cas de strabisme ponctuel suite à des problèmes de dentition.
- **Tarentula hispanica 9 CH** en cas de strabisme chez un enfant nerveux et excité.
- **Agaricus 9 CH** en cas de strabisme associé à des tics de la face.
- **Cina 9 CH** chez l'enfant qui présente des vers intestinaux, ce qui peut déclencher nervosité et strabisme.
- **Belladonna 9 CH** en cas d'hypersensibilité à la lumière avec mydriase (dilatation des pupilles) qui provoque des spasmes et une tendance à la loucherie.
- **Gelsemium 9 CH** en cas de strabisme constitutionnel, pour aider la rééducation orthoptique.
- **Physostigma 9 CH** en cas de myosis (rétraction de la pupille) avec spasmes oculaires aggravés par la fatigue oculaire, strabisme avec troubles de l'accommodation.

Posologie : 2 granules 3 fois par jour jusqu'à amélioration.

MYOPIE

(En association avec le port de lunettes adaptées.)

- **Physostigma 5 CH** si la myopie est associée à un myosis (constriction de la pupille) ; l'enfant voit moins bien la nuit, il a des spasmes oculaires aggravés par la fatigue.
- **Gelsemium 5 CH** en cas de myopie aggravée par la fatigue générale.
- **Eupatorium 5 CH** lorsque la myopie est associée à une hypersensibilité des globes oculaires.
- **Jaborandi 5 CH** en cas de trouble de l'accommodation, de myosis associé à des vertiges et à des spasmes oculaires.

Posologie : 2 granules 3 fois par jour jusqu'à amélioration.

Voir aussi Conjonctivite (p. 135), Fatigue oculaire (p. 180) et Orgelet (p. 226).

MES CONSEILS EN +

- Faites vérifier la vue de votre bébé dès l'âge de 9 mois puis tous les 3 ans environ. Cela permet de déceler des défauts visuels qui peuvent passer inaperçus (hypermétropie, astigmatisme) ou nécessiter des séances de rééducation chez un orthoptiste (« kiné » des yeux).
- De même, faites vérifier sa vue et son audition s'il présente un retard scolaire soudain.

CHAPITRE 6

LES 40 MÉDICAMENTS INDISPENSABLES

Voici les 40 médicaments de base pour vous constituer une armoire à pharmacie homéopathique bien fournie. Avec ces grands remèdes, vous venez à bout de quasiment toutes les pathologies courantes de votre enfant. Nous vous les présentons sous forme de fiches, avec leurs indications principales et les posologies correspondantes afin que vous puissiez vous familiariser d'un coup d'œil avec leur utilisation.

À noter : les posologies sont toujours indiquées jusqu'à amélioration. Diminuez ensuite le nombre de prises puis arrêtez lorsque les symptômes ont disparu.

ACONIT (OU ACONITUM NAPELLUS) : MALADIES D'APPARITION BRUTALE

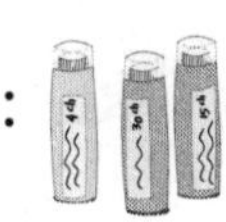

Origine : l'aconit, plante très toxique de la famille des Renonculacées.
Indications : début de toutes les fièvres inflammatoires, début des affections aiguës de l'enfant, otite, laryngite, coup de soleil.

FIÈVRE

- D'apparition brusque et violente, d'emblée élevée.
- La peau est très chaude, rouge et sèche ; le visage est rouge.

- La soif est vive.
- Le pouls est rapide.
- L'enfant est anxieux et agité, il réclame les soins de sa mère.
- Il est hypersensible à la lumière, aux bruits, à la musique, aux odeurs.
- Les symptômes sont aggravés vers minuit.

À noter : Aconit est employé en début de maladie apparaissant de façon brutale. Dès que l'enfant se met à transpirer, il se sent mieux. Remplacez alors **Aconit** par **Belladonna**.

Posologie :

- Dès que la température apparaît, vers 40 °C, donnez immédiatement 1 dose ou 5 à 6 granules d'**Aconit 9 CH**. En principe la température devrait chuter quelques heures après, sinon recommencez l'opération.
- Dès que l'enfant transpire, remplacez **Aconit** par **Belladonna 9 CH** surtout s'il a une bouche sèche et présente une photophobie,
- S'il est prostré dans son lit, et n'a pas soif, préférez **Gelsemium 9 CH** ou **Bryonia 9 CH** s'il a une soif de grande quantité d'eau, à raison de deux granules trois fois par jour jusqu'à disparition des symptômes.

Infection ORL

RHINOPHARYNGITE

- Le nez se bouche brutalement mais ne coule pas.
- Beaucoup d'éternuements au début.
- Le nez et la gorge sont secs, avec sensations de picotements et de brûlure.

  Posologie : 2 granules d'**Aconit 5 CH** 3 fois par jour.

LARYNGITE

- Le larynx est très douloureux, avec sensation de picotements et de brûlure.

- La toux est rauque et sèche, sous forme de quintes douloureuses. *Posologie :* 2 granules d'**Aconit 5 CH**, 2 à 3 fois par jour, espacez selon amélioration.

Otite

- Avec apparition de douleur brusque, que rien ne calme.
- Sans tendance suppurative.
- Oreille externe chaude.
  Posologie : 2 granules d'**Aconit 5 CH** 2 à 3 fois par jour. Si l'enfant est anxieux et agité préférez **Aconit 9 CH**.

À noter : les symptômes ORL apparaissent suite à un coup de froid sec et sont renforcés par le vent froid (toux).

Coup de soleil, insolation

- Avec fièvre typique d'**Aconit**, face rouge et soif intense, l'enfant est anxieux, voire paniqué.
  Posologie : 1 dose ou 5 ou 6 granules d'**Aconit 9 CH** le plus rapidement possible.

Pensez-y si...

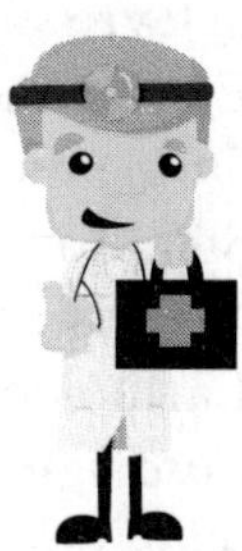

Les symptômes sont aggravés par :

- Le vent froid et sec
- Vers minuit
- Dans certains cas, la lumière du soleil (photophobie) (photophobie toujours présente pour **Belladonna**)

Les symptômes sont améliorés par :

- Le grand air
- En se découvrant

→

Le sujet bon répondeur :

- L'enfant jeune et vigoureux, en bonne santé, qui tombe malade brutalement et de façon impressionnante. Il est très angoissé par sa maladie (peur de mourir) et demande à être soigné.

À noter :

- L'action d'**Aconit** ne dure pas longtemps. Il doit être donné au tout début des symptômes afin d'éviter le passage aux stades suivants (dans ce cas, le relais est pris par **Belladonna**, **Bryonia** ou **Ferrum phosphoricum** selon les nouveaux signes).

ALLIUM CEPA : RHUME

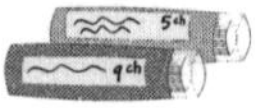

Origine : l'oignon.
Indications : rhinopharyngite, rhinite allergique, toux douloureuse.

RHINOPHARYNGITE

- Les muqueuses nasales sont irritées et à vif.
- L'écoulement nasal est aqueux, irritant, il a tendance à abîmer la lèvre supérieure.
- Éternuements violents.
- Douleurs des sinus frontaux et irritations oculaires.
- Symptômes déclenchés après un vent froid humide, aggravés dans une chambre chaude.
- Larmoiement non irritant des yeux.

  Posologie : 2 granules d'**Allium cepa 5 CH**, 2 à 3 fois par jour selon l'intensité du rhume.

RHINITE ALLERGIQUE

- Les symptômes précédents sont déclenchés en présence d'un allergène (pollens, acariens, poussière, etc.).

Posologie : **Allium cepa 5 CH** sera associé à **Pollen 7 CH** ou **Poumon histamine 9 CH**, ou mieux, l'**Isothérapique de l'allergène responsable**, 3 granules de chaque 3 fois par jour. L'Isothérapique pourra être utilisé en échelle (en **5 CH** la 1re semaine, en **7 CH** la 2e semaine, en **9 CH** la 3e semaine).

Toux douloureuse

- Sensation que le larynx va se déchirer.
- Toux sous forme de quintes, aggravée en inhalant de l'air froid.
- Voix enrouée.
- Sensation d'oppression respiratoire.

Posologie : 2 granules **d'Allium cepa 5 CH** 2 à 3 fois par jour.

Pensez-y si...

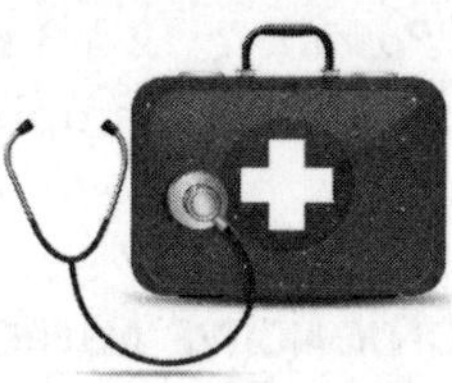

Les symptômes sont aggravés :

- Le soir
- Dans une chambre chaude
- Par des allergènes (pollens, poussières…)

Les symptômes sont améliorés :

- En plein air
- Dans une chambre fraîche

À noter :

Allium cepa est l'opposé d'**Euphrasia** *(voir p. 323)*

- **Allium cepa :** écoulement nasal irritant et larmoiement des yeux doux.
- **Euphrasia :** écoulement nasal doux avec larmoiement irritant.

APIS MELLIFICA : ŒDÈME 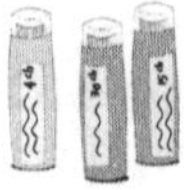

Origine : l'abeille.
Indications : œdème, piqûre d'insecte, urticaire, conjonctivite, fièvre, angine.

Œdème de la peau

- D'aspect rouge foncé.
- D'apparition brutale, avec une douleur brûlante et piquante améliorée par le froid.
- Piqûre d'insecte.
- Panaris, furoncle, orgelet.
- Urticaire.
- Coup de soleil, brûlure superficielle.
- Œdème de Quincke (gonflement de la face).
  Posologie : 2 à 3 granules d'**Apis mellifica 9 CH** 3 à 6 fois par jour, selon l'ampleur des symptômes.

Conjonctive allergique

- Œil rouge et gonflé.
- Paupières gonflées soulagées par l'application de compresses fraîches.
- Sensation de piqûre et de brûlure.
- Photophobie.
  Posologie : 2 à 3 granules d'**Apis mellifica 9 CH** 3 à 6 fois par jour, selon l'ampleur des symptômes.

Fièvre

- Fièvre sans soif.
- Aggravée à 15 heures.
- Avec des alternances de sécheresse de la peau et de transpiration avec suées au cours desquelles le malade réclame à boire.
  Posologie : 2 granules d'**Apis mellifica 9 CH** 3 fois par jour.

Angine

- Les amygdales sont rosées et gonflées, la luette est gonflée et pend comme « un battant de cloche ».
- Le larynx est gonflé, ce qui empêche de respirer correctement.
- Les douleurs en avalant sont brûlantes et piquantes, aggravées par l'absorption de boissons chaudes et améliorées par les liquides froids.

  Posologie : 2 granules d'**Apis mellifica 7 CH** 3 fois par jour.

Pensez-y si…

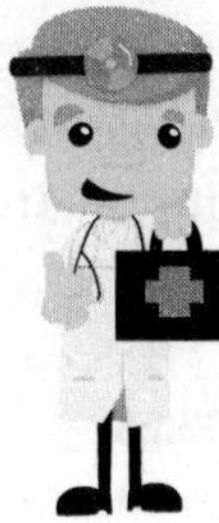

Les symptômes sont aggravés :
- Par la chaleur
- Au toucher

Les symptômes sont améliorés :
- Par les applications froides
- En se découvrant
- Au grand air

À noter :
- Les symptômes locaux d'**Apis mellifica** font penser à la réaction subie en cas de piqûres d'abeille (œdème rosé, douleurs piquantes et brûlantes, sensibilité au toucher, amélioration par le froid).

ARGENTUM NITRICUM : PRÉCIPITATION

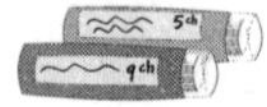

Origine : le nitrate d'argent.

Indications : anxiété, trac, phobie, troubles digestifs, laryngite.

ANXIÉTÉ, TRAC

- Avant un événement important (un exposé, un examen).
- Avec diarrhée ou envie irrépressible d'aller uriner, brûlure de l'estomac et aérophagie.
- Désir de compagnie ; la présence d'autrui est apaisante.
- Précipitation surtout pour marcher ou parler.
  Posologie : 2 granules d'**Argentum nitricum 9 CH** 2 à 3 fois par jour, et **15 CH** si les signes psychiques sont très importants.

PHOBIES

- Impulsions irrationnelles, phobies multiples (agoraphobie, peur des angles de rue, peur des hauteurs, claustrophobie…).
  Posologie : 2 granules d'**Argentum nitricum 9 CH** 2 à 3 fois par jour, et **15 CH** si les signes psychiques sont très importants.

TROUBLES DIGESTIFS

- Aérophagie et éructations très sonores.
- Gastrite, ulcère de l'estomac (consultez votre médecin) aggravés par les sucreries.
- Diarrhée juste après avoir bu ou mangé, selles vertes (comme celles de **Chamomilla** ou de **Magnesia carbonica**).
  Posologie : 2 granules d'**Argentum nitricum 5 CH** avant chacun des 3 repas et en cas de besoin.

Laryngite

- Sensation d'échardes dans la gorge.
- Mucus incessant, l'enfant se racle sans arrêt la gorge.
- Toutes les muqueuses peuvent être irritées, ulcérées (oculaires, respiratoires, digestives, génitales…).
  Posologie : 2 granules d'**Argentum nitricum 5 CH** 3 fois par jour (**15 CH** si les signes sont déclenchés par un stress).

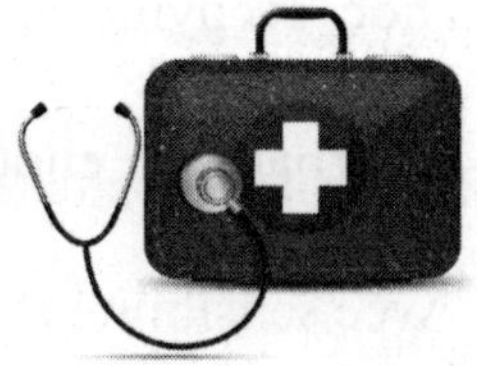

Pensez-y si…

Les symptômes sont aggravés :

- Par la chaleur
- Par les sucreries
- Par les règles
- Par les émotions
- Du côté gauche
- La nuit
- Par les hauteurs

Les symptômes sont améliorés :

- Par le froid, l'air frais
- Par les éructations
- Par la compagnie

Le sujet bon répondeur :

- Le sujet agité, anxieux, fatigué par ses appréhensions et son perpétuel mouvement, il est maigre, à l'aspect prématurément vieilli, flétri (même chez l'enfant). Il est tout le temps pressé et voudrait avoir terminé tout ce qu'il a à faire avant même d'avoir commencé. *(Voir aussi le profil* **Argentum nitricum** *p. 36.)*

ARNICA MONTANA : CHOCS ET BLEUS

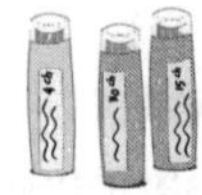

Origine : l'arnica des montagnes.
Indications : traumatismes physiques, courbatures, choc moral, fragilité capillaire, interventions chirurgicales.

TRAUMATISMES PHYSIQUES, COURBATURES

- Contusion, meurtrissure de la peau suite à un coup ou un choc, ecchymose.
- Entorse.
- Courbatures, endolorissement musculaire (chez le sportif, le grippé…).
- Avec sensibilité au toucher ; le malade ne supporte pas qu'on le touche.

  Donnez **Arnica montana** immédiatement après le choc pour éviter les conséquences néfastes du traumatisme. Particulièrement indiqué en cas de sensations de courbatures généralisées avec insomnie si le traumatisme a été important.

  Posologie : 1 dose **d'Arnica montana 5 CH** si le traumatisme est local (bleus, coups), **9 CH** s'il est général (courbatures sportives ou grippales, surmenage musculaire).

CHOC MORAL

- Suite à une mauvaise nouvelle (un décès, un accident…).
- Sensation de courbatures généralisées.
- L'enfant dort mal, a l'impression que son lit est trop dur.
- Il ne supporte pas d'être touché.
- Tristesse, irritabilité, insomnie.

  Posologie : 2 granules **d'Arnica montana 15 CH** 3 fois par jour et **30 CH** si le traumatisme est ancien.

Fragilité capillaire

- Ecchymose au moindre choc, hématomes.
- Saignement du nez après un traumatisme.
- Crises d'hémorroïdes.

  Posologie : 2 granules d'**Arnica montana 9 CH** 3 fois par jour, en association avec **China rubra 5 CH** en cas d'hémorragie ou **Phosphorus 5 CH** si l'hémorragie est plus importante.

Intervention chirurgicale

- Accélère la cicatrisation.
- Atténue la sensation de douleur au réveil.
- Favorise la résorption des ecchymoses.

  Posologie : 2 granules d'**Arnica montana 9 CH** le lendemain de l'intervention, 3 fois par jour pendant 2 à 3 jours. Ne donnez jamais **Arnica** juste après l'opération ce qui peut provoquer des hémorragies.

Pensez-y si...

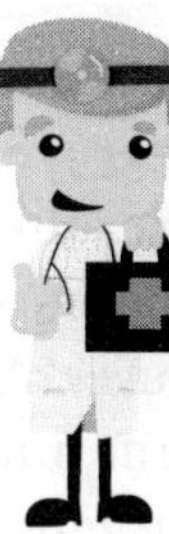

Les symptômes sont aggravés par :

- Le plus léger attouchement
- Le froid humide
- Le mouvement
- Le lit qui paraît trop dur

À noter :

- **Arnica montana** est un médicament « d'urgence » à donner dans les minutes qui suivent le choc, une dose en **9 CH** s'il s'agit de traumatismes physiques, **30 CH** s'il s'agit de traumatismes psychiques sans attendre l'apparition des symptômes, afin d'éviter les complications.

ARSENICUM ALBUM : ALTERNANCE DE TROUBLES DIGESTIFS, CUTANÉS, RESPIRATOIRES

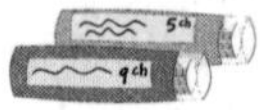

Origine : l'Anhydride arsénieux (As^2O^3).

Indications : gastro-entérite, asthme, eczéma, psoriasis.

GASTRO-ENTÉRITE

- Suite à une intoxication alimentaire.
- Violents vomissements surtout à la vue ou à l'odeur des aliments, diarrhées peu abondantes.
- Douleurs gastriques et abdominales brûlantes améliorées par le chaud (bouillotte sur le ventre).
- L'enfant est épuisé et pourtant agité et anxieux ; fièvre avec agitation.

  Posologie : 2 granules d'**Arsenicum album 9 CH** 3 fois par jour jusqu'à arrêt des symptômes ; si ces derniers persistent, consultez votre médecin.

ASTHME

- Aggravé entre 1 heure et 3 heures du matin.
- Chez un sujet anxieux, asthénique et agité.
- Douleurs brûlantes de la poitrine améliorées par des applications chaudes.
- L'enfant est frileux mais amélioré par l'air frais sur le visage.

  Posologie : 2 granules d'**Arsenicum album 15 CH** le soir au coucher.

ECZÉMA, PSORIASIS

- Éruptions sèches et squameuses (fines squames farineuses).
- Ou petites vésicules et pustules.
- Démangeaisons brûlantes améliorées par les applications chaudes.

Posologie :

- Si l'éruption est localisée à un endroit : 2 granules d'**Arsenicum album 5 CH** 3 fois par jour. Si elle est très étendue : 2 granules d'**Arsenicum album 9 CH** 3 fois par jour.
- Si l'enfant est déprimé : 2 granules d'**Arsenicum album 15 CH**, le soir au coucher de préférence.
- S'il s'agit d'un sujet maigre, mais qui a facilement chaud : préférez 2 granules d'**Arsenicum iodatum 9 CH**.

Pensez-y si…

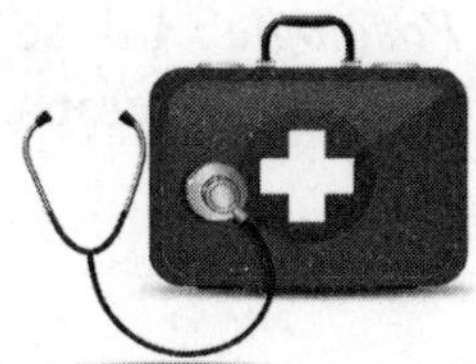

Les symptômes sont aggravés :

- Vers 1 heure du matin
- Par le froid
- De façon périodique

Les symptômes sont améliorés :

- Par la chaleur
- Par la transpiration

Le sujet bon répondeur :

- Maigre et nerveux, **Arsenicum album** est un grand anxieux qui craint la solitude. Il est méticuleux, ordonné, précis, toujours habillé avec soin. Avare et tatillon, il est enclin à la critique. La maladie l'affaiblit beaucoup, il maigrit, devient frileux, insomniaque. Il est agité et anxieux. Il alterne des phases d'excitation et de dépression, d'abattement et de bien-être. Il a même parfois des angoisses avec idées de mort. Il alterne également les maladies physiques : quand il va mieux sur le plan respiratoire, il déclenche un problème cutané ou digestif et vice versa. *(Voir aussi le profil* **Arsenicum album**, *p. 38.)*

AVIAIRE : SPHÈRE ORL

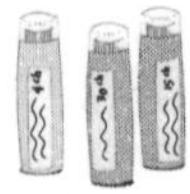

Origine : médicament biothérapique préparé à partir d'une tuberculine aviaire.

Indications : troubles ORL à répétition.

OTITE, BRONCHITE, BRONCHIOLITE, ASTHME, SUITE DE VACCINATION BCG (SI FIÈVRE, TOUX, OTITE OU AUTRES TROUBLES ORL)

Posologie : 1 dose d'**Aviaire 9 CH** ou **15 CH** si l'affection dure depuis longtemps.

PENSEZ-Y SI...

Les symptômes sont aggravés :

- Par temps froid et humide

Le sujet bon répondeur :

- L'enfant qui s'enrhume au moindre coup de froid humide, souvent frileux et immunodéprimé.

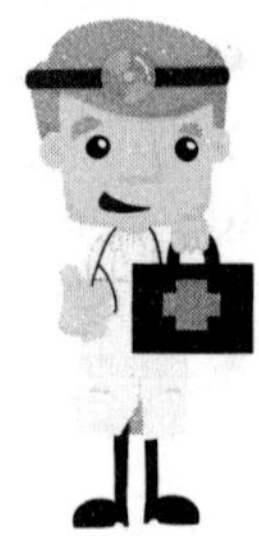

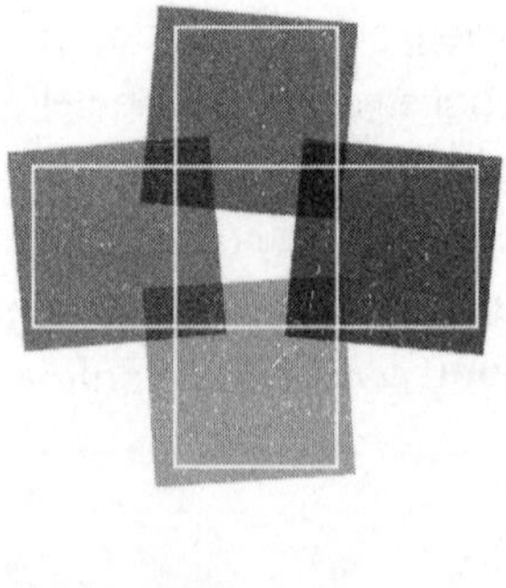

BELLADONNA : FORTE FIÈVRE

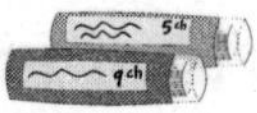

Origine : la belladone, plante vivace de la famille des Solanacées, très toxique.

Indications : fièvre soudaine et intense, inflammations aiguës de la sphère ORL, inflammations débutantes de la peau.

Fièvre soudaine et intense

- D'apparition brutale et d'emblée très élevée (39/40 °C).
- Accompagnée d'une soif intense, de transpiration.
- Avec abattement.
- Grande sensibilité à la douleur.
- L'enfant ne supporte plus la lumière, le bruit, les odeurs.
- Ses yeux sont brillants, son regard est fixe, ses pupilles dilatées.
- Délire avec cauchemars : visions, hallucinations.

  Posologie : pour une température élevée, avec soif, 2 granules de **Belladonna 9 CH** 3 fois par jour. Pour un délire provoqué par la fièvre, 2 granules de **Belladonna 15 CH** 2 fois par jour.

Médicament souvent prescrit après **Aconitum napellus** *(voir p. 295)*, quand le malade se met à transpirer.

Inflammations aiguës de la sphère ORL

- Angine rouge avec bouche sèche, otite, rhinopharyngite avec fièvre élevée et transpiration.
- Rougeur vive des yeux, dilatation des pupilles, rougeur des joues, des lèvres.
- Douleurs battantes, qui surviennent et disparaissent brutalement.

  Posologie : 2 granules de **Belladonna 5 CH** 3 fois par jour.

Inflammations débutantes de la peau avec rougeur, douleur, chaleur

- Abcès.
- Panaris.
- Furoncle.
- Coup de soleil.

Posologie : 2 granules de **Belladonna 5 CH** 3 fois par jour.

À donner dès que la peau devient rouge et douloureuse, pour stopper l'évolution inflammatoire. Si le pus commence à sortir, il faudra changer de remède et donner **Hepar sulfur 5 CH** qui facilitera la sortie du pus, associé à **Pyrogenium 9 CH**.

Pensez-y si…

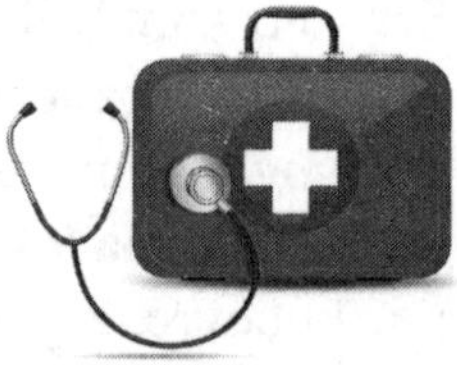

Les symptômes sont aggravés :
- Par les secousses
- Par le bruit, le toucher, la lumière
- Par les courants d'air

Les symptômes sont améliorés :
- En position demi-assise dans le lit, tête haute

Le sujet bon répondeur :
- L'enfant en bonne santé, dont la maladie se déclare de façon subite, violente, avec des œdèmes, de la rougeur, des douleurs battantes, de la fièvre et une tendance aux délires hallucinatoires.

BRYONIA ALBA : DOULEUR AMÉLIORÉE PAR LA PRESSION ET LE REPOS

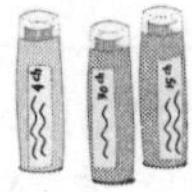

Origine : la bryone blanche, plante vivace grimpante très toxique de la famille des Cucurbitacées.

Indications : toux sèche et douloureuse, douleurs articulaires, grippe.

TOUX SÈCHE ET DOULOUREUSE

- De la bronchite, trachéite, rhinite ou pneumonie, accompagnée de soif intense car la bouche et les lèvres sont sèches.
- L'enfant se retient de tousser tant la toux est douloureuse.
- Il est amélioré par l'appui sur le thorax, en position couchée, sans bouger.
- Il est aggravé au moindre mouvement.

  Posologie : 2 granules de **Bryonia alba 9 CH** 3 fois par jour.

DOULEURS ARTICULAIRES

- Des grosses articulations, du genou en particulier.
- Améliorées par la compression (bandages serrés par exemple), le repos, la chaleur locale.
- Aggravées par le mouvement, le toucher et le froid local.

  Posologie : 2 granules de **Bryonia alba 5 CH** 3 fois par jour.

GRIPPE

- Lorsque l'enfant a soif de grande quantité d'eau.
- Lorsqu'il se sent mieux immobile au lit, couché sur le côté douloureux.

  Posologie : 2 granules de **Bryonia alba 5 CH** 3 fois par jour associé à 1 dose d'**Influenzinum 9 CH** tous les jours pendant 3 jours, puis 1 dose d'**Influenzinum 15 CH** le 4e jour.

PENSEZ-Y SI...

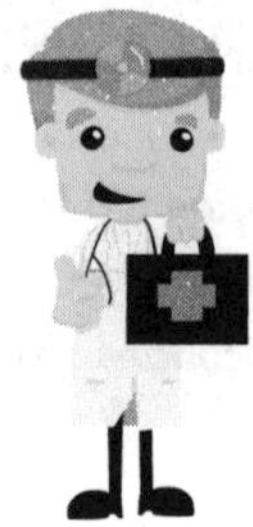

Les symptômes sont aggravés :
- Au moindre mouvement

Les symptômes sont améliorés par :
- La pression forte
- Le repos
- Le fait d'être allongé sur le côté douloureux

Le sujet bon répondeur :
- L'enfant maigre et brun, musclé, irritable, mis en colère par sa maladie aiguë

CALCAREA CARBONICA : AFFECTIONS DE L'ENFANT

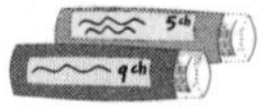

Origine : carbonate de calcium, poudre blanche tirée de la couche moyenne de l'écaille d'huître après élimination de la nacre.
Indications : troubles cutanés du nourrisson, troubles digestifs du nourrisson, retard du développement de l'enfant et de l'adolescent, spasmophilie.

TROUBLES CUTANÉS DU NOURRISSON

- Croûtes de lait.
- Eczéma du cuir chevelu et des joues accompagné d'une transpiration excessive.
- Érythème fessier.

  Posologie : 2 granules de **Calcarea carbonica 5 CH** matin et soir.

Troubles digestifs et ORL du nourrisson et du petit enfant

- Vomissement du lait accompagné de diarrhée jaunâtre et aigre.
- Chez un enfant ayant bon appétit.
- Troubles ORL à répétition (rhinopharyngites, bronchites, otites, angines).

  Posologie : 2 granules de **Calcarea carbonica 9 CH** 2 fois par jour.

Retard de développement de l'enfant et de l'adolescent

- Retard de l'apparition des dents.
- Retard de croissance.
- Retard dans les acquisitions motrices (marche, station assise).
- Lenteur physique et intellectuelle, faible mémoire.
- Chez l'adolescente, retard d'apparition des règles.

  Posologie : 5 granules de **Calcarea carbonica 9 CH** par semaine.

Spasmophilie

- S'accompagnant de tétanie, de fatigue et de faiblesse physique.

  Posologie : 2 granules de **Calcarea carbonica 5 CH** 3 fois par jour.

Pensez-y si...

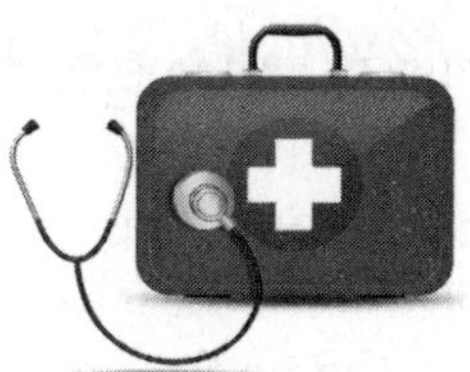

Les symptômes sont aggravés :

- Par l'exercice physique et mental
- Par le froid
- Par l'humidité
- Par le grand air
- Par le lait

Les symptômes sont améliorés :

- Par le climat sec

→

- En cas de constipation

Le sujet bon répondeur :

- Le bébé potelé, trapu, à la tête ronde et volumineuse, la peau pâle et crayeuse, jovial, pleurant peu. L'enfant un peu lent à l'école, calme et craintif, timide. L'adolescent indolent, peu porté sur l'effort intellectuel, mais organisé et opiniâtre.

CAPSICUM ANNUUM : DOULEURS BRÛLANTES

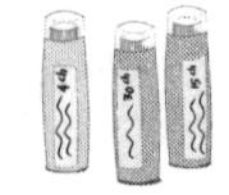

Origine : le piment des jardins.
Indications : otite, mal de gorge.

Otite

- Avec douleur brûlante.
  Posologie : 2 granules de **Capsicum annuum 5 CH** 3 fois par jour.

Maux de gorge

- Avec douleur brûlante et sensation d'avoir avalé du poivre.
- Améliorés en déglutissant.
  Posologie : 2 granules de **Capsicum annuum 5 CH** 3 fois par jour.

Pensez-y si…

Les symptômes sont aggravés :

- Par le froid
- Par les courants d'air
- Par la toux

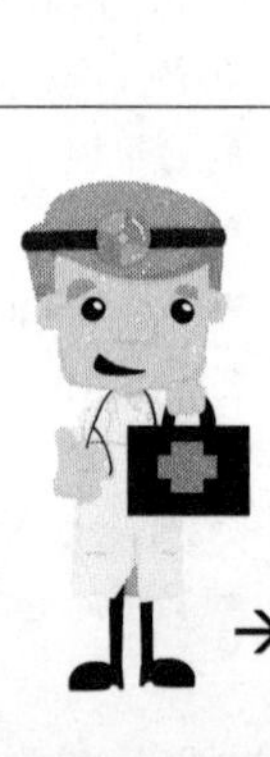

→

Les symptômes sont améliorés :
- Par la chaleur
- Pendant les repas

CHAMOMILLA VULGARIS : DOULEUR ET COLÈRE

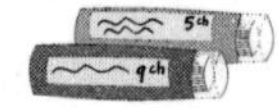

Origine : la camomille allemande ou matricaire.

Indications : poussées dentaires douloureuses, troubles caractériels de l'enfant, douleurs.

POUSSÉES DENTAIRES DOULOUREUSES

- Chez un bébé que la douleur rend très agité, grognon, colérique ; il est calmé en étant porté ou bercé.
- La poussée dentaire s'accompagne de coliques, de diarrhée verdâtre ou de fièvre.
- Une joue est rouge et chaude, l'autre froide et blanche.

  Posologie : 2 granules de **Chamomilla vulgaris 7 CH** 3 à 4 fois par jour selon l'intensité des symptômes. Peut être utilisé en **15 CH** si l'enfant est très irritable et capricieux, toujours amélioré par le bercement.

TROUBLES CARACTÉRIELS DE L'ENFANT

- Enfant hypersensible, irritable, nerveux surtout quand il a mal.
- Il est capricieux, méchant, colérique, se roule par terre, crie.
- Ne se calme que porté dans les bras ou bercé en voiture.

  Posologie : 2 granules de **Chamomilla vulgaris 15 CH** 3 fois par jour.

Douleurs insupportables

- À caractère spasmodique (douleurs de règles, colite) ou névralgique.
- Chez un sujet douillet, hypersensible, que la douleur rend nerveux et irritable.

  Posologie : 2 granules de **Chamomilla vulgaris 15 CH** 3 fois par jour.

Pensez-y si…

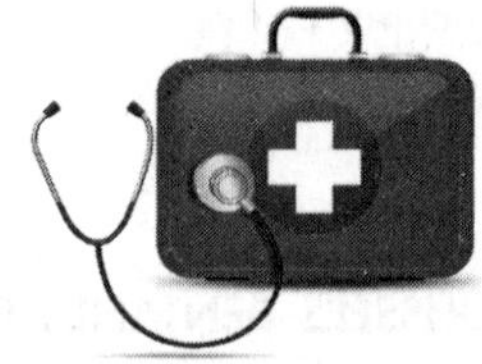

Les symptômes sont aggravés :

- Par la chaleur
- La nuit
- Par la colère
- Par la douleur

Les symptômes sont améliorés :

- Par le bercement (dans les bras, en voiture)

Le sujet bon répondeur :

- Hargneux, douillet, colérique, c'est un enfant tenace qui réclame un jouet à cor et à cri et le jette dès qu'il l'a obtenu. Il ne se calme qu'en étant bercé.

COCCUS CACTI : TOUX QUINTEUSE

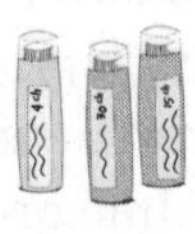

Origine : la cochenille, insecte de la famille des Coccidés.

Indications : rhinopharyngite, toux spasmodique, règles douloureuses.

Rhinopharyngite

- Avec mucosités très abondantes et claires.
- Elles coulent en longs filaments épais, difficiles à évacuer.

Posologie : 2 granules de **Coccus cacti 5 CH** 3 fois par jour.

Toux spasmodique

- Toux quinteuse et suffocante, sèche et irritante.
- Toux de la coqueluche ou survenant après une vaccination contre la coqueluche.

Posologie : 2 granules de **Coccus cacti 5 CH** 3 fois par jour.

Règles douloureuses chez la jeune fille

- Saignements épais et foncés avec de gros caillots noirs.
- Douleurs au moment de l'expulsion des caillots.
- Elles irradient des reins à la vessie et ressemblent à des douleurs de l'accouchement.

Posologie : 2 granules de **Coccus cacti 7 CH** 3 fois par jour.

Pensez-y si...

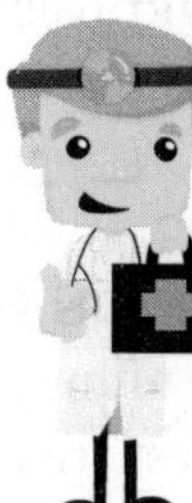

Les symptômes sont aggravés :

- Dans une chambre chaude
- Par le toucher
- Par le vent

Les symptômes sont améliorés :

- En marchant
- En buvant froid

COFFEA CRUDA : INSOMNIE JOYEUSE

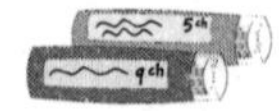

Origine : le café vert, non torréfié (Coffea tosta est le café torréfié).
Indications : difficultés à s'endormir, excitabilité intellectuelle, agitation physique, névralgie.

Difficultés à s'endormir

- Liées à une excitation cérébrale.
- Après une émotion joyeuse (avant ou après Noël, avant ou après un anniversaire...).
- L'enfant est éveillé dans son lit et veut jouer.
  Posologie : 2 granules de **Coffea cruda 5 CH** le soir au coucher.

Excitabilité intellectuelle

- Activité incessante de l'esprit avec exaltation, euphorie.
- Surtout après une émotion joyeuse.
- Plusieurs idées se présentent à la fois.
- Grande imagination.
- Hypersensibilité générale.
- Aggravée par la consommation d'excitants.
  Posologie : 2 granules de **Coffea cruda 7 CH** 3 fois par jour.

Agitation physique

- L'enfant ne tient pas en place.
- Il est très rapide dans ses réactions.
- Hypersensibilité de tous les sens.
  Posologie : 2 granules de **Coffea cruda 9 CH** 3 fois par jour.

Névralgie

- Faciale ou dentaire.
- Améliorée par les applications froides ou en mettant de l'eau froide sur la dent.
- Le malade est agité.
- La douleur est aggravée par les excitants (café, alcool, thé), par le bruit, par le toucher.

Posologie : 2 granules de **Coffea cruda 5 CH** 3 fois par jour.

Pensez-y si...

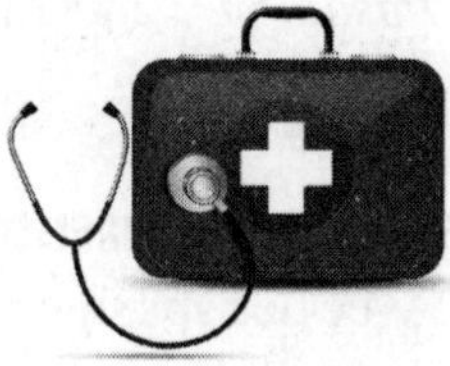

Les symptômes sont déclenchés :

- Par un excès de café (rarement chez l'enfant !)
- Par une émotion joyeuse

Les symptômes sont aggravés :

- Par les excitants (thé, café, alcool chez l'ado)
- Par les émotions excessives
- Par le froid (sauf pour les névralgies faciales ou douleurs dentaires)

Les symptômes sont améliorés :

- Par la chaleur (sauf les dents et la face)

Le sujet bon répondeur :

- L'enfant brun, élancé, impressionnable, très actif, dont l'activité mentale est incessante (abondance d'idées)

COLOCYNTHIS : SPASMES NERVEUX

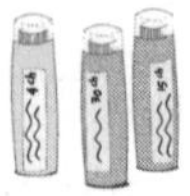

Origine : la coloquinte ou concombre amer.
Indications : coliques, règles douloureuses, névralgie faciale.

Coliques

- Violentes coliques intestinales, hépatiques ou néphrétiques.
- Améliorées en se pliant en deux.
- Aggravées par la colère, la contrariété, l'humiliation.
  Posologie : 2 granules de **Colocynthis 9 CH** 3 fois par jour.

Règles douloureuses de la jeune fille

- Avec des spasmes, soulagés lorsqu'on est plié en deux (en chien de fusil).
- Améliorées par la pression et la chaleur locale (bouillotte).
  Posologie : 2 granules de **Colocynthis 5 CH** 3 fois par jour.

Névralgie faciale

- Douleurs intenses déclenchées par la colère ou l'indignation.
  Posologie : 2 granules de **Colocynthis 15 CH** 3 fois par jour.

Pensez-y si...

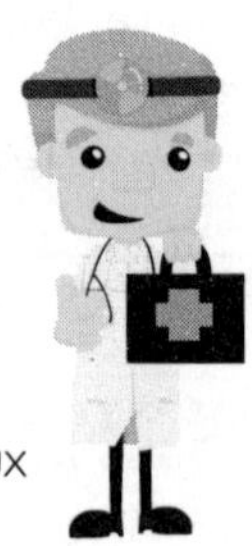

Les symptômes sont aggravés :
- Par la colère ou l'indignation

Les symptômes sont améliorés :
- Plié en deux ou par la flexion du membre douloureux
- Par la chaleur
- Par la pression forte

DROSERA : TOUX

Origine : la drosère ou « rosée du soleil », plante carnivore des marais et tourbières de l'hémisphère Nord.
Indications : toux quinteuse.

Toux quinteuse

- Toux sèche, quinteuse, rauque, très douloureuse survenant surtout la nuit.
- Très violente, elle provoque des douleurs sous les côtes soulagées par la pression.
- Elle s'accompagne de congestion du visage et d'une sensation de suffocation.
- Toux de l'asthme, de la coqueluche, de la bronchite ou de la laryngite.

  Posologie : 2 granules de **Drosera 7 CH** 3 fois par jour et le soir au coucher. Redonnez 2 granules en cas de réveil par la toux. Ne prolongez pas la prise de **Drosera**, car il peut lui-même occasionner de la toux ; pour le savoir, il suffit d'arrêter **Drosera**.

Pensez-y si...

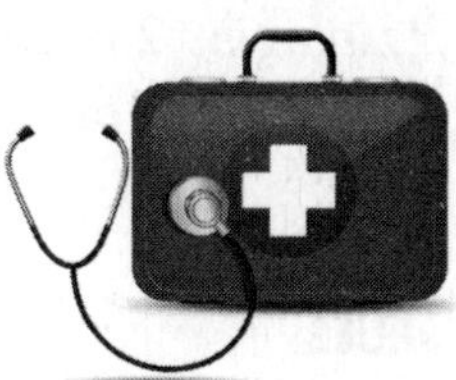

Les symptômes sont aggravés :

- En position allongée
- Par la chaleur du lit
- La nuit après minuit
- En buvant

Les symptômes sont améliorés :

- Par la pression
- Par le mouvement
- En plein air

DULCAMARA : PATHOLOGIES DÉCLENCHÉES PAR L'HUMIDITÉ

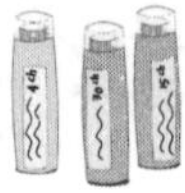

Origine : la douce-amère.

Indications : troubles ORL, verrues.

RHINOPHARYNGITE

- Le nez se bouche par temps humide ou après la piscine puis coule ensuite abondamment.
- Avec ganglions dans le cou.
  Posologie : 2 granules de **Dulcamara 5 CH** 3 fois par jour.

BRONCHITE, TRACHÉITE

- Compliquent la rhinopharyngite ou sont déclenchées d'emblée par le temps humide ou après un bain en piscine, en mer, en lac…
  Posologie : 2 granules de **Dulcamara 5 CH** 3 fois par jour.

ASTHME

- Déclenché ou aggravé par l'humidité.
  Posologie : 2 granules de **Dulcamara 5 CH** 3 fois par jour tant que le temps est humide.

VERRUES

- Larges, plates et lisses.
- Siégeant plutôt au niveau du visage et des mains.
  Posologie : 2 granules de **Dulcamara 5 CH** 3 fois par jour.

PENSEZ-Y SI…

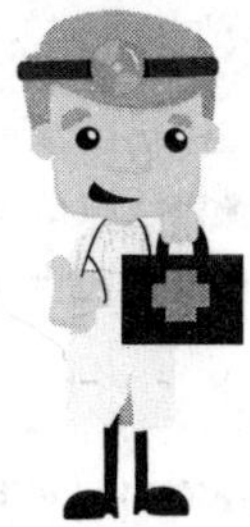

Les symptômes sont déclenchés ou aggravés :

- Par l'humidité

Les symptômes sont améliorés :

- Par temps sec
- Par le mouvement

EUPHRASIA : LARMOIEMENT IRRITANT

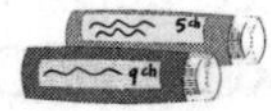

Origine : l'euphraise ou « casse-lunettes ».
Indications : conjonctivite, rhinopharyngite.

CONJONCTIVITE

- D'origine allergique, infectieuse ou ophtalmie des neiges.
- Sensation de brûlure douloureuse à la lumière du soleil.
- L'œil est irrité et enflammé, il coule comme de l'eau.
  Posologie : 2 granules d'**Euphrasia 5 CH** 3 fois par jour.

RHINOPHARYNGITE

- Avec un écoulement liquide abondant mais non irritant du nez.
- Éternuements en salves.
- Larmoiement irritant, les yeux sont enflammés.
- Rhinite allergique ou rhinopharyngite d'origine infectieuse.
  Posologie : 2 granules d'**Euphrasia 5 CH** 3 fois par jour.

PENSEZ-Y SI...

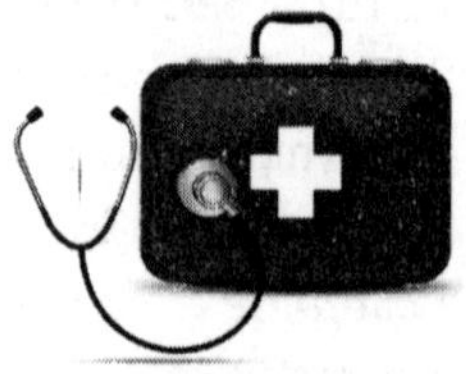

Les symptômes sont aggravés :

- Par la lumière, l'air, le vent provoquant un larmoiement irritant

Les symptômes sont améliorés :

- Dans l'obscurité

FERRUM PHOSPHORICUM : PETITE FIÈVRE

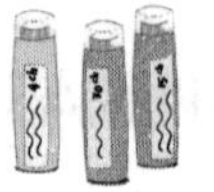

Origine : le phosphate de fer.
Indications : fièvre, troubles ORL.

FIÈVRE

- Peu élevée (38/39 °C), moins qu'avec **Aconit** ou **Belladonna**.
- Sans l'agitation d'**Aconit** ni l'abattement de **Belladonna**.
- Avec des bouffées de chaleur et une soif modérée.
- L'enfant a le visage pâle, la peau moite.
- Souvent accompagnée de céphalées congestives améliorées par les applications froides.

  Posologie : 2 granules de **Ferrum phosphoricum 5 CH** 3 fois par jour.

OTITE AIGUË DE L'ENFANT

- Le tympan est rouge et les douleurs battantes.
- Avec fièvre à 38/39 °C et visage pâle.

  Posologie : 2 granules de **Ferrum phosphoricum 5 CH** 3 fois par jour.

Trachéite, bronchite

- S'accompagnant d'une toux sèche, de crachats striés de sang, de difficultés à respirer et d'une légère anémie.
- Avec fièvre à 38/39 °C et visage pâle.

Posologie : 2 granules de **Ferrum phosphoricum 5 CH** 3 fois par jour.

Rhinopharyngite

- Avec fièvre modérée à 38/39 °C.
- Avec un peu de sang dans les mucosités quand le malade se mouche.

Posologie : 2 granules de **Ferrum phosphoricum 5 CH** 3 fois par jour.

Pensez-y si…

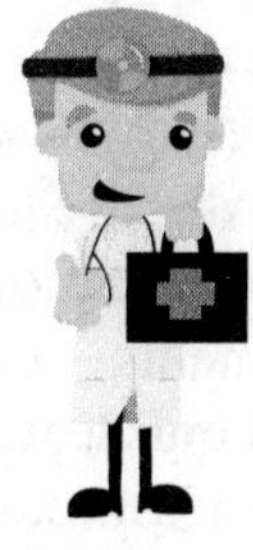

Les symptômes sont aggravés :

- La nuit
- Par les secousses et le mouvement

Les symptômes sont améliorés :

- Par les applications froides

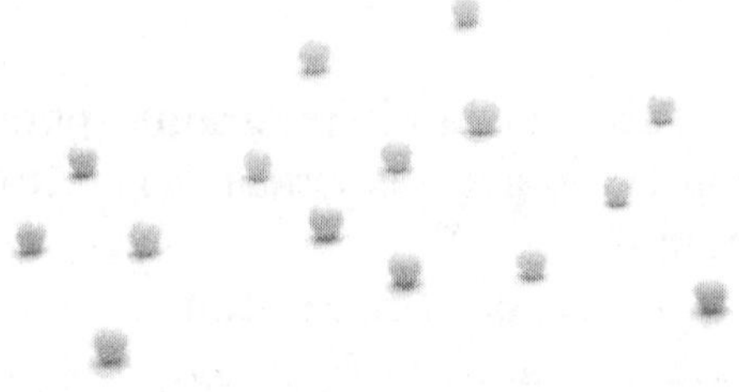

GELSEMIUM : TRAC ET TREMBLEMENT

Origine : le jasmin jaune de Caroline.
Indications : grippe, fièvre abrutissante, migraine, trac, émotivité.

Grippe

- Survenant lors d'un hiver peu rigoureux ou par temps chaud et humide, avec courbatures, sensation de lourdeur, somnolence.
- Congestion du visage, intenses maux de tête abrutissant le malade.
- La fièvre est modérée sans soif.
- L'enfant se sent abattu et très affaibli autant physiquement que moralement. Il désire être seul et qu'on le laisse tranquille. Ses mouvements sont lents, son pouls est lent.
  Posologie : 2 granules de **Gelsemium 7 CH** 3 fois par jour.

Fièvre avec abrutissement et tremblement

- Absence de soif malgré la fièvre.
- Prostration, abattement, hébétude, assoupissement, tremblements.
- Pouls lent.
- Inflammation des voies aériennes supérieures avec toux sèche et céphalée abrutissante.
  Posologie : 2 granules de **Gelsemium 7 CH** 3 fois par jour.

Migraine

- Précédée de troubles de la vue (migraine ophtalmique) ou de fourmillements et d'engourdissement de la face (migraine avec aura neurologique).
- Douleur localisée à la base du cerveau, à l'arrière de la tête et autour des globes oculaires.
- Les paupières sont lourdes et tombantes.

- L'enfant est abruti, tremblant.
- La crise se termine par une abondante émission d'urine incolore, qui soulage le malade.

Posologie : 2 granules de **Gelsemium 9 CH** 3 fois par jour.

Trac, émotivité

- Peur par anticipation (examen, exposé…), se manifestant quelques jours avant l'échéance.
- Avec tremblement général ou localisé.
- Diarrhée souvent abondante ou envie impérieuse d'uriner.
- Accélération du rythme cardiaque.

Posologie : 2 granules de **Gelsemium 9 CH** 3 fois par jour ou tout simplement 1 dose la veille et 1 dose le jour même de l'examen.

Pensez-y si…

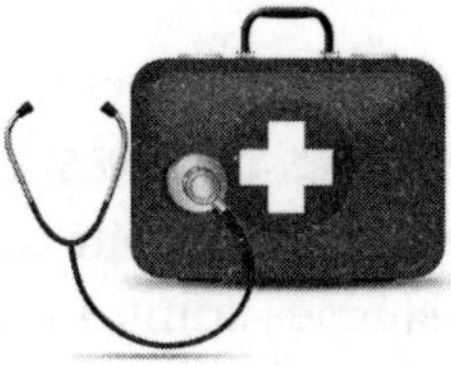

Les symptômes sont aggravés par :

- Les émotions, le trac, les mauvaises nouvelles
- Le temps humide

Les symptômes sont améliorés par :

- La position penchée en avant
- Après avoir uriné abondamment

Le sujet bon répondeur :

- L'émotif, paralysé, les « jambes coupées » par le trac ou par la fièvre

GRAPHITES : ECZÉMA ET FRILOSITÉ

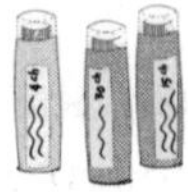

Origine : la mine de plomb issue du charbon minéral.
Indications : eczéma, troubles cutanés, constipation, apathie, tristesse, obésité

Eczéma

- Derrière les oreilles, sur le bord des paupières, au niveau des plis de flexion (pli du coude, creux du genou, région inguinale) et du cuir chevelu.
- Avec écoulement suintant et visqueux comme du miel.
- Les croûtes sont épaisses et collantes sur fond de peau rouge, sèche et indurée.
- Les démangeaisons sont aggravées par la chaleur.
- Chez un enfant frileux et qui cicatrise mal.
  Posologie : 2 granules de **Graphites 5 CH** 3 fois par jour.

Troubles cutanés

- Verrues autour des ongles.
- Herpès suintant un liquide jaunâtre.
- Troubles de la cicatrisation : cicatrice chéloïde (renflement induré de la peau).
- Orgelets (petits furoncles sur le bord de la paupière) et chalazions (kystes de la paupière) à répétition.
  Posologie : 2 granules de **Graphites 5 CH** 3 fois par jour.

Constipation

- Sans envie d'aller à la selle.
- Les selles émises sont très grosses, entourées de mucus.
- Souvent accompagnée d'hémorroïdes brûlantes et de fissure anale.
  Posologie : 2 granules de **Graphites 5 CH** 3 fois par jour.

Apathie, tristesse

- Enfant lent, apathique, triste, timide, indécis et plein d'appréhension.
- Il pleure pour un rien et en particulier en écoutant de la musique.

Posologie : 2 granules de **Graphites 9 CH** 3 fois par jour.

Obésité

- Avec frilosité, troubles cutanés, mauvaise cicatrisation, constipation.

Posologie : 5 granules de **Graphites 9 CH** 1 fois par semaine.

Pensez-y si...

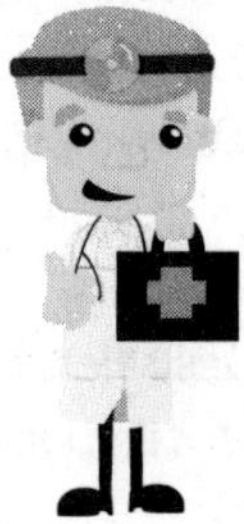

Les symptômes sont aggravés :

- Par la chaleur locale (le lit)
- Par temps froid et humide
- Par le manque d'air
- Pendant les règles

Les symptômes sont améliorés :

- Au grand air
- Dans le noir
- Par le mouvement

Le sujet bon répondeur :

- L'enfant trop gros, frileux et constipé dont la peau est sèche, rêche et épaisse avec des gerçures aux mains. Il est timide, pleure pour un rien et rit quand on lui fait des reproches.

HISTAMINUM : ALLERGIES

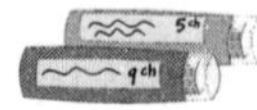

Origine : le dichlorhydrate d'histamine. L'histamine est le principal médiateur des manifestations allergiques.
Indication : allergies.

TOUTES MANIFESTATIONS ALLERGIQUES

- Cutanées : eczéma, urticaire, œdème.
- Respiratoires : asthme allergique, rhinite allergique.
- Conjonctivite allergique.
  Posologie : 2 granules d'**Histaminum 7 CH** 3 fois par jour.

PENSEZ-Y SI...

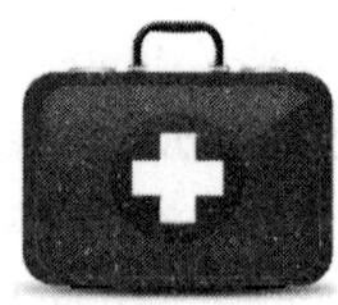

Les symptômes sont déclenchés :
- Par un allergène (pollens, acariens, poussière...)

Les sujets bons répondeurs :
- Les personnes allergiques

IGNATIA AMARA : HYPERSENSIBLE ET PARADOXAL

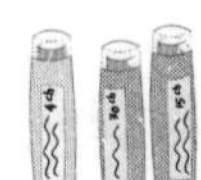

Origine : la fève de Saint-Ignace.
Indications : spasmophilie, dépression réactionnelle, angoisse, hypersensibilité, humeur changeante.

SPASMOPHILIE

- En cas de crise, avec palpitations, tachycardie, sensation de boule dans la gorge et d'oppression respiratoire.
- Hyperémotivité.

- Colite spasmodique, aérophagie.
- Fatigue intense, tendance à la déprime.
  Posologie : 2 granules d'**Ignatia amara 7 CH** 3 fois par jour.

Dépression réactionnelle

- Suite à un deuil, une déception amoureuse.
- Suite à des stress accumulés.
- Des peurs, des contrariétés.
- Des émotions fortes répétées.
  Posologie : 2 granules d'**Ignatia amara 9 CH** 3 fois par jour.

Hypersensibilité générale

- Sensorielle et olfactive (aux odeurs de tabac et de café).
- Tendance aux spasmes à la moindre contrariété.
- Spasmes du sanglot chez l'enfant.
- Hypersensibilité psychique : ne supporte pas la contrariété.
  Posologie : 2 granules d'**Ignatia amara 7 CH** 3 fois par jour.

Trac, angoisse

- Avec sensation de boule dans la gorge et au plexus solaire.
- Oppression respiratoire avec difficulté à respirer.
  Posologie : 2 granules d'**Ignatia amara 7 CH** 3 fois par jour.

Humeur changeante

- Broie facilement du noir, rumine sa peine puis devient soudain gai, voire exubérant sans raison apparente.
- Volontiers querelleur.
- Ne supporte pas la consolation.
  Posologie : 2 granules d'**Ignatia amara 7 CH** 3 fois par jour.

PENSEZ-Y SI...

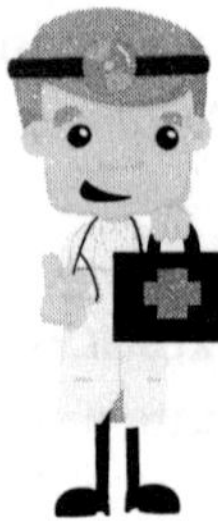

Les symptômes sont aggravés :

- Par les émotions
- Par les odeurs de café ou de tabac
- Par la consolation
- Au grand air

Les symptômes sont améliorés :

- Par l'exercice, le changement de position
- Par la distraction

Le sujet bon répondeur :

- L'enfant très émotif, hypersensible à la douleur, facilement oppressé en cas d'émotions fortes. Il se caractérise par sa versatilité et son côté contradictoire : le fait de se faire consoler le fait pleurer ; il passe facilement du rire aux larmes ; il a des nausées digestives calmées en mangeant ; il digère facilement un repas lourd et gras mais ne supporte pas un petit encas, etc. C'est un état paradoxal qui prédomine.

KALIUM PHOSPHORICUM : ASTHÉNIE

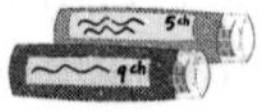

Origine : le phosphate de potassium.
Indication : surmenage intellectuel.

SURMENAGE INTELLECTUEL

- Fatigue du « deuxième trimestre » chez un enfant incapable de réfléchir, de mémoriser, de se concentrer.
- Il a perdu toute énergie psychique : le plus petit effort intellectuel semble une montagne à déplacer.

- Il est irritable, sursaute au moindre bruit, souffre de terreurs nocturnes ou de cauchemars.
- Il présente des maux de tête après le travail intellectuel (« céphalée des étudiants »).

Posologie : 2 granules de **Kalium phosphoricum 9 CH** 3 fois par jour.

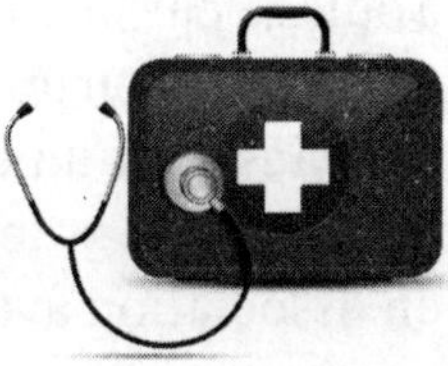

PENSEZ-Y SI...

Les symptômes sont aggravés :

- Par le travail scolaire
- Par le mouvement rapide

Les symptômes sont améliorés :

- Par le mouvement lent
- Par les émotions joyeuses

Le sujet bon répondeur :

- Le sujet jeune, très émotif, vite surmené et déprimé surtout en période d'examens. Il perd ses moyens et souffre de confusion mentale. Malgré cette perte d'énergie nerveuse, il conserve des phases d'excitation psychique. *(Voir aussi le profil* **Kalium phosphoricum** *p. 44.)*

LEDUM PALUSTRE : TRAUMATISME AMÉLIORÉ PAR LA GLACE

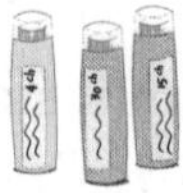

Origine : le lédon des marais ou romarin sauvage.

Indications : traumatisme, piqûres d'insecte.

Traumatisme

- Soulagé par la glace.
- Qui atteint surtout l'œil (œil au « beurre noir »).
- Ou causé par un objet piquant ou tranchant.
  Posologie : 2 granules de **Ledum palustre 5 CH** 3 fois par jour en association avec 1 dose d'**Arnica 9 CH** juste après le choc.

Piqûres d'insecte

- Avec gonflement ou œdème soulagé par l'application de glace ou de compresses froides.
  Posologie : 2 granules de **Ledum palustre 5 CH** 3 fois par jour associé à 2 granules d'**Apis Mellifica 5 CH** 3 fois par jour.

Pensez-y si...

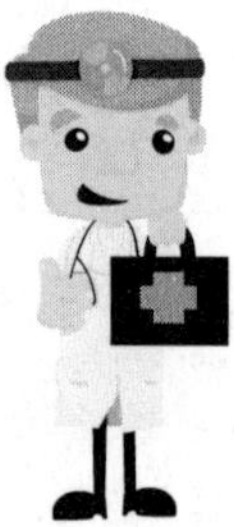

Les symptômes sont aggravés :

- Par le mouvement
- La nuit
- Par la chaleur

Les symptômes sont améliorés :

- Par le froid, surtout le bain froid et même la glace
- En se découvrant

MAGNESIA CARBONICA : DIARRHÉES ET INTOLÉRANCE AU LAIT

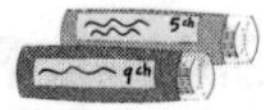

Origine : le carbonate de magnésium.

Indications : diarrhées du nourrisson, intolérance au lait.

DIARRHÉES DU NOURRISSON

- Avec douleurs spasmodiques.
  Posologie : 2 granules de **Magnesia carbonica 7 CH** 3 fois par jour.

INTOLÉRANCE AU LAIT

- Le bébé digère mal son biberon.
  Posologie : 2 granules de **Magnesia carbonica 7 CH** 3 fois par jour.

PENSEZ-Y SI...

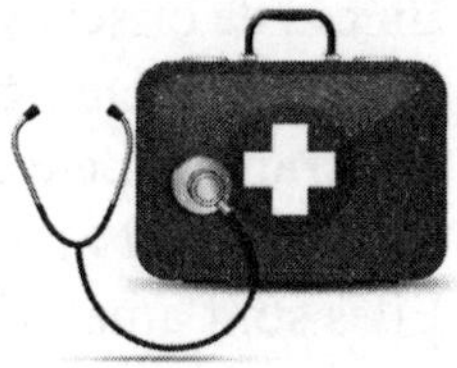

Les symptômes sont aggravés :

- La nuit
- Par le froid
- Par le lait

Les symptômes sont améliorés :

- En marchant
- Par la flexion
- Par la chaleur locale

MAGNESIA PHOSPHORICA : DOULEURS SPASMODIQUES

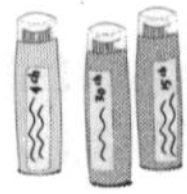

Origine : le phosphate de magnésium.

Indications : coliques du nourrisson, diarrhées, spasmophilie, crampes, règles douloureuses.

Coliques du nourrisson, diarrhées

- Violentes douleurs sous forme de crampes ou de spasmes.
- Améliorées dans la position pliée en deux, par la pression forte et la chaleur.
- Accompagnées de gaz (qui ne soulagent pas) ou d'une diarrhée aqueuse.

  Posologie : 2 granules de **Magnesia phosphorica 5 CH** 3 fois par jour.

Spasmophilie, crampes

- En cas de crise, avec crampes très douloureuses, d'apparition soudaine et changeant rapidement de place.
- Les crampes peuvent atteindre les paupières, les doigts (« mains d'accoucheur »), les intestins (coliques).
- Elles sont améliorées par la pression forte et les applications chaudes.
- Le malade est agité du fait de l'intensité de ses douleurs.

  Posologie : 2 granules de **Magnesia phosphorica 5 CH** 3 fois par jour.

Règles douloureuses chez la jeune fille

- Avec des spasmes soulagés par la position pliée en deux, par la pression et l'application de compresses chaudes.

  Posologie : 2 granules de **Magnesia phosphorica 5 CH** 3 fois par jour. Associé à 5 granules de **Folliculinum 9 CH** le 14e jour du cycle si les douleurs apparaissent avant les règles et disparaissent dès que les règles arrivent.

PENSEZ-Y SI...

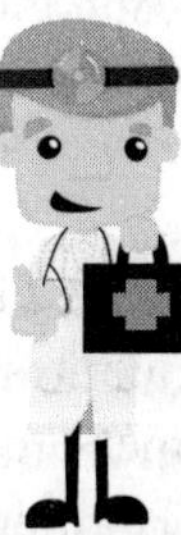

Les symptômes sont aggravés :
- Par le froid
- Par le toucher
- La nuit

Les symptômes sont améliorés :
- Par les applications chaudes
- Par la pression forte
- Plié en deux

MEDORRHINUM : TROUBLES ORL

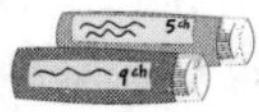

Origine : remède préparé à partir des sécrétions gonococciques prélevées sur un malade non traité
Indications : asthme, troubles ORL chroniques, érythème fessier du nourrisson, troubles scolaires, verrue.

ASTHME

- Amélioré au bord de la mer, par temps doux et humide.
- Amélioré couché sur le ventre.
  Posologie : 2 granules de **Medorrhinum 9 CH** le soir au coucher et 2 granules dans la journée.

Verrues

- Petites, pointues, localisées sur la peau ou au niveau des parties génitales.
- Se développant après des troubles ORL chroniques.

Posologie : 2 granules de **Medorrhinum 5 CH** 3 fois par jour associé à 2 granules de **Thuya occidentalis 5 CH** 3 fois par jour.

Troubles ORL chroniques

- Améliorés en bord de mer.
- Survenant à la suite de vaccinations répétées ou de prise d'antibiotiques.

Posologie : 2 granules de **Medorrhinum 9 CH** 2 fois par jour pendant 2 jours.

Érythème fessier du nourrisson

- Dû à une macération de l'urine ou des selles.
- Le bébé est soulagé en dormant sur le ventre en position fesses à l'air.

Posologie : 2 granules de **Medorrhinum 9 CH** 3 fois par jour (dissous dans le biberon).

Troubles scolaires

- Chez l'enfant qui a du mal à se concentrer en classe, s'agite facilement.
- Fait trop rapidement ses devoirs et n'arrive pas à bien mémoriser ses leçons.
- Il est anxieux, d'un tempérament précipité.

Posologie : 5 granules de **Medorrhinum 9 CH** ou 1 dose 1 fois par semaine.

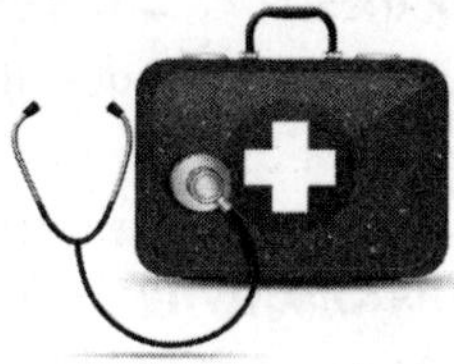

Pensez-y si...

Les symptômes sont aggravés :

- Dans la journée
- Par le froid
- À la montagne

Les symptômes sont améliorés :

- Au bord de la mer
- À plat ventre, en position génupectorale
- Le soir

Le sujet bon répondeur :

- L'enfant au comportement précipité, désirant tout faire le plus vite possible, trouvant le temps trop long

MERCURIUS CORROSIVUS : ULCÉRATIONS

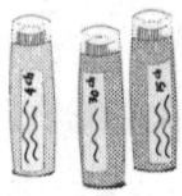

Origine : le sublimé corrosif ou chlorure mercurique.
Indications : angine blanche, aphte, conjonctivite, cystite, diarrhée.

Angine blanche

- Avec douleur de gorge violente et brûlante, aggravée au toucher et en avalant.
- Avec de petites ulcérations dans la gorge d'apparition rapide. *Posologie :* 2 granules de **Mercurius corrosivus 5 CH** 3 fois par jour.

Aphte

- Il est fissuré et sanguinolent.
- La langue est blanche et épaisse.

Posologie : 2 granules de **Mercurius corrosivus 5 CH** 3 fois par jour ou 6 à 8 fois par jour si la douleur est importante.

Conjonctivite

- Avec ulcération au bord de l'œil, douleur brûlante et photophobie.
- Et larmoiement irritant la joue, voire pus.
  Posologie : 2 granules de **Mercurius corrosivus 5 CH** 3 fois par jour.

Cystite

- Avec brûlure en urinant et présence de sang dans les urines.
  Posologie : 2 granules de **Mercurius corrosivus 5 CH** 3 fois par jour associé à 2 granules de **Cantharis 5 CH** 3 fois par jour.

Diarrhée

- Accompagnée de saignements ou d'amibes (parasite).
  Posologie : 2 granules de **Mercurius corrosivus 5 CH** 3 fois par jour associé à **Ipeca 5 CH** 2 granules 3 fois par jour.

Pensez-y si...

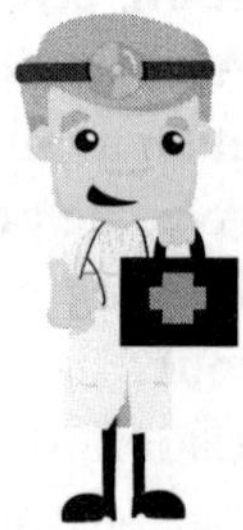

Les symptômes sont aggravés :

- La nuit

Les symptômes sont améliorés :

- Par le repos

À noter :

- **Mercurius Corrosivus** est très proche de **Mercurius Solubilis**, en plus violent, plus ulcéré, avec des douleurs brûlantes, l'action est plus rapide.

MERCURIUS SOLUBILIS : ANGINE BLANCHE

Origine : préparation créée par Hahnemann à partir d'une trituration de protoazotate de mercure et d'ammoniaque.

Indications : angine blanche, rhinopharyngite, aphte, troubles du caractère.

ANGINE BLANCHE

- Les amygdales sont plus ou moins recouvertes de pseudomembranes épaisses.
- La langue est blanche et molle et garde l'empreinte des dents.
- Il y a hypersalivation, le malade a tendance à baver sur l'oreiller.
- L'haleine est très fétide.
- Douleur importante irradiant jusqu'aux oreilles surtout en avalant.
- Fièvre élevée avec transpiration abondante et visqueuse, sentant mauvais, surtout la nuit.
- La transpiration s'accompagne de frissons et ne soulage pas l'enfant.

  Posologie : 2 granules de **Mercurius solubilis 9 CH** 3 fois par jour.

RHINOPHARYNGITE

- Avec des écoulements jaunes verdâtres irritants et corrosifs.

  Posologie : 2 granules de **Mercurius solubilis 5 CH** 3 fois par jour.

APHTE

- La langue et l'aphte sont blancs.
- Avec hypersalivation et haleine fétide.

  Posologie : 2 granules de **Mercurius solubilis** 5 CH 3 fois par jour.

Troubles du caractère

- Chez l'enfant violent, autoritaire, querelleur, méchant, jamais content.
- Précipité, parlant vite, bégayant, ne tenant pas en place.
- Ou au contraire, esprit engourdi, enfant ayant des difficultés scolaires (surtout en maths), lent à répondre aux questions.

  Posologie : 2 granules de **Mercurius solubilis 9 CH** ou **15 CH** si les signes psychiques sont importants, le soir au coucher ou 5 granules ou 1 dose une fois par semaine.

Pensez-y si…

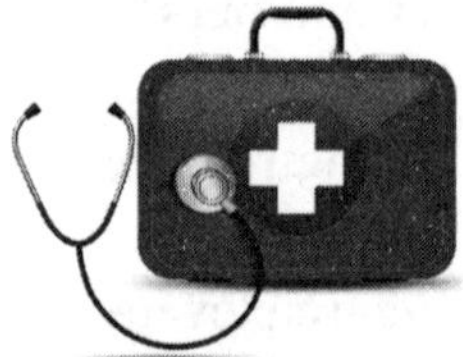

Les symptômes sont aggravés :
- Par la chaleur et le froid
- La nuit
- Malgré la sueur ou pendant la transpiration
- Couché sur le côté droit

Les symptômes sont améliorés par :
- Une température modérée
- Dans la journée

Le sujet bon répondeur :
- L'enfant ayant de fréquentes maladies infectieuses

À noter chez **Mercurius Solubilis** :
- Un important désir de beurre ou au contraire une aversion nette du beurre et de tout ce qui est gras.

NATRUM MURIATICUM : SÉCHERESSE ET CHAGRIN

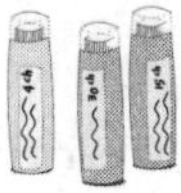

Origine : le sel marin.
Indications : dépression, amaigrissement, affections dermatologiques, affections buccales, troubles ORL, troubles gynécologiques, migraine.

Amaigrissement

- Concerne surtout le haut du corps, malgré un appétit conservé ou augmenté, en particulier pour les aliments salés.
- Tendance à avoir très soif et à être constipé.
- Les lèvres sont sèches, se fendillent dans la partie inférieure.
  Posologie : 2 granules de **Natrum muriaticum 5 CH** 3 fois par jour pendant 1 à 2 mois.

Affections dermatologiques

- Maladies de peau récidivantes : acné, herpès, urticaire, eczéma, verrue.
- Les lèvres sont très sèches et fendillées, la bouche est très sèche.
  Posologie : 2 granules de **Natrum muriaticum 7 CH** 3 fois par jour.

Affections buccales

- Gingivite.
- Ulcères de la bouche.
- Mauvaise haleine.
  Posologie : 2 granules de **Natrum muriaticum 7 CH** 3 fois par jour.

Troubles ORL

- Rhinites allergiques ou rhinites infectieuses avec abondance d'écoulement nasal clair.
  Posologie : 2 granules de **Natrum muriaticum 7 CH** 3 fois par jour.

Troubles gynécologiques

- Apparition tardive des règles chez la jeune fille.
- Règles irrégulières accompagnées de sensations de malaise avant et après les règles.
  Posologie : 2 granules de **Natrum muriaticum 7 CH** 3 fois par jour.

Migraine

- Migraine ophtalmique précédée de troubles visuels, commençant le matin, maximale à midi et régressant l'après-midi.
- Céphalée après un effort intellectuel (céphalée des étudiants).
  Posologie : 2 granules de **Natrum muriaticum 7 CH** 3 fois par jour.

Dépression

- Suite à un chagrin d'amour ou un chagrin réprimé.
- Avec repli sur soi, l'enfant ou l'ado fuit la compagnie des autres, il refuse de communiquer avec son entourage.
- Il rumine son chagrin et ne supporte pas la consolation maladroite.
  Posologie : 3 granules de **Natrum muriaticum 9 CH** par jour.

PENSEZ-Y SI…

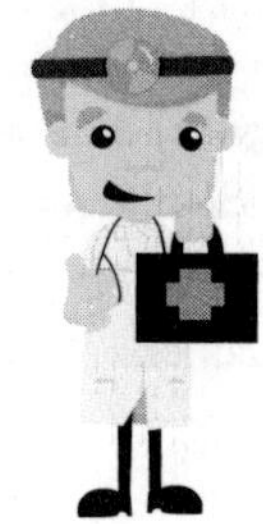

Les symptômes sont aggravés :

- Vers 10 heures du matin
- Par le soleil
- Par la chaleur
- À la mer
- Par la consolation
- Par excès de sel

Les symptômes sont améliorés :

- Par l'air frais
- Par la diète (estomac vide)
- Par la transpiration

Le sujet bon répondeur :

- L'enfant est petit et trop léger pour son âge. Il est maigre, surtout du haut du corps. Il présente un certain retard pour apprendre à parler et à marcher. Il est sérieux, bien élevé, bon élève et responsable, il s'occupe bien de ses frères et sœurs. Sensible à la critique, il peut avoir un caractère maussade et renfermé.
- Adolescent, son côté longiligne s'accentue encore. Il grandit vite et souffre du dos. Il a tendance à se voûter. Il est fatigable, tant d'un point de vue intellectuel que physique. Sa peau est huileuse et il souffre d'acné. Sensible à la critique, il est susceptible et peut se replier sur lui-même.

PERTUSSINUM : TOUX TRAÎNANTE

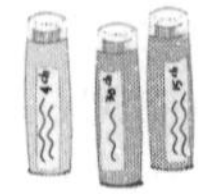

Origine : remède obtenu par culture de lysat de prélèvement d'expectoration de coquelucheux, n'ayant pas encore subi une antibiothérapie (ne peut être prescrit avant la 4 CH).
Indications : toux, vaccination contre la coqueluche.

Toux

- Toux ressemblant à celle de la coqueluche, rebelle aux autres traitements de la toux.
  Posologie : 2 granules de **Pertussinum 5 CH** 3 fois par jour.

Vaccination contre la coqueluche

- En prévention des effets secondaires du vaccin de la coqueluche ou après la vaccination.
  Posologie : 2 granules de **Pertussinum 5 CH** 3 fois par jour associé à 2 granules de **Thuya Occidentalis 5 CH** 3 fois par jour, pendant 3 jours suivant la vaccination.

PULSATILLA : RHUME ET PLEURS

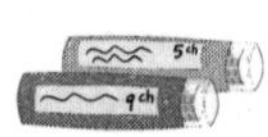

Origine : l'anémone pulsatille, encore appelée Fleur de Pâques.
Indications : rhinopharyngite, troubles gynécologiques, troubles circulatoires, troubles digestifs, énurésie, pleurs

Rhinopharyngite

- Avec écoulements jaunes et épais mais non irritants.
- Le nez coule pendant la journée, est bouché la nuit.
- La toux est grasse avec mucus jaune verdâtre le jour ; elle est sèche et douloureuse la nuit.
  Posologie : 2 granules de **Pulsatilla 5 CH** 3 fois par jour.

Troubles gynécologiques

- Règles longues à venir et qui durent longtemps, avec des pertes non irritantes entre les règles.
- Puberté tardive chez la jeune fille.
  Posologie : 2 granules de **Pulsatilla 9 CH** 3 fois par jour.

Troubles digestifs

- Déclenchés par une nourriture trop riche. Ne supporte pas le beurre ou les graisses.
- Se manifestant par une indigestion, de la gastro-entérite, des nausées ou vomissements.
  Posologie : 2 granules de **Pulsatilla 5 CH** 3 fois par jour.

Énurésie

- Pipi au lit tardif chez un enfant qui souhaite que l'on s'occupe de lui.
  Posologie : 2 granules de **Pulsatilla 9 CH** 3 fois par jour.

Pleurs

- Chez un enfant au caractère doux et émotif qui a besoin d'être consolé par une personne qui lui est chère.
  Posologie : 2 granules de **Pulsatilla 9 CH** 3 fois par jour.

Pensez-y si...

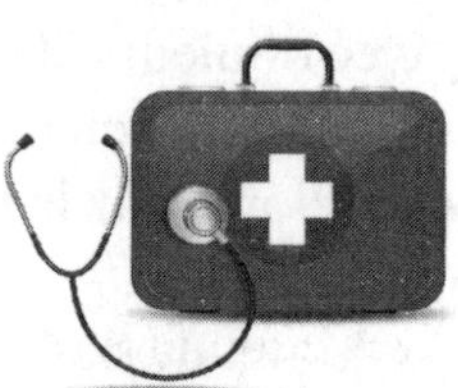

Les symptômes sont aggravés :

- Par la chaleur, spécialement dans une pièce mal aérée et surchauffée
- Par la station debout
- En laissant pendre les jambes
- Au repos
- Par l'alimentation grasse, les pâtisseries

→

Les symptômes sont améliorés :

- À l'air frais
- Par le mouvement lent (la marche, le vélo)
- Par la consolation, les marques de sympathie

Le sujet bon répondeur :

- Souvent une petite fille ou une jeune fille aux yeux bleus, plutôt timide, douce et sensible. Pudique et craintive, elle rougit facilement, pleure pour un oui ou pour un non. Elle a un besoin exagéré d'être aimée et consolée, sinon elle peut devenir irritable et jalouse par manque d'affection (réel ou imaginaire). Elle est adaptable et se lie facilement, mais elle fait aussi preuve d'indécision. Elle se laisse guider par ses émotions plutôt que par la réflexion. *(Voir aussi le profil* **Pulsatilla** *p. 56.)*

RHUS TOXICODENDRON : DOULEURS AMÉLIORÉES PAR LE MOUVEMENT

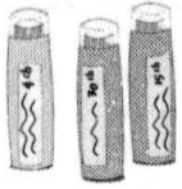

Origine : le sumac vénéneux.

Indications : troubles musculaires et osseux, dermatoses, grippe.

TROUBLES MUSCULAIRES ET OSSEUX

- Ils sont déclenchés ou aggravés par l'humidité froide.
- Avec douleurs et raideurs après le repos (au sortir du lit, en se levant d'une chaise).
- Améliorés par le mouvement prolongé :
  - Entorses
  - Maux de dos
  - Tendinite
  - Fatigue musculaire

Posologie : 2 granules de **Rhus toxicodendron 5 CH** 3 fois par jour.

Dermatoses

- Avec rougeur, gonflement, brûlure, démangeaison, desquamation et petites vésicules très prurigineuses :
  - Herpès
  - Varicelle
  - Zona
  - Eczéma vésiculaire
  - Ampoule
  - Érythème fessier du bébé

  Posologie : 2 granules de **Rhus toxicodendron 5 CH** 3 fois par jour.

Grippe

- Avec courbatures très douloureuses soulagées par le mouvement.
- Fièvre s'accompagnant d'une grande soif d'eau froide.
- Frissons au moindre mouvement et sueurs abondantes

  Posologie : 2 granules de **Rhus toxicodendron 5 CH** 3 fois par jour.

Pensez-y si…

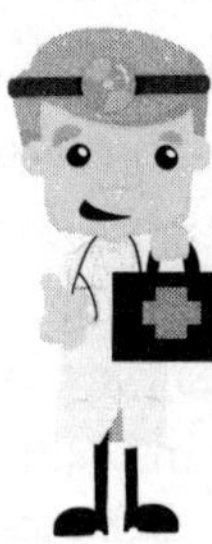

Les symptômes sont aggravés :

- Par le repos et le début du mouvement (phase de « dérouillage »)
- Par le froid humide, le brouillard

Les symptômes sont améliorés :

- Par le mouvement prolongé
- Par la chaleur
- En s'étirant

SAMBUCUS NIGRA : NEZ BOUCHÉ 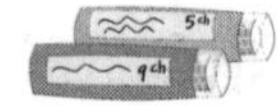

Origine : le sureau noir.
Indications : nez bouché, laryngite chez l'enfant.

NEZ BOUCHÉ

- Le nez est constamment bouché, de jour comme de nuit.
- Surtout chez le bébé et l'enfant.
  Posologie : 2 granules de **Sambucus nigra 5 CH** 3 fois par jour.

LARYNGITE CHEZ L'ENFANT

- Avec des difficultés respiratoires : il inspire facilement mais n'arrive pas à expirer.
- Il se réveille en sursaut la nuit car il suffoque, il ronfle.
- Il présente une toux suffocante.
- Il a besoin de s'asseoir pour respirer.
  Posologie : 2 granules de **Sambucus nigra 5 CH** 3 fois par jour.

PENSEZ-Y SI...

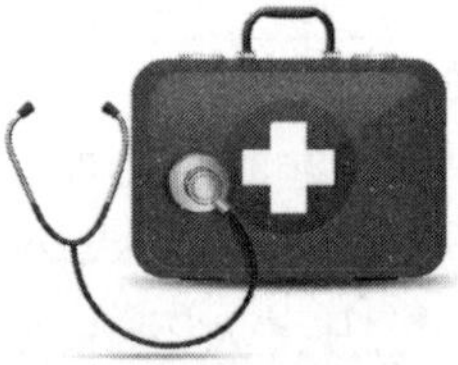

Les symptômes sont aggravés :
- La nuit pendant le sommeil
- La tête basse

Les symptômes sont améliorés :
- En s'asseyant dans le lit
- Dans la journée

SEPIA : TROUBLES URINAIRES

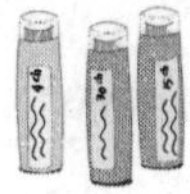

Origine : l'encre de seiche.

Indications : infections urinaires, énurésie (pipi au lit), dépression.

Infections urinaires

- Cystites à répétition.
  Posologie : 2 granules de **Sepia 5 CH** 3 fois par jour.

Énurésie (pipi au lit)

- L'enfant fait pipi au lit dès qu'il s'endort, il rêve d'uriner.
  Posologie : 2 granules de **Sepia 9 CH** le matin et le soir au coucher.

Envies pressantes d'uriner

Posologie : 2 granules de **Sepia 15 CH** 2 à 3 fois par jour selon les symptômes.

Dépression

- L'enfant (souvent une fille) s'isole et broie du noir.
  Posologie : 2 granules de **Sepia 9 CH** 3 fois par jour.

Pensez-y si…

Les symptômes sont aggravés :

- Par le froid
- Par la consolation
- À la mer
- Par la station debout prolongée

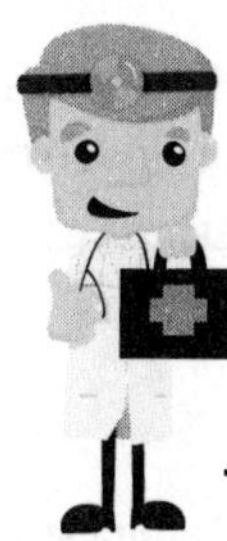

→

Les symptômes sont améliorés :

- En étant occupé
- Assis, les jambes croisées
- Par l'exercice physique rapide, la danse, la course
- Quand l'orage éclate

Le sujet bon répondeur :

- Sepia est souvent un enfant brun, mince, au teint jaunâtre et cireux présentant de petites taches pigmentaires sur le nez et sur les joues. Il se distingue par son air tristounet et fatigué, son manque d'optimisme. Lorsqu'il se sent mal, il ne supporte plus ses proches devient indifférent à ceux qui l'entourent. Il désire être seul et refuse la consolation.
- Il est très attiré par les saveurs acides (cornichon, citron, vinaigre) et aime les sucreries, en particulier le chocolat dont il a par moments un besoin irrésistible. À l'inverse, il ne supporte pas le lait ni les plats gras. *(Voir aussi le profil* **Sepia** *p. 58.)*

STRAMONIUM* : TERREURS NOCTURNES

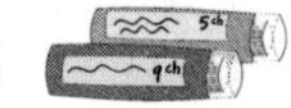

Origine : la stramoine, également appelée « herbe aux sorcières » ou « herbe du diable ».

Indications : fièvre avec délire, terreurs nocturnes, phobies diverses, spasmes, bégaiement.

FIÈVRE AVEC DÉLIRE

- La fièvre est soudaine et intense et s'accompagne d'abattement ou, au contraire, d'une forte agitation avec délires et hallucinations.

* ou **Datura stramonium**.

- Possibilité de convulsions.
  Posologie : 2 granules de **Stramonium 5 CH** 3 fois par jour.

Terreurs nocturnes

- L'enfant vient de rêver à quelque chose d'effrayant, il hurle dans son sommeil mais ne se réveille pas.
- Il a les yeux grands ouverts mais ne reconnaît personne.
- Il s'arrête de crier en présence d'une petite lumière tamisée.
- La présence de sa mère le calme.
  Posologie : 2 granules de **Stramonium 9 CH** le soir au coucher.

Phobies et peurs diverses

- Il ne supporte pas la lumière vive, mais a peur de l'obscurité, de l'eau, de la violence…
  Posologie : 2 granules de **Stramonium 9 CH** le soir au coucher.

Spasmes

- Spasmes musculaires localisés.
- Spasmes de la gorge avec impossibilité d'avaler.
- Convulsion sans perte de connaissance.
- Convulsion à la vue d'objets brillants et pendant la fièvre.
  Posologie : 2 granules de **Stramonium 9 CH** 2 à 3 fois par jour.

Bégaiement

- Dans les cas récents, non fixés par l'habitude.
- Suite à un choc, par peur ou par nervosité.
- Généralement associé à des spasmes et de l'agitation.
  Posologie : 2 granules de **Stramonium 9 CH** 2 à 3 fois par jour.

PENSEZ-Y SI...

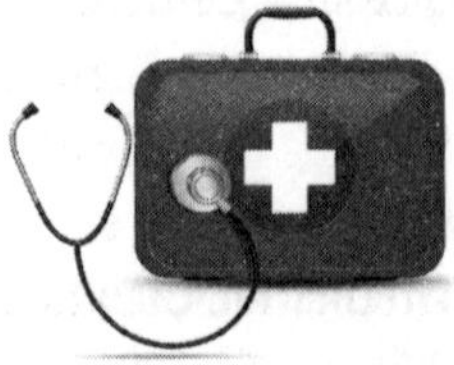

Les symptômes sont aggravés :
- Par le noir
- À la vue de surfaces brillantes, par la lumière vive
- Par la solitude

Les symptômes sont améliorés :
- Par la compagnie
- Par la lumière diffuse faible

THUYA OCCIDENTALIS : APRÈS UN VACCIN

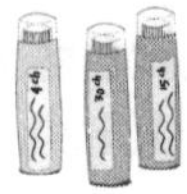

Origine : le thuya ou « arbre de vie ».
Indications : infections chroniques à répétition, verrues, acné, troubles digestifs, suite de vaccination ou de prise de médicaments.

INFECTIONS ORL À RÉPÉTITION

- Coryza chronique avec mucus vert, douleurs dans les dents en se mouchant.
- Sinusite, bronchite, asthme de l'enfant.
- Angine avec de grosses amygdales
  Toutes ces pathologies sont souvent consécutives à une vaccination ou à la prise répétée d'antibiotiques
  Posologie : remède de fond ou de drainage. En remède de fond : 5 granules de **Thuya occidentalis 9 CH** 1 fois par semaine. En drainage, 2 granules de **Thuya occidentalis 5 CH** 2 fois par jour pendant 3 à 4 jours.

Troubles cutanés et muqueux

- Grosses verrues molles et humides, saignant facilement.
- Situées principalement aux mains et aux pieds mais aussi sur les paupières et au niveau du pli nasogénien.
- Infections cutanées : acné, folliculites, furoncles, chalazions.

  Posologie : 2 granules de **Thuya occidentalis 5 CH** 3 fois par jour.

Troubles digestifs

- Douleurs gastriques après vaccination.
- Ballonnements, gargouillements, gaz avec la sensation d'avoir « quelque chose de vivant » dans le ventre.
- Diarrhée après vaccination.

  Posologie : 2 granules de **Thuya occidentalis 5 CH** 3 fois par jour.

Suites de vaccination ou de prise de médicaments

- En complément des traitements agressifs indispensables et parfois répétés, pour en limiter les effets secondaires (antibiothérapie, corticoïdes, anti-inflammatoires, chimiothérapie du cancer…).
- Pour limiter les effets secondaires des vaccins.

  Posologie : 2 granules de **Thuya occidentalis 5 CH** 3 fois par jour.

Pensez-y si…

Les symptômes sont déclenchés
- Par les médicaments agressifs et les vaccinations

Les symptômes sont aggravés :
- Par le froid et l'humidité

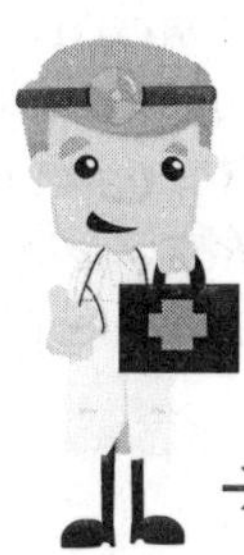

→

- Vers 3 heures du matin
- Allongé sur le côté gauche
- Par le thé, le café

Les symptômes sont améliorés :
- En s'étirant
- Par le mouvement

Le sujet bon répondeur :
- L'enfant de type **Thuya** est petit et grassouillet, aux membres grêles, avec de la graisse qui a tendance à s'accumuler au niveau des hanches. Sa peau est pâle, grasse et cireuse, ses ongles mous et cassants, ses cheveux secs et pelliculeux. Il transpire surtout du visage, il est frileux. Il se développe plutôt lentement, il a un caractère indolent et renfermé. Il peut présenter des idées fixes.

TUBERCULINUM : POUR STIMULER LES DÉFENSES

Origine : la tuberculine brute de Koch.
Indications : infections récidivantes, troubles du caractère, troubles du développement chez l'enfant et l'adolescent.

INFECTIONS RÉCIDIVANTES

- Chez le sujet bon répondeur, sensible aux changements de temps et prenant très facilement froid.
- Il souffre régulièrement de rhinopharyngites, d'angines, de bronchites, d'otites ou de cystites.
- Il a tendance à l'eczéma et à l'acné.
  Posologie : 1 dose de **Tuberculinum 9 CH** par semaine. En cas de rhinopharyngites à répétition, on lui préfère **Aviaire 9 CH**.

Troubles du caractère

- Grande anxiété et émotivité avec agitation, accompagnée de tristesse au réveil.
- Tendance à la spasmophilie.

Posologie : 1 dose de **Tuberculinum 9 CH** par semaine ou par quinzaine.

Troubles du développement chez l'enfant et l'adolescent

- Chez l'enfant, la croissance est soit trop lente, soit trop rapide.
- Grande fatigabilité et asthénie surtout à l'adolescence, tendance au surmenage intellectuel.
- Tendance à l'amaigrissement.
- Troubles de la puberté chez la jeune fille ayant des règles en avance, abondantes et épuisantes.

Posologie : 1 dose de **Tuberculinum 9 CH** par semaine ou par quinzaine.

Pensez-y si…

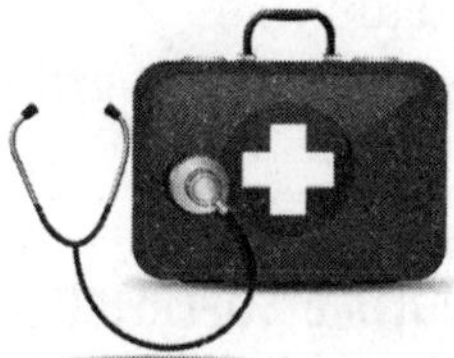

Les symptômes sont aggravés :

- Par le froid et l'humidité
- Aux changements de temps
- Avant l'orage
- Par l'effort physique ou intellectuel
- Dans une atmosphère confinée
- Avec un cycle de 7 jours

Les symptômes sont améliorés :

- Au grand air
- Par le mouvement lent, les voyages

→

Le sujet bon répondeur :

- Le nourrisson vif et gai, plutôt agité ; l'enfant turbulent et remuant, qui grandit vite, grossit peu malgré un bon appétit et se fatigue facilement. Intellectuellement précoce. Souvent grand, maigre et frileux, il se fatigue vite et transpire au moindre effort. Il souffre d'une faible immunité et enchaîne facilement les infections ORL. *(Voir aussi le profil* **Tuberculinum** *p. 68.)*

URTICA URENS : URTICAIRE, DÉMANGEAISONS

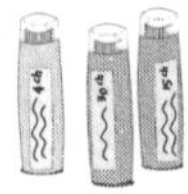

Origine : l'ortie.

Indications : urticaire, brûlure superficielle, varicelle.

Urticaire allergique

- Suite à une piqûre d'insecte.
- Suite à une allergie alimentaire (fruits de mer, fraises, noix, œufs...).

  Posologie : 2 granules d'**Urtica urens 5 CH** 3 fois par jour.

Brûlure superficielle

- Elle déclenche l'apparition de petites cloques qui démangent énormément.

  Posologie : 2 granules d'**Urtica urens 5 CH** 3 fois par jour (pour une grosse cloque, on lui préfère **Cantharis**).

Varicelle

- Prurit des vésicules de varicelle.

  Posologie : 2 granules d'**Urtica urens 5 CH** 3 fois par jour.

Pensez-y si...

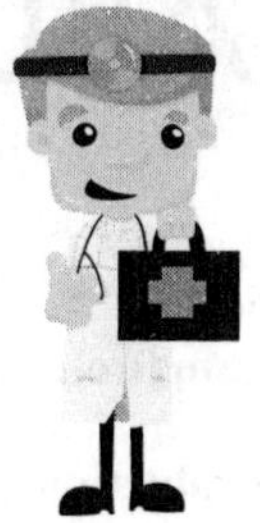

Les symptômes sont aggravés :

- Par l'eau
- Par la chaleur
- Par le toucher

Les symptômes sont améliorés :

- Par le frais

TABLE DES MATIÈRES

RETROUVEZ LES AUTEURS SUR LEUR BLOG *HOMEOMALIN.COM*, POUR PLUS D'INFOS ET D'ACTUALITÉS AUTOUR DE L'HOMÉOPATHIE.

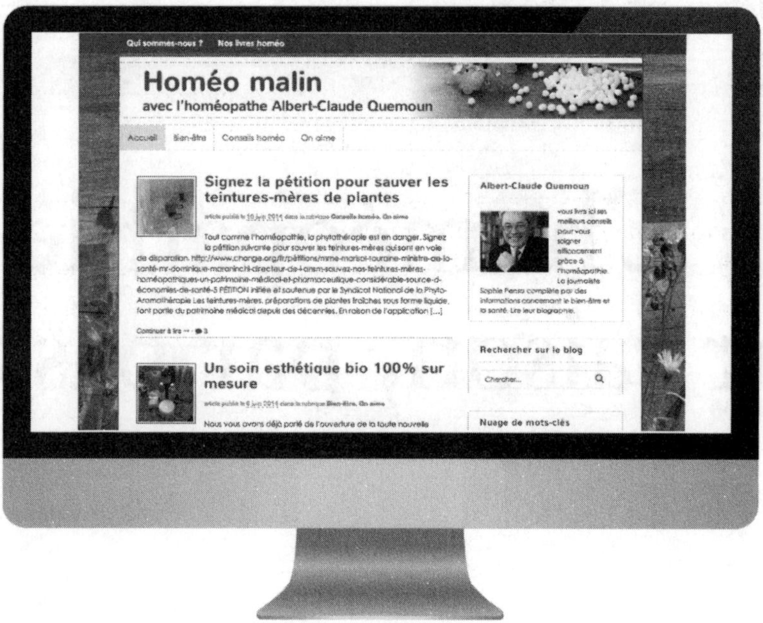

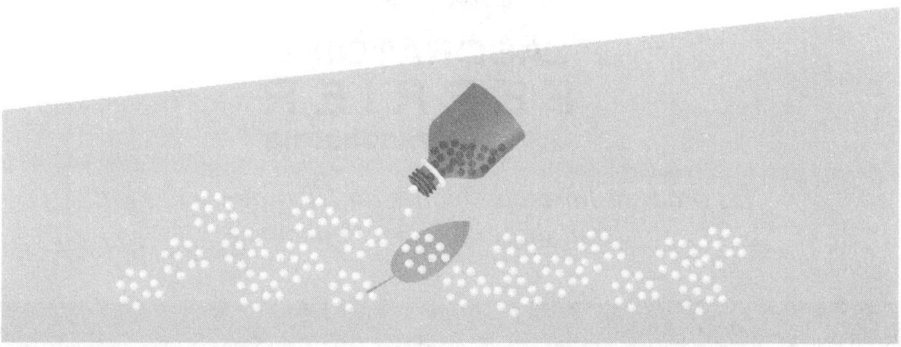

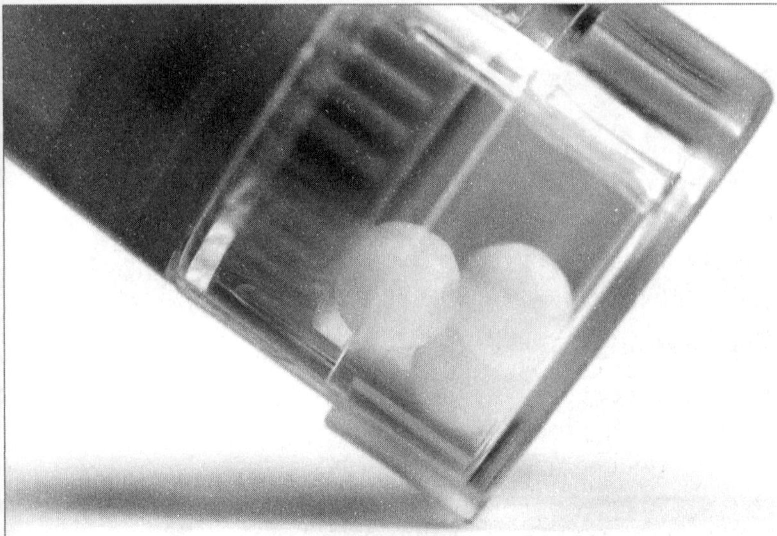

L'homéopathie par raison, par passio

LABORATOIRE
FERRIER
Groupe **Arkopharma**

Les produits homéopathiques du Laboratoire FERRIER sont disponibles en Pharmacie.

informations et documentation : **Laboratoire Ferrier Groupe Arkopharma** - B.P. 47 - 06511 Carros cedex
www.arkopharma.com - Service consommateurs : 04 92 08 86 35

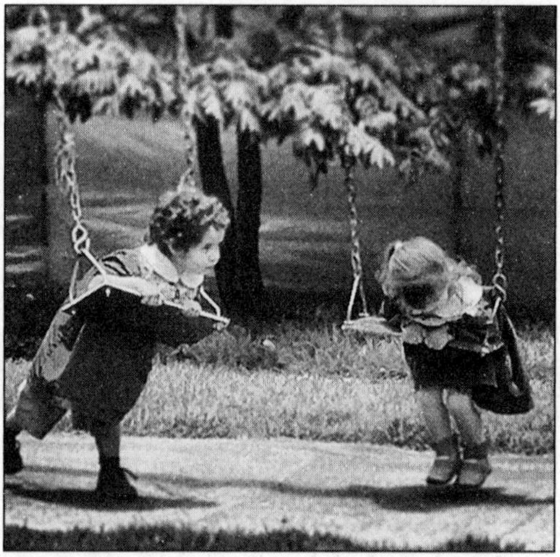

Les ventes de cet ouvrage sont associées à un projet de soutien à la FANA (Fundación para la Asistencia de la Niñez Abandonada). Depuis 40 ans, cet orphelinat colombien offre un lieu d'accueil, d'amour, d'écoute et de soins unique aux enfants en situation de vulnérabilité.

Plus de 14000 enfants ont pu ainsi bénéficier d'un programme d'accueil, de protection et de scolarisation complet.

Les fonds récoltés par la vente de ce livre seront utilisés pour l'installation d'un réseau d'approvisionnement au gaz naturel. Ce dernier améliorera les conditions de vie des enfants et permettra d'importantes économies d'énergies pour l'orphelinat.

Vous pouvez aussi soutenir directement la FANA en participant aux programmes de parrainage mis en place par les Amis de FANA France. Vous changerez ainsi le destin de ces enfants en leur offrant un environnement aimant et stimulant, grâce à des projets concrets.

Pour devenir parrain des enfants de FANA et découvrir les projets, connectez-vous sur le site : www.enfantsdefana.org

Les bons réflexes homéo en un seul coup d'œil !

Pour parer aux maux ou aux bobos les plus courants de vos enfants, recevez immédiatement par mail un mémo « bons réflexes homéo ».
À imprimer et à mettre sur votre frigo, dans votre sac… pour l'avoir toujours sous la main !

Rendez-vous sur le lien
http://homeomalin.com/memo-homeo

ou scannez ce code